se toca

se toca

Descubra a **VERDADE** sobre o **DESEJO** e saiba como melhorar sua **VIDA SEXUAL**

Dra. Karen Gurney

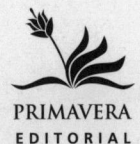

PRIMAVERA
EDITORIAL

Sumário

Introdução 7

Parte Um – *Equívocos comuns e como eles nos restringem*
Capítulo 1. Uma breve história de sexo, ciência
e política de gênero 19
Capítulo 2. Cuidado com o vão – Estatísticas sobre
sexo e desejo 39
Capítulo 3. Lacunas em nossas bases 65
Exercício: Reflexão – Entendendo seu próprio
triângulo de "condições para se fazer bom sexo" 94

Parte Dois – *A verdade sobre sexo e desejo*
Capítulo 4. Sexo em nossa sociedade 101
Exercício: Reflexão – Sua biografia sexual 155
Capítulo 5. Sexo em nossos relacionamentos 159
Exercícios: Reflexão – Compreendendo suas motivações
para fazer sexo 223
Capítulo 6. Sexo em nossos cérebros 229
Exercício: Reflexão – Que tipos de pensamentos
interferem no seu prazer pelo sexo? 276

Capítulo 7. Lacunas em nossa compreensão do desejo 281
Exercício: Reflexão – Estímulos sexuais, calientes ou não? 334

Parte Três – *Como blindar sua vida sexual para o futuro, pela vida toda!*
Capítulo 8. E qual o próximo passo? 339
Capítulo 9. Como blindar sua vida sexual para o futuro, pela vida toda 361

Conclusão 387
Notas 391

Introdução

E se eu lhe dissesse que tudo em que você foi levada a acreditar como verdade em relação a sua própria sexualidade é mentira? Que os padrões pelos quais você julga e julgou a si mesma e a sua vida sexual – e, com frequência, sente que está falhando em relação a eles – são irrealistas para a maioria de nós e não têm como ser concretizados? Que é possível sentir pouco ou nenhum desejo espontâneo em seu relacionamento sexual, mas, ao mesmo tempo, levar uma vida sexual feliz e mutuamente gratificante a longo prazo?

Pode ser bem difícil acreditar nisso.

Não existem muitas áreas da ciência em que nossa compreensão tenha sido tão errônea por tanto tempo, a ponto de a total inexatidão ter se infiltrado em nossa psiquê coletiva, mas sexo é, sem dúvidas, uma delas. O que entendemos sobre sexo vem tanto da cultura, do folclore, da religião, do "disse-me-disse", de revistas, que acabamos perdendo a noção dos fatos. Estamos cegas demais por causa do impacto dominante e universal desta história cultural e social para enxergarmos com clareza.

Minha vida profissional como psicóloga clínica e psicossexóloga nessa área vem sendo pautada no desaprender tudo que eu achava que sabia em relação às pessoas e ao sexo para, de fato, ser capaz de ajudar as pessoas que vêm às sessões de terapia comigo. Passo um bom tempo trabalhando com mulheres e seus parceiros e/ou suas parceiras em sessões que giram em torno da questão das insatisfações com uma vida sexual que não está bem acertando o alvo para elas (ou para seus parceiros e/ou suas parceiras). Uma vida sexual em que o desejo que *deveriam* sentir um pelo outro (ou uma pela outra) não está presente na forma como elas *acham que deveria estar,* o que parece sempre um desastre iminente e ameaçador pairando sobre suas vidas.

Na verdade, uma mentira foi vendida a elas, a nós. Nas últimas décadas, a ciência sexual fez algumas surpreendentes descobertas, considerando que a princípio trouxe à tona ideias sobre como o desejo humano funciona, ideias estas que vieram a dominar a opinião popular e a sociedade, além de moldar nossos entendimentos de nossas próprias vidas sexuais. O que vieram depois foram novas compreensões e ideias que revolucionaram ainda mais a área da terapia sexual, porém, esse conhecimento ainda não saiu do meio acadêmico ou terapêutico, não tendo chegado, portanto, à corrente de pensamentos tida como comum ou normal e aceita pela maioria, de modo que as velhas ideias permanecem e pairam sobre nossas vidas sexuais como se fossem uma espada de Dâmocles* de padrões impossíveis.

Mas por quê? Sem dúvida, se é assim tão importante, as pessoas estariam falando sobre o assunto, não? Bem, infelizmente, as evidências históricas mostram que fatos "verídicos" relacionados a sexo e sexualidade com frequência têm de lutar para cortar e cruzar a densa neblina da opinião moral, social e cultural. Para ver isso, basta dar uma olhada nas outras áreas da ciência sexual. Ideias sobre a masturbação levando à cegueira, que prevaleciam no século XIX, até hoje são trazidas à sala de terapia. Embora exista a crença de que a monogamia "funcione", ainda que haja provas de que ela possa ser realmente desafiadora para muitas pessoas, ela está enraizada nas instituições da cultura e da religião, e não embasada em nenhuma evidência científica que demonstre que os seres humanos foram feitos para ficarem com um(a) parceiro(a) a vida toda. E por fim (e possivelmente, para você, o mais importante), a expectativa de que você sinta desejo sexual de forma aleatória e frequente por seu parceiro ou por sua parceira sexual de longa data, de que o bom sexo deveria "apenas acontecer", e de que este desejo deveria prontificá-la para que faça sexo sempre que lhe der na telha.

---

* Espada de Dâmocles: oriunda da cultura grega clássica, a história de Dâmocles e a referida espada fazem alusão à insegurança sentida por aqueles que detêm grande poder e que, de repente, podem perdê-lo por conta de qualquer contingência ou sentimento de danação iminente. [N.T.]

Reflita por um segundo: agora mesmo, você acredita nessas ideias? Por exemplo, que, em seus relacionamentos sexuais, você deveria desejar fazer sexo com seu parceiro ou parceira com frequência e espontaneidade? Eu me surpreenderia se você não acreditasse firmemente nisso (mesmo que as coisas não estejam acontecendo dessa forma para você). Tudo em que fomos levadas a acreditar se desenvolve em torno dessa ideia perpetuada por filmes, TV e música. Todo mundo está preocupado com o quanto de sexo estão fazendo (e se é ou não suficiente), e o Santo Graal para a maioria é um relacionamento que possa resistir ao teste do tempo e *ainda* ser cheio de paixão. Ironicamente, porém, existe um outro discurso em paralelo a tudo isso. Um aviso que vem como que embrulhado em uma fita, cheio de piadas e insinuações sexuais (sobretudo relacionadas ao casamento), de que é impossível levar uma vida sexual feliz em um relacionamento de longa data. Que os casais que se comprometem um com o outro basicamente jogam no lixo qualquer esperança de fazerem bom sexo a longo prazo, mas que, de alguma forma, o companheirismo de longa data deveria compensar isso.

Então qual é a opção? Deveríamos esperar pela paixão que dura uma vida inteira ou fazer sexo apenas em aniversários passada a lua de mel?

Há problemas inerentes a ambas as ideias. Na primeira, um ideal impossível de paixão perpétua que, de alguma maneira, possa aguentar e sobreviver a todas as formas de insatisfações no relacionamento, eventos da vida e mudanças nos nossos corpos e nas nossas identidades, sem nenhum esforço consciente. Na segunda, uma sensação de inevitabilidade cheia de desesperança de que o sexo está condenado e de que essa questão nunca poderá ser resolvida, independentemente do quanto nos esforcemos para tal: uma espécie de buraco negro da paixão.

A verdade é que o sexo ótimo é cultivado e não está sempre presente, mas precisamos compreender como o desejo funciona e desenvolver conhecimentos e habilidades quanto à forma de cultivá-lo. E aqueles clichês recorrentes que mencionamos? De uma paixão infinita e inabalável com pouco esforço? Ou de que relacionamentos de longa data estão inevitavelmente fadados a seguirem em frente e depararem-se com a total falta de sexo? Nenhum dos dois nos ajuda nem um pouco.

O título original deste livro, *Mind the Gap***, faz referência às diferenças que existem na forma como nós pensamos que nossas vidas sexuais deveriam ser (frequentemente baseadas em comparações que são de pouca ou nenhuma ajuda) e em como de fato são, assim como a diferença entre aquilo que precisamos saber em relação a sexo e desejo para que façamos ótimo sexo, e aquilo que a maioria de nós

---

** *Mind the Gap*, em inglês, é um anúncio de segurança do metrô londrino que, literalmente, pode ser traduzido como "atenção ao espaço entre o trem e a plataforma", aviso este que tem a intenção de fazer com que os passageiros não caiam neste vão. Traduzimos aqui por *Cuidado com o vão*, mas, alternativamente, será usado o termo "lacuna" em vez de "vão" quando for mais apropriado.

sabe ou conhece *mesmo*. Também existem outros vãos, ou lacunas, que influenciam negativamente nossas vidas sexuais e que serão abordados neste livro. Vocês já devem estar familiarizadas com algumas dessas lacunas, como aquelas da igualdade de gênero (sim, a desigualdade também afeta nossas vidas sexuais), assim como pode ter escutado falar de outras, como a do orgasmo (em que as mulheres, em particular mulheres heterossexuais, sentem menos prazer durante relações sexuais do que os homens com quem estão fazendo sexo). Minha esperança é de que a leitura deste livro a ajude a fechar esses vãos em sua própria vida e em seus relacionamentos.

É com frequência que casais que vêm me procurar em busca de terapia relacionada ao desejo deem indícios na primeira consulta de que esperam que o trabalho que precisará ser feito seja longo e árduo. Por mais que eu espere que vocês aprendam com este livro, a realidade está bem longe disso, e a rapidez do processo varia, assim como uma tomada de consciência pode acontecer em uma única sessão (ou em uma única página) ou em algumas sessões (alguns capítulos). Se é que existe, o trabalho mais árduo pode às vezes ser o desenrolar dos padrões que se formaram, o que também precisa ser abordado para não minar essa nova maneira de ver as coisas, e isso será feito neste livro por meio de exercícios úteis sugeridos e apresentados no final de cada capítulo relevante.

Espero que você tenha optado por começar este livro porque consegue enxergar o potencial para uma vida sexual mais gratificante. A verdade é que todas nós podemos e devemos lutar para que nossas vidas sexuais fiquem cada vez melhores com o passar do tempo (se acha difícil acreditar nisso, você caiu no mito social de que falamos antes – de que o sexo declina em um relacionamento com o passar do tempo).

Este livro é para todas as mulheres (ou pessoas que se identificam como sendo do gênero feminino), de qualquer idade, o que não significa que essas informações também não sejam úteis para aqueles que se identificam como homens ou não binários (na verdade, bastante de seu conteúdo poderá igualmente dizer muito a essas pessoas). Vamos nos focar na imensa influência do gênero na sexualidade. Sendo assim, pessoas cuja identidade de gênero é feminina podem se identificar mais com seu conteúdo. Quando me refiro a mulheres em todo este livro, estou me referindo a *todas* as mulheres, não importando qual gênero lhes foi atribuído no nascimento. Com isso dito, existem diferenças essenciais, que não abordarei aqui, na experiência sexual para pessoas trans e não binárias, relacionadas a sociedade, cultura, fase de transição, uso de hormônios, afirmação de gênero ou para pessoas que tenham feito cirurgia de redesignação sexual.

Caso você esteja em um relacionamento sexual com uma mulher, este livro também é para você, pois terá acesso a informações sobre o desejo de sua parceira que mudarão a sua compreensão de sua própria vida sexual. Este livro é relevante para mulheres de todas as sexualidades, e você encontrará em seu decorrer informações relacionadas às diferenças essenciais em como a identidade de gênero de seu(s) parceiro(s) e/ou sua(s) parceira(s) pode influenciar sua atual vida sexual. Há muitas similaridades entre a vida sexual de mulheres que fazem sexo com mulheres e mulheres que fazem sexo com homens, mas também há algumas diferenças essenciais, o que trará *insights* fundamentais para todas nós em relação à forma como podemos entender melhor nossas vidas sexuais.

Contudo, quando me refiro a sexo, o que tenho em mente agora não é uma definição limitada de um ato sexual, como o sexo com penetração vaginal – a frequente definição de "sexo" na nossa sociedade. Na verdade, não estou de forma alguma presumindo o que significa sexo para vocês; isso faz parte da jornada, um fluxo constante, compreender de que se trata o "sexo" para nós e então formar os fundamentos de nossas vidas sexuais atuais com base nessa compreensão, e não na "planta da casa" de uma outra pessoa. Eu também não vejo o "bom sexo" meramente como a ausência de um problema sexual. Vamos aspirar a mais do que isso, não?

Eu espero que este livro lhe dê uma nova noção do que é "normal". É possível que isso a leve a concluir que você esperava algo impossível de si e de sua vida sexual em todos os relacionamentos de longa data em que esteve até agora, mas também lhe dará uma compreensão abrangente de como o desejo *realmente* funciona, de modo que você poderá comandar as formas como gostaria que o desejo figurasse pelo resto de sua vida. Você não é mais uma receptora passiva, mas, agora, está no controle da direção que deseja que sua vida sexual tome e no comando do destino ao qual aspira.

A primeira parte lhe apresentará uma breve visão geral da história social, cultural e política de onde nos encontramos agora em termos das questões sexuais. O capítulo 1 abordará como instituições tais quais a ciência, religião, psicologia, psiquiatria e mídia criaram diferentes partes dessa história, cada uma com seus próprios objetivos e preconceitos, um contexto importante para muitos dos capítulos que vêm a seguir. No capítulo 2, tomaremos conhecimento sobre o que está acontecendo nas vidas sexuais da população do Reino Unido e em todo o mundo – quanto sexo as pessoas realmente estão fazendo? Que tipos de sexo? Quantas dessas pessoas estão insatisfeitas ou preocupadas com o desejo? Depois, no capítulo 3, vamos falar de anatomia, orgasmos, educação sexual, e entender quais são suas "condições" individuais "para fazer um bom sexo". A primeira parte gira em torno de como compreender as forças que a levaram a pensar e sentir em relação a sua vida sexual agora.

Na segunda parte, abriremos o leque e exploraremos alguns dos aspectos essenciais de como o sexo e o desejo funcionam, incluindo o impacto da sociedade sobre a forma como entendemos e agimos sexualmente, como o contexto de nossos relacionamentos ajuda ou atrapalha nossas vidas sexuais e como nossos cérebros processam e facilitam o sexo e o desejo. Também apresentarei a você os entendimentos mais recentes de como o desejo *realmente* funciona. Essa nova compreensão lhe dará uma ideia mais clara das mudanças que você pode fazer em seu próprio relacionamento para fazer um sexo melhor e nutrir o desejo.

Na terceira parte, a seção final, iremos além e teremos uma visão mais aprofundada em relação a tudo isso. Como podemos colocar em prática tudo o que aprendemos e realizar as mudanças, que agora percebemos serem necessárias, com um parceiro ou uma parceira? Que outros aspectos de nossos relacionamentos devemos trabalhar se quisermos manter a chama do sexo acesa? Como podemos manter uma vida sexual nos eixos, apesar dos ataques repentinos de novos desafios da vida, ou ao longo do tempo? Simplificando, como podemos garantir a blindagem de nossa vida sexual futura para a vida toda?

Escrevi este livro por dois motivos: o primeiro é divulgar informações sobre sexo que acho que todas as mulheres deveriam saber. O segundo é porque vi em primeira mão a diferença que esse tipo de perspectiva pode fazer para as vidas sexuais das pessoas e a satisfação obtida em seus relacionamentos.

Espero que seja a mudança que você está procurando agora.

Está pronta?

Vamos dar início a uma *revolução!*

Parte um

Equívocos comuns e como eles nos restringem

CAPÍTULO 1

Uma breve história de sexo, ciência e política de gênero

Como chegamos ao ponto em que estamos?

Seria impossível escrever um livro sobre a sexualidade e o desejo das mulheres sem delinear algumas das principais influências sociais, políticas e científicas que nos trouxeram ao ponto em que nos encontramos hoje. Ao ler este livro, você descobrirá que o desejo existe dentro de uma estrutura restritiva da política de gênero, e que as crenças sobre o desejo foram influenciadas por avanços importantes (bem como recuos também importantes) na ciência, no feminismo, na psicologia e na sexologia.

Este primeiro capítulo não tem a intenção de fornecer um relatório abrangente e completo dessa história, o que seria um feito de proporções gigantescas, fora da minha alçada. No entanto, essas influências históricas deixam um legado, de modo que seria negligente da minha parte não mencionar o quão influentes ainda são em nossas vidas sexuais hoje.

Neste capítulo, apresentarei uma breve visão geral histórica, não linear e seletiva, a fim de lhe fornecer uma base que lhe ajudará a entender os capítulos posteriores e a ver com novos olhos coisas que você antes acreditava serem verdades sobre sexo. Desejo demonstrar que a forma como vemos o sexo é quase inteiramente influenciada pela cultura, linguagem e política prevalecentes da época, e as atitudes em relação ao sexo variam imensamente entre continentes, comunidades e culturas devido a isso.

Para os fins deste livro, vou me concentrar em algumas das principais instituições que dominaram a sociedade no Reino Unido, bem como a ciência ocidental nos últimos séculos, o que não quer dizer que não houvesse outras influências ou outras comunidades com visões e experiências diferentes naquela época – definitivamente havia. Instituições e movimentos dominantes durante esse tempo, como o cristianismo e a monogamia, tiveram um tremendo impacto em nossas visões sobre sexo e sexualidade feminina. Da mesma forma, as mudanças culturais, como o movimento feminino, tiveram um impacto significativo sobre os direitos, a sexualidade e a autonomia das mulheres. E, no século XX, a evolução da ciência moderna e o nascimento da psicoterapia e da sexologia desempenharam um papel significativo e predominante na forma como a sociedade via as mulheres e o sexo – tudo isso formou as bases do nosso entendimento do sexo nos dias de hoje.

Em suma, a forma como vemos o sexo, incluindo o que é "normal" e como se espera que as mulheres se relacionem com ele, é um festim mutável, que depende do contexto cultural e das visões dominantes da época. Embora possa não parecer, esses pontos principais da história ainda são extremamente relevantes para sua vida sexual neste momento.

Sexo e pecado

Iniciamos essa linha do tempo no século XVII, principalmente porque temos que começar de algum lugar, e falar sobre o alvorecer dos tempos demandaria muito tempo. Em muitas partes do mundo ocidental, naquela época, a norma era a monogamia, principalmente devido à influência da religião e à relevância dada à instituição do casamento – cuja importância residia em estar ligado à propriedade da terra e, portanto, às finanças, mas a maioria dos parceiros das mulheres era escolhida pelos pais, não por elas mesmas. O Cristianismo foi a influência dominante sobre os valores morais, mas a Reforma Protestante estava gradualmente mudando a imagem do casamento, tornando-o algo que tinha mais a ver com escolha pessoal e que incluía o desejo, em vez de ser quase exclusivamente relacionado à procriação.[1] Curiosamente, antes deste ponto na história, as mulheres eram consideradas o sexo mais sensual, mas isso logo mudaria e seria substituído pela ideia de que a sexualidade dos homens era mais poderosa e as mulheres eram naturalmente menos sexuais. Sexo fora do casamento e para qualquer outra finalidade que não a procriação era visto como pecado, e isso era evidente nas leis da época, sendo o adultério e a homossexualidade considerados ilegais e até mesmo puníveis com a morte.

Por outro lado, sugeriu-se que os séculos XVIII e XIX trouxeram consigo uma mudança nos valores sexuais.[2] Não era mais ilegal fazer sexo fora de um relacionamento (apesar de ainda ser desaprovado), embora a sexualidade das mulheres fosse vista como menos poderosa do que a dos homens, e elas fossem colocadas nas posições de «guardiãs» em relação ao sexo, com os homens tendo de controlar seus impulsos. Também havia a suposição de que os orgasmos das mulheres eram importantes, pois se acreditava que o orgasmo da mulher (e, na verdade, um orgasmo simultâneo) era crucial para engravidar. Sexo era visto como uma parte importante do casamento, mas predominavam os temores sobre os perigos da masturbação para a saúde física e psicológica, o que ficou evidente a partir da invenção e da disseminação de dispositivos para impedir o "auto-toque", assim como até onde as pessoas iam para diminuir os impulsos sexuais, em especial nas mulheres, para as quais a percepção de um interesse "naturalmente" inferior pelo sexo significava que qualquer evidência de sexualidade era particularmente problemática.

Você poderia ser perdoada por pensar que alguns desses aspectos mais negativos do sexo da história representavam apenas a época, em todo o mundo, e que mudamos muito desde então. Nem tanto. Muitas dessas visões históricas do sexo contrastam enormemente com as atitudes mais liberais em relação ao sexo no Reino Unido antes desse período, e também em todo o mundo. A positividade do sexo é evidente em vários textos históricos, como o antigo hindu *Kama Sutra* (compilado entre 400 AEC e 200 EC) e a Enciclopédia do Prazer de Bagdá, do século X.[3] Em ambos os livros, o sexo é representado principalmente como sendo algo feito por prazer, desprovido de vergonha e com atitudes relaxadas em relação ao gênero e à diversidade sexual. De fato, foi a colonização pelos britânicos, em muitas partes do mundo, que importou valores sexuais mais restritivos e trouxe consigo novas perspectivas mais conservadoras em relação a isso. Também sabemos que a retórica do sexo = vergonha está (e esteve) ausente em muitas outras culturas não ocidentais. Mulheres que vivem em certas comunidades matriarcais, como as dos povos nativos de Papua-Nova Guiné, eram livres para desfrutar, por prazer, de expressão sexual com uma variedade de homens. Podemos deduzir disso que, aqui no Reino Unido e em outras partes do Ocidente, as raízes de nosso passado sexual recente estão relacionadas a um cenário de uma ancestralidade conservadora, com visões de sexo ligadas à religião, desigualdade de gênero, uma fixação na monogamia, e um medo claro de impulsos sexuais.

Sexo e loucura

O sexo então deixou de ser algo policiado pela religião – "seus desejos são um pecado" – para ser policiado pela ciência médica (na época, a psiquiatria) – "seus desejos são um sinal de loucura". A "histeria" foi definida como uma doença ligada à sexualidade nas mulheres, e um de seus sintomas era a masturbação, ao passo que se usava o termo "ninfomania", cunhado no século XVIII e rapidamente popularizado, para descrever mulheres que se masturbavam, desejavam sexo mais do que seus maridos, fantasiavam sobre sexo ou o faziam com outras mulheres. O uso desses termos como explicações para uma série de experiências femininas nitidamente alinhava os impulsos sexuais das mulheres com a loucura. Curiosamente, na virada do século XIX, a quantidade de mulheres internadas em instituições psiquiátricas foi muito maior que a de homens, devido às preocupações com seus comportamentos sexuais, um padrão e uma narrativa da sexualidade feminina vista como mais perigosa do que a dos homens, a qual não víamos replicadas desde então. Mulheres eram trancafiadas em instituições psiquiátricas, forçadas a histerectomias ou lobotomias, sanguessugas eram aplicadas em seus genitais, elas eram forçadas a tomar banhos congelantes, tinham seus clitóris removidos ou produtos químicos cáusticos inseridos em suas vaginas. Conjeturava-se que esses diagnósticos e tratamentos eram uma forma de controle social sobre as mulheres, sendo o desejo sexual o fator mobilizador.

Sexo e subjugação

Na segunda década do século XX, a Grã-Bretanha estava prestes a entrar em guerra. Este evento devastador marcou uma mudança significativa nas oportunidades das mulheres na sociedade e em suas posições nessa mesma sociedade. Pela primeira vez, mulheres estavam assumindo papéis normalmente desempenhados por homens em nossa cultura historicamente patriarcal, mudando a visão do que as mulheres eram capazes de fazer. Ao final da Grande Guerra, havia um número significativamente maior de mulheres com empregos do que antes. As mulheres, empoderadas por essa experiência, continuaram a lutar por direitos que eram justificadamente seus e, como resultado dos esforços do movimento feminista, algumas conseguiram, em 1918, o direito ao voto. No entanto, essa pequena, mas significativa, mudança na igualdade de gênero foi recebida com uma reação violenta, visto ter sido considerada potencialmente ameaçadora para a instituição do casamento, para os "valores familiares" e, portanto, para a sociedade.

Ao mesmo tempo, a ciência e a medicina modernas, na forma como as conhecemos agora, eram um campo em evolução, assim como os meios para realizar pesquisas científicas. Nos séculos XVIII e XIX, começou a ganhar força uma mudança cultural da religião para a ciência como visão de mundo dominante, o que não se deu sem desafios, pois os defensores dessas duas visões opostas lutavam para ditar quem estava certo. Até então, era uma característica fundamental dessa época que era perigoso ter uma visão que não fosse a dominante da igreja. Logo, porém, a ciência se tornou a voz mais dominante (ao lado da religião e das convenções sociais) como autoridade na vida das pessoas, o que começou a se manifestar no sexo e na medicina, assim como no controle da sexualidade feminina por esses meios.

A criação de disfunções sexuais

Pode-se dizer que a psiquiatria criou a disfunção sexual. O Manual de Diagnóstico e Estatística (MDE) da Associação Psiquiátrica Americana foi criado em 1952, objetivando ser uma lista completa de todos os possíveis diagnósticos disponíveis sobre "transtornos" mentais. Basicamente, se o transtorno não estiver lá contido, ele não existe. Porém, equitativamente, a inclusão de supostos transtornos no MDE lhes confere credibilidade. Em sua terceira edição, de 1980[4], foi a primeira vez em que o MDE incluiu o sexo como algo que poderia ser "desordenado". Antes disso, é claro que as pessoas tinham preocupações com sexo, mas o MDE-III marcou a primeira vez em que foram cunhados termos específicos para problemas sexuais (como "inibição do desejo sexual"), um momento histórico cujo resultado influencia nossas vidas sexuais até os dias de hoje. Antes dessa data, as "disfunções sexuais" não tinham rótulos, não eram medicalizadas, e as decisões sobre quais aspectos do sexo priorizar não eram tomadas com base naquilo que constituía "sexo normal" na época.

Sexo e neuroses

No final do século XIX e início do século XX, umas poucas e determinadas vozes começaram a sugerir que a religião e a ciência tinham errado em se tratando de expressão sexual. Havia poucos sexólogos (de ambos os gêneros), distantes entre si, mas, aqueles que existiam, como Havelock Ellis, estavam apresentando ideias muito impopulares, como o pensamento de que a homossexualidade não era de fato uma doença, mas, sim, uma representação normal de preferência sexual encontrada em seres humanos.[5] Todavia, a descriminalização do sexo entre homens só se deu em 1967 no Reino Unido (e, mesmo assim, não em todas as circunstâncias), e "homossexualidade" só foi removida do MDE em 1973 (e, então, desclassificada como "transtorno mental"). O sexo entre pessoas do mesmo sexo está presente na humanidade desde que os registros começaram, e nem sempre foi visto como um problema por várias culturas e comunidades através de vários pontos da história. E, ainda assim, opiniões negativas sobre as pessoas LGBTQs ainda são dolorosamente evidentes hoje em dia quando analisamos os recentes protestos dos pais no Reino Unido contra a inclusão do ensino relacionado a identidades LGBTs nas escolas.

Quando Sigmund Freud, o neurologista e psiquiatra austríaco posteriormente chamado de "pai da psicanálise", apareceu no final do século XIX, ele ficava feliz em falar sobre sexo. Tão feliz, na verdade, que parecia que tudo, de uma forma ou de outra e de repente, estava relacionado ao sexo. A própria versão da terapia de Freud surgiu antes que a terapia começasse a fazer uso de métodos científicos, e suas observações pessoais ou reflexões sobre seus casos foram postuladas como teorias que continuaram a dominar o mundo da psicoterapia durante o século seguinte. Agora sabemos que muitas das teorias de Freud sobre sexo e sexualidade não são verdadeiras; por exemplo, a ideia de que um orgasmo clitoriano é uma versão "imatura" de um orgasmo vaginal, ou que a homossexualidade é uma versão imatura da heterossexualidade. Apesar de não cometer intencionalmente o desserviço de patologizar uma grande parte da população, pelo menos Freud promoveu uma narrativa sobre sexo como algo que as pessoas gostam de fazer, e um impulso que as pessoas têm, em vez de promover a velha narrativa de que sexo servia apenas para criar vida.

Um dos momentos mais cruciais da ciência do sexo veio com o trabalho inovador de Alfred Kinsey, na década de 1940. Kinsey foi um entomologista americano (ou seja, seu campo era o estudo científico de insetos) que decidiu estudar a sexualidade humana em um ambiente de laboratório para aprender mais sobre ela. Aqui temos a intersecção de vários momentos-chave no tempo se formando para uma união histórica: a visão de que o sexo não é um pecado, mas apenas algo que as pessoas fazem (e que gostam de fazer!), e também a visão de que tudo pode ser observado e estudado pela ciência, assim como se pode estudar insetos. E, por fim, o conceito de que é assim que podemos conhecer melhor o que é sexo ou como as pessoas o fazem, não por meio de opinião, nem com as visões da igreja ou do Estado.

Através de suas entrevistas, Kinsey descobriu que a orientação sexual não era binária e que a maioria das pessoas se encontrava em algum lugar no meio, e não em uma extremidade ou outra de uma escala hétero ou gay. Ele descobriu que as pessoas gostavam de sexo, faziam-no de várias maneiras diferentes, e que a maioria das pessoas se masturbava. Ele sugeriu que todos os tipos de expressão sexual eram aceitáveis. O trabalho e as descobertas de Kinsey foram vistos como tão desafiadores para os valores familiares americanos que seu financiamento foi retirado, e sua pesquisa inovadora, interrompida. Se Freud foi o pai da psicoterapia, Kinsey certamente foi o pai da sexologia.

Virginia Johnson e William Masters vieram em seguida, e queriam se aprofundar nas descobertas de Kinsey relacionadas ao que as pessoas fazem, descobrindo mais sobre como o sexo realmente funcionava. Masters era ginecologista e Johnson era inicialmente sua assistente de pesquisa, e depois tornou-se sua parceira – nos dois sentidos da palavra. Ao longo das décadas de 1960 e 1970, eles aplicaram ciência e processo em seus estudos laboratoriais, fazendo observações e coletando dados sobre sexo. Masters e Johnson criaram o primeiro modelo real do que acontece com os seres humanos durante o sexo – o ciclo de resposta sexual humana. Este modelo foi complementado por Helen Singer Kaplan e outros pouco depois, e tornou-se por décadas *o* modelo para explicar os seres humanos e o sexo.[6]

O modelo Masters e Johnson/Kaplan (sobre o qual você terá mais informações no capítulo 7) não somente formou a base de todas as disfunções sexuais nomeadas pela primeira vez no MDE e lá ficaram até muito recentemente, mas se infiltraram no tecido da sociedade, desde os escalões da ciência até a cultura popular, e complementou nossa ideia do que é e de como deve ser o sexo. Masters e Johnson estavam bastante interessados em usar a mídia para disseminar suas descobertas para as massas e apareciam regularmente na TV, o que era bastante incomum para os cientistas de seu tempo. Gosto de pensar neles como os influenciadores sexuais originais e pensar que, se estivessem aqui agora, teriam um imenso número de seguidores no Instagram.

Os entendimentos de Masters e Johnson formaram a base de como nós, como sociedade, vemos o sexo "normal" – mesmo até hoje, e até agora você pode nem ter percebido que o trabalho deles foi responsável pela forma como *você* entende o sexo. É claro que é isso que acontece com a ciência e com as leis: se algo é ilegal, presumimos que deva ser errado, e se algo é encontrado na ciência, presumimos que deva ser/estar certo. Sem dúvida absorvemos essas coisas como verdade e elas formam parte de nossa narrativa cultural. Um dos principais entendimentos de Masters, Johnson e Kaplan foi a ideia de que o desejo é a primeira parte da resposta sexual humana. Hoje em dia, um grande conjunto de evidências sugere que este não é o caso e que o desejo opera de forma diferente de como foi compreendido pela primeira vez nos anos de 1960. Esse conhecimento ainda não se infiltrou nos entendimentos *mainstream*, mas, ao terminar de ler este livro, espero que a forma como vê o desejo tenha mudado completamente, em consonância com essas novas visões.

O potencial para que o sexo seja visto como uma habilidade aprendida talvez também seja uma reminiscência de como se falava sobre sexo na mídia na época de Masters e

Johnson, além de ser uma atitude que prevalece até hoje. A pergunta "Eles são bons na cama?" sugere que acreditamos que podemos ser bons em sexo, como se fazer sexo fosse como tocar piano ou alguma outra habilidade adquirida. Na verdade, sexo tem mais a ver com a criação de uma peça musical e tocá-la em sincronicidade com outro músico, que criou sua própria peça, com a qual a sua deve se harmonizar. A habilidade está em ouvir e harmonizar, não simplesmente em tocar o instrumento.

Masters e Johnson também são considerados fundadores originais da terapia sexual, e assim deveriam ser mesmo. Eles publicaram um dos primeiros livros sobre como trabalhar com problemas sexuais e desenvolveram uma nova forma de terapia sexual comportamental. Muito de seu trabalho é relevante agora, e embora a ciência do sexo tenha seguido em frente aos trancos e barrancos desde então, o trabalho deles ainda é crucial, além de ser fascinante, pois, tal como com Kinsey, também surgiu em uma importante intersecção na história.

Na época em que estudavam sexo na década de 1960, paradigmas comportamentais e de terapia cognitiva começavam a tomar forma, e a visão dominante de outros modelos de terapias descendentes de Freud estava abrindo espaço para novas formas de entender como as pessoas pensam e como os problemas são formados. Muito do trabalho de Masters e Johnson foi baseado nesses conceitos comportamentais e cognitivos. Por exemplo, eles descreveram como a ansiedade é causada em seu corpo caso você ache que vai perder sua ereção, o que cria mudanças físicas nele, que, por sua vez, impossibilita a excitação sexual (e, portanto, ereções). O pensamento em si pode causar o problema sexual, e prever que esse problema acontecerá na próxima situação sexual em que você se encontrar significará a continuidade desse ciclo, que ganhará impulso ao longo do tempo. Essas percepções foram fundamentais para a terapia sexual, pois nos afastaram de ideias de neuroses que levam a problemas sexuais e nos aproximaram do conceito de que os problemas sexuais podem acontecer com todos nós, podendo ser superados ao se criar uma experiência ou compreensão diferente. A influência contínua desta abordagem ficará evidente no decorrer de sua leitura deste livro.

Sexo e drogas – a medicalização das mulheres e do sexo

O campo da terapia sexual cresceu a partir do trabalho de Masters e Johnson, ganhando popularidade, aceitabilidade e elogios. Mas o advento da pílula na década de 1960 trouxe consigo um novo pânico relacionado à sexualidade das mulheres e o que aconteceria com o comportamento sexual delas sem as restrições do medo de engravidar. Infelizmente, o policiamento contínuo da autonomia corporal das mulheres ainda é uma questão mundial massiva em relação aos direitos ao aborto, e há fortes paralelos a serem traçados em torno de tais restrições e da vida sexual das mulheres no mundo de hoje.

Em 1996, após a descoberta acidental do Viagra pela Pfizer, o campo da sexologia teve uma distração médica temporária. O Viagra tinha sido projetado para tratar angina, mas se descobriu que, como efeito colateral, poderia produzir ereções duríssimas, e as empresas farmacêuticas imediatamente começaram a ver cifrões. De repente, falava-se muito sobre a criação de um produto similar para as mulheres. Afinal, era "bem sabido" que as mulheres não gostavam tanto de sexo em comparação com os homens, e que estes supostamente precisavam de mais sexo do que elas, então, parecia ideal que surgisse uma solução para este problema (é claro que isso não é de fato verdade, mas tenham paciência). As empresas farmacêuticas entraram em uma corrida para serem as primeiras a chegarem a uma solução para o "problema" do desejo das mulheres. No pano de fundo, um grupo de cientistas feministas e de terapeutas sexuais começaram a questionar o status quo sobre como se estava falando da vida sexual das mulheres (especialmente o desejo) na área científica e médica, com uma ausência de contexto em relação a outras forças que moldavam a sexualidade feminina.

Desde 2015, dois medicamentos foram aprovados pela FDA nos EUA para o tratamento do baixo desejo das mulheres. O primeiro foi Flibanserin (Addyi) e, em 2019, Bremelanotide (Vyleesi). Ambos estão associados a efeitos colaterais significativos relatados em estudos de seu uso inicial e tem havido muita controvérsia e debate em relação a essas drogas no campo da medicina sexual. O Addyi trouxe um aumento (bem pouco impressionante) de uma experiência sexual extra satisfatória aproximadamente a cada dois meses para as mulheres que o tomam diariamente, com alguns efeitos colaterais e algumas contraindicações problemáticas.[7] A controvérsia em relação a tais tratamentos tem como foco uma potencial medicalização além da conta do funcionamento sexual das mulheres e a preocupação de que situar o desejo delas em um contexto puramente médico seja redutivo, pois não leva em conta o contexto sociopolítico dos relacionamentos em que as mulheres existem. Apesar da disponibilidade de Flibanserin e Bremelanotide em outras partes do mundo, medicamentos especificamente destinados a mulheres com "baixo desejo" não estão disponíveis no Reino Unido atualmente, mas isso pode mudar na próxima década, com vários novos medicamentos em fase de desenvolvimento programados para serem lançados na Europa.

Sexo, poder e feminismo

Até a década de 1960, a ciência do sexo (na verdade, quase toda a ciência) era dominada por homens, e agora sabemos que isso fazia diferença em relação às informações coletadas, às perguntas feitas e aos modelos apresentados. Masters e Johnson estudaram a resposta sexual em homens e mulheres e documentaram diferenças entre os sexos – por exemplo, descobrindo que as mulheres não precisavam do período refratário (o período de espera entre o orgasmo e uma nova excitação sexual que vemos nos homens) e que poderiam ser multiorgásmicas.

Porém, Masters e Johnson ainda chegaram a um modelo final único de resposta sexual humana predominantemente baseado em uma experiência masculina (ou seja, com um período refratário), o que refletia a ciência como uma instituição patriarcal.

Como tal, não questionamos se as categorias de disfunção sexual incluídas no MDE desde os anos de 1980 talvez fossem mais adequadas para a sexualidade masculina cisgênero heterossexual e talvez privilegiasse o sexo com penetração do pênis na vagina acima de todo o resto. Ou que esse viés não representava adequadamente ninguém ou qualquer outra coisa. Por exemplo, a "ejaculação precoce" era definida no MDE-IV como "gozar antes ou logo depois da penetração vaginal". Não havia categoria equivalente em que o orgasmo vinha cedo demais para as mulheres (embora agora saibamos que uma pequena proporção de mulheres sentem que isso de fato acontece) nem uma categoria que tratasse de ter um orgasmo cedo demais antes de outro tipo de sexo, como masturbação mútua ou penetração anal.

A razão para isso, como sugerida por muitos estudiosos do sexo e acadêmicos, é que as únicas disfunções sexuais incluídas no MDE foram as que impediriam a conclusão bem-sucedida da ideia atual da sociedade do que constitui o sexo "normal", com a experiência dos homens tomando o centro do palco. Não importa quando as mulheres chegam ao orgasmo, pois o sexo pode continuar, certo? Também não importa o que acontece com as pessoas LGBTQs, já que o sexo cis hétero é o *normal*.

Cientistas e clínicas sexuais feministas rejeitaram essas ideias de dificuldades sexuais das mulheres com base nesse modelo masculino e nessa visão patriarcal do que é sexo ou para quem é o sexo, e formaram um grupo de trabalho para abordar suas preocupações. No início dos anos 2000, propôs-se "A Nova Visão" da sexualidade feminina como um sistema alternativo para as mulheres, com o propósito de afastar-se da desigualdade percebida e do viés de gênero do MDE e do modelo médico.[8] Esse sistema permitiu uma maior ênfase nas influências sociais, econômicas e políticas sobre a sexualidade das mulheres.

Leonore Tiefer, membro vital deste grupo de trabalho, usou a analogia de que "sexo é mais como dança do que digestão", fazendo referência ao aspecto cultural, político, social e erudito do sexo como mais importante do que a importância histórica colocada na biologia. Você verá a influência dessa visão neste livro, pois falarei muito pouco sobre a biologia do sexo e do desejo, favorecendo, em vez disso, a influência da sociedade, da política de gênero, da psicologia e da dinâmica de relacionamentos.

As mulheres começaram a desempenhar um papel mais crucial na ciência do sexo e houve uma explosão no número de pesquisadoras que, por meio de suas pesquisas e escritas, mudaram para sempre a maneira como vemos o sexo. Os trabalhos de muitas delas, como Cynthia Graham, Rosemary Basson, Amy Muise, Sarah Murray, Robin Milhausen, Emily Impett, Lori Brotto, Meredith Chivers, Debby Herbenick, Kristen Mark, Karen Blair, Caroline Pukall, Julia Heiman, Ellen Laan, Marta Meana, Sari Van Anders, Lisa Diamond e muitas outras igualmente importantes, são representados em grande parte do conteúdo científico mencionado neste livro. Elas fizeram descobertas e desenvolveram teorias sobre sexo e desejo que terão um impacto direto na forma como você entende o seu próprio. Lembre-se de seus nomes, visto que elas entrarão para a história, assim como aconteceu com Kinsey ou Masters e Johnson, pelo impacto que causaram na ciência do sexo. São feminismo, ciência sexual e poder em ação.

Nos últimos vinte anos, talvez os maiores avanços na ciência do sexo tenham sido feitos no que diz respeito à forma como entendemos o desejo das mulheres. Novos modelos de resposta sexual foram propostos para rivalizar com aquele de Masters e Johnsons e, pela primeira vez na história, tais modelos foram baseados na sexualidade das mulheres, sobre o que falarei mais na segunda parte deste livro. Pesquisadores sexuais começaram a aprender mais sobre o desejo, o prazer e os orgasmos das mulheres e começaram a desafiar diretamente a forma como os problemas sexuais das mulheres eram representados no MDE, sugerindo que, com base na nova ciência, o sistema de classificação atual estava patologizando a expressão normal do funcionamento sexual nas mulheres. Novos avanços foram feitos na compreensão de como a atenção e o sexo estavam intimamente ligados, bem como o impacto de nossos pensamentos e como vivenciamos relacionamentos.

No final dos anos 2000, uma equipe de cientistas sexuais teve como objetivo mudar a forma como o desejo das mulheres era representado no MDE, com base em novas evidências, e conseguiram criar uma nova categoria, "Interesse sexual feminino/transtorno de excitação", na versão mais recente do MDE, o MDE-V.[9]

Foi removida deste a antiga categoria de transtorno do desejo sexual hipoativo (baixo), refletindo novas pesquisas sobre como as mulheres acham difícil separar o desejo da excitação e dar muito mais ênfase aos aspectos subjetivos e relacionais da excitação e do desejo. Tais mudanças representam grandes avanços na ciência do sexo, pois as opiniões sobre o que é normal ou disfuncional na comunidade científica ou médica influenciam aquilo que todas nós acreditamos em relação a nós mesmas.

Não é mais visto como um problema se as mulheres não sentem vontade de fazer sexo espontaneamente. Não é mais visto como um problema se as mulheres não sentem vontade de fazer sexo sem "estímulos sexuais adequados" (para constar, para a maioria das pessoas, dizer "Já faz um tempo, que tal uma transa?" não constitui "estímulos adequados"). A sexualidade, o prazer e a capacidade das mulheres de responderem ao sexo estão recebendo merecidos crédito e atenção, e as situações que os amplificam e que os extinguem agora são entendidas de forma mais detalhada. As mulheres estão sendo munidas com as informações de que precisam para saberem que seus corpos estão funcionando muito bem.

CAPÍTULO 2

Cuidado com o vão – Estatísticas sobre sexo e desejo

Quanto sexo as pessoas estão fazendo?

Não conheço muitas pessoas que *não estejam* preocupadas com a quantidade de sexo que desejam fazer ou que estejam fazendo, ou como estão suas vidas sexuais de modo geral. Você pode achar que isso está relacionado ao trabalho que faço, mas, na verdade, é o que ouço de meus clientes e das pessoas que encontro fora do meu ambiente de trabalho. Admito que, depois que as pessoas descobrem com o que eu trabalho, elas tendem a compartilhar mais comigo sobre os detalhes de suas vidas privadas do que provavelmente o fazem com a maioria. Se estivermos no mesmo jantar, recomendo que se sentem ao meu lado, já que inevitavelmente a conversa nas proximidades se voltará para sexo de uma forma ou de outra. O bom disso para mim é que: a) amo meu trabalho e nunca me canso dele, e b) sexo é incrivelmente fascinante e nunca fica entediante, mesmo quando você fala sobre isso o dia todo.

As pessoas começam a ficar preocupadas principalmente porque estão mapeando o que está acontecendo com elas em comparação com um padrão que acreditam ser a "média". Mas, de modo geral, as pessoas estão drasticamente erradas quando se trata dessa estimativa das vidas sexuais de outras pessoas, e também costumam se enganar quando se trata de supor que a frequência é um bom indicador de uma boa vida sexual (mais sobre isso adiante). Ainda assim, acho que é útil neste momento falar mais sobre o que é "normal", para que você possa se sentir segura em relação ao que está acontecendo com você. É disso que este capítulo trata: um instantâneo de nossas vidas sexuais e o que sabemos sobre o que *realmente* está acontecendo. Um parâmetro em comparação com o qual você pode respirar aliviada, mas também um indicador de quão incorretamente entendemos e julgamos o "sexo" como sociedade.

Neste capítulo, vou expor um pouco do que sabemos a partir de estudos sexuais em grande escala sobre a frequência com que as pessoas fazem sexo, as dificuldades que temos em nossas vidas sexuais e as consequências que as pessoas relatam em relação às suas vidas e aos relacionamentos de modo geral quando suas vidas sexuais não estão indo como planejado. Vou dar-lhe uma ideia de como a insatisfação sexual é comum e todas as maneiras como isso pode parecer difícil, e (espero) começar a tranquilizá-la, porque, se você está tendo problemas com isso, ou apenas gostaria que sua vida sexual fosse um pouco melhor do que está sendo agora, não se trata apenas de *você*, nem mesmo de seu relacionamento, mas, sim, de algo que você compartilha com um número significativo de outras mulheres no resto do mundo.

Quem decide o que é normal?

Um dos problemas em relação ao sexo é que, se você não tornar o estudo ou a prática de trabalhar com ele algo científico, tudo o que lhe restará é preconceito, opinião e o impacto distorcido de valores e suposições culturais, o que acontece mais em relação ao sexo do que com quase qualquer outro assunto, pois é algo sobre o qual não falamos muito em público, e (como aprendemos no capítulo anterior) foi fortemente ditado por ideias advindas de vergonha, religião, cultura, medicina e política em diferentes pontos da história, conferindo uma visão enviesada a histórias que são favorecidas em relação a outras.

Não ter uma visão científica do sexo (e com isso me refiro a descobrir o que as pessoas fazem e entender como e por que o fazem, examinando atentamente as evidências em vez do que você acha disso) não faz de alguém um bom terapeuta sexual. Não ter essa visão também nos impede de aprender mais sobre sexo como sociedade. Sendo uma psicóloga clínica, o etos de meu treinamento é ser uma profissional cuja base são as evidências. Isso significa fazer terapia baseada no que a ciência diz, e não na minha intuição ou em suposições. É claro que isso não significa que eu não possa usar minha intuição, apenas que devo tomar cuidado e testá-la como uma hipótese, em vez de segui-la cegamente. Faço um uso intensivo do aprendizado da ciência em minhas sessões de terapia e espero que você também valorize esse aspecto ao ler este livro.

É por isso que, há muitos anos, na primeira vez em que ouvi falar que o estudo Natsal (Pesquisa nacional de atitudes e estilos de vida sexuais)[1] estava se aventurando no reino do funcionamento sexual, quase caí da cadeira de tão animada que fiquei. Minha alegria não se baseava apenas no fato de que eu sabia que isso nos forneceria fatos sólidos sobre a vida sexual no Reino Unido que nunca tínhamos visto em tão grande escala antes, mas também porque sou totalmente fissurada por pesquisas sexuais. Sinto que devemos ter um imenso orgulho do fato de que este estudo seja realizado em nosso pequeno país, em especial por ser atualmente o maior e mais rigoroso empreendimento em termos de pesquisa sexual, a nível populacional, em qualquer lugar do mundo. O Natsal é uma colaboração entre vários grandes órgãos e instituições de pesquisa, e seu propósito é observar como adultos de todas as idades, origens, etnias e orientações sexuais no Reino Unido vivenciam sexo, saúde sexual e, mais recentemente, função e satisfação sexual. É um dos melhores marcadores que temos sobre o que *de verdade* acontece nas vidas sexuais das pessoas, e sem ele, nós (como clínicos, mas também como pessoas que têm relações sexuais) ficamos completamente sem saber o que é "normal" em termos de sexo, como outras pessoas se sentem em relação ao sexo ou como o vivenciam. Sem esse tipo de pesquisa, ficamos apenas com as opiniões da sociedade, baseadas em suposições, preconceitos e nas forças dominantes da época em questão. Ee você já ficou sabendo, no capítulo 1, da confusão em que fomos historicamente colocadas por dependermos disso.

Um barômetro nacional do sexo

Um dos "vãos" mais difíceis de se transpor e mais cruciais em nossas vidas sexuais, ao qual o título deste livro se refere, reside entre nossa percepção de como nossas vidas sexuais *deveriam ser* em comparação com outras *versus* nossa experiência vivida de nossas vidas sexuais de fato. A frequência do sexo costuma ser um barômetro que usamos para julgar isso, possivelmente porque é mais fácil "fazer contas" do que analisar alguns outros aspectos do sexo. E é claro que vendemos o mito de que a frequência é o mais importante (na verdade, um de toda uma série de mitos).

Nas últimas décadas, os dados do Natsal nos dizem que a frequência com que fazemos sexo caiu no Reino Unido, e uma publicação recente do Natsal[2] nos diz que, no Reino Unido, a pessoa comum faz sexo um pouco menos de uma vez por semana, ou cerca de três vezes por mês (embora esteja mais para duas vezes por mês para mulheres entre as idades de 35–44 anos). Essa mais recente análise dos dados também nos mostra que uma proporção maior de adultos com idade inferior a 44 anos relatou não ter feito sexo algum no último mês, que é um número maior do que aqueles apresentados nos Natsals anteriores (29% sem sexo no último mês no Natsal 3, em comparação com 23% no Natsal 2).

Esta mesma publicação do Natsal também destaca declínios gerais na frequência sexual em outros países, como Japão, Austrália, Finlândia e Estados Unidos, embora apresente tendências ligeiramente diferentes nesses declínios. Agora, em primeiro lugar: não entre em pânico se você estiver fazendo sexo muito menos do que duas ou três vezes por mês, até mesmo se o número for bem inferior a esse. O que você aprenderá à medida que prosseguirmos é que a frequência com que você faz sexo é quase desprovida de sentido. No entanto, fique tranquila com esses números, se você (ou seu parceiro ou sua parceira) tem se sentido anormal com base na suposição de que deveria(m) estar fazendo muito mais sexo do que isso até agora. Também não há nada de errado em querer mais sexo do que você está fazendo no momento ou mais do que a média do Reino Unido. Os dados do Natsal também detectaram que mais de 50% das mulheres (e até mesmo um número maior de homens) queriam fazer *mais* sexo do que estavam fazendo, mas nós simplesmente não sabemos se é o caso de as pessoas estarem sentindo que sua frequência sexual não está chegando a um norma percebida ou se as pessoas estão genuinamente insatisfeitas com a quantidade de sexo que praticam.

Certamente, as frequências com que você *deseja* e *faz* sexo não são a mesma coisa, e, como aprenderemos ao longo deste livro, existem muitos fatores que influenciam se vamos ou não investir e agir de acordo com nossos desejos usando o comportamento de "sexo". Da mesma forma, a *frequência* do sexo e a *qualidade* do sexo não são a mesma coisa, e a qualidade do sexo tem enormes implicações para o desejo. Muitas vezes, o bate-papo social sobre sexo tende a ser focado no *quanto* de sexo as pessoas estão fazendo ou se elas *foram até o fim* (penetração), e muito raramente giram em torno do quanto o sexo foi *mutuamente prazeroso,* ou até mesmo *rejuvenescedor.* Isso é importante, pois, além de fazer com que as pessoas que fazem sexo sem muita frequência, mas que o fazem de forma positiva, sintam que suas vidas sexuais não estão à altura, nós sabemos que sexo frequente, mas insatisfatório, é de modo geral ruim para o desejo e, de qualquer forma, não é realmente um objetivo útil a se aspirar.

Satisfação sexual e problemas sexuais

O Natsal foi criado pioneiramente por uma equipe de cientistas do sexo feminino com ampla experiência em saúde pública, ciências sociais e epidemiologia. Foi concebido como uma resposta ao início da epidemia de HIV no Reino Unido no final da década de 1980, quando ficou claro que o combate ao HIV por meio da redução da transmissão seria impossível sem uma ideia clara dos tipos de sexo que a população do Reino Unido estava fazendo. A equipe do

Natsal assume essa imensa tarefa a cada dez anos desde então, com os dados tendo sido publicados pela primeira vez em 1990–91, depois em 1999–2001 e o último em 2010–12. O Natsal 4 está no prelo.

Ao longo dos anos, a coleta de dados do Natsal evoluiu de forma inteligente, de modo a incluir a função sexual, bem como as infecções sexualmente transmissíveis (ISTs) e o comportamento sexual. O Natsal 3 revelou algumas informações importantes sobre a vida sexual no Reino Unido, mostrando especificamente que temos uma alta porcentagem de pessoas que relatam a existência de problemas sexuais.[3] Pouco mais da metade das mulheres (51%) e 42% dos homens relataram algum problema sexual, como a falta de interesse em sexo, falta de prazer no sexo, dificuldade em chegar ao orgasmo ou dificuldades de ereção, problemas estes que duraram três meses ou mais no último ano. Problemas sexuais foram vivenciados por pessoas de todas as faixas etárias. Para colocar esses dados em perspectiva, 15.000 adultos foram entrevistados em todo o país, entre as idades de 16 e 74 anos, selecionados para representar uma variedade de localizações geográficas e outros dados demográficos, e cerca de metade deles relataram que alguma coisa não estava acontecendo como eles sentiam que deveria ser em suas vidas sexuais. Este é um número bem grande, mas de fato corresponde a estudos semelhantes feitos nos Estados Unidos, na Austrália e na Europa (as taxas em países não ocidentais são ainda mais altas), então é surpreendente, e não é em igual medida.

No Natsal 3, as pessoas foram questionadas sobre como seus corpos funcionavam sexualmente, como se sentiam em relação a suas vidas sexuais e como estavam funcionando seus relacionamentos sexuais. Descobriram que as dificuldades com o sexo estavam associadas a depressão e problemas de saúde física, dificuldades de relacionamento e em falar sobre sexo com um parceiro ou uma parceira. Quando questionadas se tiveram problemas sexuais que duraram três meses ou mais no ano anterior, 34% das mulheres no Reino Unido relataram falta de interesse por sexo, 16% relataram dificuldades com orgasmos, 13% relataram vagina desconfortavelmente seca e mais 12% relataram falta de prazer no sexo.

Este livro não tem como foco a experiência sexual masculina, mas você também pode se surpreender ao saber que a falta de interesse por sexo também foi a preocupação mais comumente relatada pelos homens, com pouco menos de 15%, anulando alguns mitos sempre presentes de que os homens querem ou estão prontos para o sexo o tempo todo. Duas das preocupações sexuais que diminuíram com a idade, tanto para homens quanto para mulheres, foram a ejaculação precoce para homens e a ansiedade durante o sexo para mulheres, possivelmente um reflexo do impacto do aumento da confiança sexual ao longo da vida de um indivíduo.

Considere essas estatísticas por um segundo: 51% das mulheres relatam problemas sexuais. Um terço das mulheres sentem que não tiveram interesse por sexo por um período significativo do ano anterior. Esses números não me surpreendem, já que minha clínica está cheia de mulheres preocupadas com seus desejos, e sabe-se bem que sentir falta de interesse por sexo é o motivo mais comum pelo qual as pessoas vão atrás de terapia sexual, mas o que você acha dessa estatística? Considere seu grupo de amigas, sua equipe de trabalho ou as pessoas sentadas ao seu redor no ônibus/metrô/trem agora. Metade dessas mulheres está insatisfeita com o sexo e, para pouco mais de três a cada dez delas, isso está relacionado ao quanto sentem vontade de fazer sexo. É nesse ponto em que estão nossas vidas sexuais no Reino Unido. Não é à toa que drogas como o Flibanserin foram desenvolvidas, prometendo uma "solução rápida" para esse problema. E não é de se admirar que as salas de terapia de pessoas como eu estejam cheias de casais desesperados para consertar esse "problema" em seus relacionamentos.

No entanto, é importante observar que há uma diferença entre ter um problema sexual e se sentir angustiado por ele. Das mulheres que relataram falta de interesse em sexo, dor ou dificuldade com orgasmos, apenas 29% achavam seu problema angustiante,[4] o que pode nos revelar a existência de um número significativo de mulheres com problemas sexuais que estão lidando bem com a situação, e que não interpretam para si a questão do funcionamento sexual como um problema, ou talvez elas tenham encontrado uma maneira de contorná-lo.

O impacto do sexo nos relacionamentos

Você pode estar se perguntando por que isso é importante. Quer dizer, sexo é apenas sexo, certo? Uma atividade frívola que fazemos em particular para nos divertirmos, e não uma questão de vida ou morte. Bem, não exatamente. O sexo é mais importante para nós enquanto seres humanos do que costumamos acreditar. Na verdade, pesquisas descobriram que as pessoas consideram uma vida sexual feliz mais importante do que uma renda adequada ou interesses compartilhados com um parceiro ou uma parceira.[5] Eu diria que parte do motivo pelo qual podemos não considerar o sexo assim tão importante é porque não entendemos a função que ele desempenha em nossas vidas e em nossos relacionamentos. Porém, por ora, vamos dar uma analisada nas evidências. O que sabemos sobre o impacto da insatisfação sexual nas vidas das pessoas? Faz diferença para nossa felicidade de modo geral se nossas vidas sexuais estão ou não indo bem?

Estudos demonstraram que, quando os casais fazem sexo, é mais provável que relatem um humor melhor e mais satisfação com o relacionamento naquele dia e no dia seguinte ou até nos dois dias seguintes.[6,7] Na verdade, há evidências sugerindo que a satisfação sexual pode ser mais importante para a satisfação com o relacionamento do que a satisfação com o relacionamento é importante para se fazer um bom sexo.[8] Vejo muito isso em minha prática clínica. Sim, existe uma ligação entre a insatisfação no relacionamento e as dificuldades com sexo[9] – obviamente pode ser difícil fazer um bom sexo se você estiver com raiva de um(a) parceiro(a), desconectada dele(a) ou se for desrespeitada por ele(a). Mas vejo muitos casais em que o caso é o contrário. Eles descrevem um relacionamento maravilhoso, em que o sexo é a única parte que não está funcionando bem para eles.

Pode ser que, por um tempo, eles não tenham se importado tanto com isso e tenham aceitado que sexo é a única parte de seu relacionamento que não vai tão bem quanto o resto. No entanto, com o tempo, isso se tornou uma preocupação para um ou para ambos, e eles vêm se consultar comigo, se perguntando se é possível a coexistência de um ótimo relacionamento e sexo maravilhoso, ou se precisam aceitar que o sexo é a única área que não vai ser tão boa assim. Certamente já trabalhei com casais em que tudo o mais em seu relacionamento era bom, mas o que estava acontecendo com o sexo tinha afetado a satisfação com o relacionamento ou sua segurança com o passar do tempo.

São fortes as evidências da associação entre ter uma boa vida sexual e a satisfação e estabilidade no relacionamento,[10] e que a manutenção do desejo tem um efeito positivo na satisfação com o relacionamento.[11] Assim, por mais que gostemos de pensar no sexo como uma atividade recreativa frívola, existem alguns motivos claros pelos quais podemos querer priorizá-lo se quisermos manter um relacionamento feliz a longo prazo. Existe um grande número de estudos que detalham as consequências psicológicas e aquelas causadas ao relacionamento por uma vida sexual infeliz. Sabemos que, entre outras coisas, os problemas sexuais estão associados à diminuição da qualidade do relacionamento, pensamentos de infidelidade[12] e menor bem-estar pessoal. Quando têm preocupações com seu desejo sexual, tipicamente as mulheres descrevem um impacto negativo em sua saúde emocional, autoestima e em seus relacionamentos,[13] com medo das consequências sobre o impacto em seu parceiro ou sua parceira, ou no relacionamento, se a questão não for resolvida.[14] Em essência, sexo (quando está bom) beneficia nosso humor e é bom para nossos relacionamentos de modo geral.

Existem duas exceções óbvias nisso. A primeira é a assexualidade, uma orientação sexual em que você não sente necessidade de fazer sexo com outra pessoa. Assexualidade não é o mesmo que não ter muita vontade de fazer sexo ou ter vontade de fazer sexo apenas de vez em quando e estar preocupada com isso. Pessoas que se identificam como assexuais não sentem angústia em relação a seu desejo, além do que, suas preferências sobre sexo são bastante consistentes ao longo do tempo (como acontece com todas as orientações sexuais, pode haver alguma fluidez). A falta de sexo, neste caso, não levaria às mesmas consequências pessoais ou relacionais, a menos que a pessoa estivesse em um relacionamento com alguém que desejasse fazer sexo e isso criasse um problema entre o casal.

Em segundo lugar, esses efeitos negativos relacionados à insatisfação sexual não devem ser extrapolados e aplicados a situações de celibato mutuamente acordado ou não monogamia consensual. Em relacionamentos de não monogamia consensual, um ou ambos os parceiros podem ter outros parceiros sexuais ou relacionamentos sexuais, o que pode aumentar sua felicidade sexual e relacional de modo geral. Em seu artigo de 2016,[15] Amy Muise e Emily Impett apontam o ponto crucial de que "nenhum outro domínio do relacionamento envolve mais dependência entre os parceiros do que o domínio da sexualidade, visto que a maioria dos casais de longa data são monogâmicos e, portanto, não podem – ou não lhes é permitido – ter suas necessidades sexuais satisfeitas fora de seu relacionamento atual".

É importante notar que a não monogamia consensual é uma estrutura de relacionamento válida e saudável, e permite que as pessoas façam escolhas em relação ao sexo e aos relacionamentos que não colocam toda a carga de responsabilidade sobre um(a) dos(as) parceiros(as) de atender a todas as necessidades do indivíduo. No entanto, devido às convenções sociais e ao contexto histórico que mencionei no primeiro capítulo, muitas vezes nos descobrimos monogâmicos, sem qualquer sensação real de ter escolhido intencionalmente a monogamia como o mais adequado para nós; em vez disso, somos monogâmicos por padrão, pois é *o que as pessoas fazem*. Vale a pena que você mesma considere essa questão neste momento. Você escolheu ser monogâmica porque lhe parece o mais adequado? Existem desvantagens nisso para você, como as mencionadas acima? Caso sentisse que a não monogamia consensual fosse tão popular e celebrada por nossa sociedade, estaria mais propensa a dar uma chance a ela?

Estamos preocupadas com o quê?

Vários estudos de pesquisas demonstraram que mulheres com problemas sexuais, como preocupações com falta de desejo ou dificuldades com o orgasmo, preocupam-se mais com o impacto desses problemas em seus parceiros ou em suas parceiras do que com aqueles causados nelas mesmas, o que é particularmente fascinante quando consideramos essa questão relacionada ao contexto político de igualdade de gênero que discutimos no capítulo 1.

Por que definimos uma boa vida sexual com base na satisfação de outra pessoa se não temos a mesma preocupação conosco? Também sabemos que as mulheres tendem a se preocupar mais com uma dificuldade sexual quanto mais "severa" elas acham que ela seja (em contraste com o quão severa pode ser em termos objetivos),[16] e é claro que isso tem relação com o que achamos que *deveria* estar acontecendo com nossas vidas sexuais, o que é especialmente relevante no caso do desejo.

Em suma, ficamos preocupadas com o impacto de como somos em termos sexuais, já que, com frequência, isso não corresponde às nossas ideias do que é "normal", e nos preocupamos mais com isso do que com o impacto que isso tem sobre nós.

Como o desejo muda em um relacionamento com o passar do tempo?

O desenvolvimento de como nos sentimos em relacionamentos sexuais se desenvolve em diferentes estágios, começando com uma fase de loucura e paixão, caracterizada pelo desejo de estar perto um do outro constantemente, pela luxúria e por pensamentos obsessivos. Segue-se uma etapa de maior proximidade emocional e *amor companheiro*, em que fica mais fácil tolerar ficar longe da pessoa. É importante observar que, normalmente, as pessoas vivenciam níveis mais elevados de desejo de fazer sexo nos primeiros estágios de um relacionamento. Depois de algum tempo, quando entram mais na fase de amor companheiro (cerca de um a dois anos), é normal que seus níveis de desejo reduzam.[17]

É extremamente comum que as mulheres venham me consultar e se culpem por essa mudança no desejo. Anna foi um exemplo típico, e descreveu a situação como muitas outras mulheres fizeram antes dela, dizendo: "Tudo bem, no começo, eu sinto bastante vontade de fazer sexo, mas então, depois de algum tempo, a vontade simplesmente se vai. O problema deve estar em mim, pois isso aconteceu em todos os relacionamentos de longa data em que estive." Se eu ganhasse um euro a cada mulher que me consultou e comparou sua vida sexual atual desfavoravelmente com essa insustentável vida sexual precoce e culpou seu desejo sexual defeituoso por isso, eu estaria muito bem de vida. Não seria ótimo se soubéssemos que isso é normal, e não um problema conosco ou com nossos relacionamentos?

Há duas coisas importantes a se considerar em relação a esse padrão de mudanças com o passar do tempo. A primeira é que, embora uma queda no desejo desde os primeiros meses ou no primeiro ano seja comum para muitos casais, certamente ela não deve levar à insatisfação sexual ou à insatisfação com o relacionamento em si. A segunda é que o declínio do desejo ao longo de um relacionamento não acontece para todos,[18] e, embora esteja associado à duração do relacionamento, isso não significa que o tempo seja o fator-chave causador do declínio. Na verdade, existem muitos outros fatores relacionais que podem acelerar-se ao longo de um relacionamento, como previsibilidade, igualdade/divisão do trabalho, quantidade de tempo em que os parceiros ou as parceiras passam se conectando, o impacto de ter filhos e muita ou pouca intimidade; todos fatores de culpa mais prováveis. Você lerá sobre tudo isso no capítulo 5, e a boa notícia é que você pode nutrir e mudar de forma positiva todas essas áreas, se assim o desejar. É provável que os casais que mantêm o desejo com o passar do tempo sejam aqueles que sabem como nutrir, ou que nutrem instintivamente esses aspectos de seu relacionamento, e você pode fazer o mesmo. Há uma distinção importante aqui entre saber o que é normal, mas, ao mesmo tempo, não acreditar que essa mudança resultará em uma vida sexual pior e em um declínio inevitável, de modo que simplesmente acabamos desistindo de aspirar a fazer sexo excelente. Um declínio na satisfação sexual em um relacionamento de longa data não é algo que vem servido em uma bandeja.

É útil notar nesta fase que a atração física é importante para o desejo,[19] e que existem pesquisas sugerindo que se sentir fisicamente mais atraída(o) por um parceiro no início de um relacionamento é um fator que protegerá o desejo posteriormente.[20] Contudo, eu também gostaria de ressaltar que mudanças na dinâmica de relacionamento podem levar a uma mudança na atração (em qualquer direção), assim como o casal pode voltar a ver um ao outro como seres sexuais, e ambos esses casos serão abordados no capítulo 5. No meu trabalho de terapia sexual, percebo que as pessoas podem ter dificuldade de avaliar se ainda se sentem atraídas pelo(a) parceiro(a) quando o sexo não está indo tão bem quanto gostariam, e não é necessariamente por não se sentirem atraídas por seu(sua) parceiro(a), mas, sim, por terem parado de vê-lo(a) *dessa forma*. Na minha experiência, pode ser útil revisitar a questão da atração mais tarde, quando houver mudanças que levem a relação sexual a um novo território.

Também é de se esperar que nossas vidas sexuais e nosso desejo sexual enfrentem desafios com o passar do tempo, e que isso aconteça em proporções diferentes para cada parceiro(a), de modo que muitas vezes haverá momentos de incompatibilidade com os quais será preciso lidar. Os dados do Natsal 3 mostraram que as diferenças no desejo sexual entre os casais são comuns, sendo que cerca de uma a cada quatro pessoas relatam haver diferenças em sua vontade de fazer sexo, assim como na de seu parceiro ou sua parceira, e outros pesquisadores sugeriram que a discrepância em termos de desejo deve ser considerada inevitável no contexto de um relacionamento sexual.[21] Da mesma forma, o que as pessoas desejam também passará por mudanças ao longo de um relacionamento, e é comum que os casais tenham que lidar com diferenças quanto àquilo de que gostam em termos sexuais, assim como a frequência com que fazem sexo. O importante aqui é que não é sempre necessário concordar em tudo para se ter uma boa vida sexual, nem querer tanto sexo quanto seu parceiro ou sua parceira, mas, sim, a forma bem-sucedida como se lida com tais diferenças.

Homens não são de Marte

Por muito tempo, nós acreditamos que os homens querem mais sexo do que as mulheres, algo que não é consistentemente apoiado por pesquisas, pois depende de como o desejo é medido, e estamos começando a ver mais semelhanças do que diferenças entre homens e mulheres quando medimos certos tipos de desejo.[22] Além disso, tomamos conhecimento das expectativas que temos em relação a homens, mulheres e o desejo por meio do processo de absorção de mensagens sociais. Portanto, quando os homens relatam níveis mais elevados de desejo do que as mulheres, é provável que isso esteja em parte relacionado à expressão das normas de gênero, as quais ditam que eles deveriam sentir mais desejo do que as mulheres, da mesma forma que as mulheres são socializadas para não expressarem altos níveis de desejo. A expectativa de que os homens devam sentir vontade de fazer sexo espontaneamente e com frequência causa um impacto negativo sobre eles, de quem se espera que devam sempre estar dispostos a fazer sexo. Muitos homens se preocupam por não sentirem vontade suficiente de fazer sexo (se você lembra, dados da Natsal relataram que o número estava um pouco abaixo de 15%). É verdade que há uma força em se tratando das expectativas de comportamento de gênero para homens e mulheres, e não somos, de muitas maneiras, assim tão diferentes quanto nos fazem acreditar que somos. Sim, andrógenos como a testosterona desempenham um papel importante no desejo sexual, e, sim, os homens geralmente têm níveis mais altos de andrógenos do que as mulheres (embora não haja uma diferença tão grande como você pode pensar, e homens e mulheres mostram uma sobreposição considerável destes). Mas não há nenhuma diferença clara nos níveis de testosterona em mulheres com altos e baixos níveis de desejo,[23] então não podemos ver apenas os hormônios como a razão disso. Como você verá mais adiante, embora o desejo dependa parcialmente de processos biológicos, é em grande parte um evento psicológico sustentado por fatores físicos, e não o contrário.

Outro fator importante, já que estamos falando de gênero, é que este é um constructo social, e os aspectos essenciais de como o sexo biológico e o gênero se manifestam nos seres humanos (como hormônios, neurociência, cromossomos, genitália e expressão social de gênero) nem sempre mostram indicações claras de um gênero binário distinto (por exemplo, no caso de pessoas intersexuais).[24]

Isso significa que distinções claras das categorias de "masculino" e "feminino" não podem ser facilmente observadas na ciência. Por mais difícil que possa ser para você entender isso, nossas categorias sociais de "homens" e "mulheres" estão mais para uma simplificação social conveniente do que um fato científico em si. Isso significa que há muita variação entre pessoas que se consideram homens e mulheres e, portanto, muitos elementos se cruzam em se tratando da expressão sexual e do desejo em muitos níveis. No entanto, um dos problemas é que nossa convenção social de uso de gênero binário está tão enraizada, que a maioria das pesquisas sobre sexo é feita com "homens" ou "mulheres", daí eu ter que falar neste livro como se o gênero fosse mais binário do que agora sabemos que não é o caso.

Uma das diferenças interessantes entre o desejo nas relações de longa data com o passar do tempo para homens e mulheres está ligada à duração do relacionamento, como foi dito anteriormente. Mulheres têm uma propensão maior a sentirem uma diminuição no desejo pelo mesmo parceiro ou pela mesma parceira, enquanto os homens são mais propensos a manter um sentimento de desejo pela mesma pessoa ao longo de muitos anos.[25] Wednesday Martin escreveu com eloquência sobre o desafio das demandas da monogamia para as mulheres.[26] Martin reúne dados da antropologia, história e ciência do sexo para entender o desejo feminino como não sendo naturalmente monogâmico e contido na cultura ocidental pelo clima sociopolítico em que as mulheres se encontram. Outros também pesquisaram e escreveram sobre o conceito de exclusividade sexual de longa data que amortece o desejo sexual feminino, e certamente a luta que muitas mulheres enfrentam para manter o desejo em relacionamentos monogâmicos de longa data é aceita na ciência do sexo.

Outro fato interessante sobre satisfação sexual e gênero da Pesquisa Global de Atitudes e Comportamentos em 2005[27] é que as diferenças na satisfação sexual entre homens e mulheres são mais significativas em países com menor igualdade de gênero, destacando a importante noção de se considerar o contexto sociopolítico das mulheres em se tratando de sexo, como proposto pela Campanha New View [Nova Visão]. Talvez seja uma coisa óbvia de se dizer, mas sem segurança, livre arbítrio, autonomia e igualdade de prazer, o desejo das mulheres padece.

Qual é a quantidade *certa* de desejo?

Mencionei anteriormente que a frequência do sexo não é o mesmo que a frequência do desejo. As pessoas geralmente fazem sexo quando não têm vontade, e às vezes não conseguem fazer sexo quando sentem vontade. Então, o que sabemos por meio de pesquisas sobre quantas vezes as mulheres relatam sentir vontade de fazer sexo?

Estudos descobriram que, quando lhes perguntam sobre seus níveis de desejo sexual, uma grande proporção de mulheres comumente responde algo entre "nunca" ou "uma ou duas vezes por mês".[28] Estudos como estes são vitais para entendermos que é normal que muitas mulheres não sintam vontade de fazer sexo com frequência do nada, e dados como esse também sustentaram alguns dos novos entendimentos do desejo sexual das mulheres em relacionamentos de longa data, sobre os quais você lerá mais adiante neste livro.

Mas eis um fato fascinante: há vários problemas conceituais relacionados à forma como medimos o desejo, o que dificulta que saibamos com certeza o que é "normal".[29] O primeiro desses problemas é que nos afastamos de uma compreensão do sexo como um impulso – algo que todos temos dentro de nós e que é uma parte fixa de quem somos. Agora entendemos que nosso desejo nunca é estático, e temos de lembrar que estamos apenas medindo o desejo naquele exato momento. O segundo desses problemas é que nossos novos entendimentos em relação ao desejo nos dizem que ele depende do contexto, e assim, quando nos fazem perguntas a respeito disso, não tomamos conhecimento dos níveis de desejo *naquela pessoa*, mas, sim, de seu desejo atual naquele exato momento e *naquele contexto em particular*. Seu desejo pode mostrar-se diferente na semana seguinte, se houver mudança nas circunstâncias. O terceiro problema é que agora se sabe que o desejo das mulheres funciona melhor quando é acionado, em vez de simplesmente acontecer do nada, e, portanto, muitos dos estudos antigos de diferenças de gênero no desejo, quando perguntavam "com que frequência você pensa em/sente vontade de fazer/dá início a sexo?", estavam medindo o "tipo errado" de desejo para as mulheres. Com esse novo entendimento, é difícil medir o desejo das mulheres sem primeiramente o acionar, e isso significa que uma grande parcela das mulheres pode dizer que nunca pensa em sexo ou sente vontade de fazer sexo, ou que pensa em sexo ou sente vontade de fazer sexo uma ou duas vezes por mês, mas se você transportar essas mesmas mulheres para um paraíso remoto, remover seu estresse diário e orquestrar uma semana íntima de flerte com um Idris Elba muito sensível, pode ser que elas relatem que pensam em sexo e que têm vontade de fazer sexo várias vezes por dia...

Então, apesar de sabermos que as mulheres relatam que nunca ou raramente pensam em sexo quando lhes perguntam a respeito disso, não existe nenhuma norma na medicina sexual ditando quais devem ser nossos níveis de desejo sexual. Incrível, certo? Onde mais na ciência não há nenhuma norma? Temos normas para altura, normas para inteligência, normas para quanto tempo os homens levam para gozar etc. etc. Tudo isso pode ser facilmente exibido em uma curva em forma de sino com uma média no meio e uma faixa em que esperamos que a maioria das pessoas se enquadre. Não o desejo. É impossível apresentar algo definitivo em relação ao desejo, pois a variação é muito grande mesmo nos indivíduos, e o desejo está muito especificamente ligado à situação. Em essência, o desejo depende demais de tudo o que está acontecendo, tem potencial para variar de modo significativo de uma pessoa para a outra, de um relacionamento para o outro, dia após dia.

Por esse mesmo motivo, na definição muito melhorada do Transtorno de Interesse Sexual/Excitação Feminino, que substituiu o Desejo Hipoativo (baixo) no MDE-V, como mencionado anteriormente, não há critérios para a frequência do desejo. Além disso, sugere-se que o interesse sexual deve ser avaliado como uma resposta aos "gatilhos adequados" em relação ao desejo. Um dos critérios para enquadramento no Transtorno de Interesse Sexual/Excitação Feminino é estar angustiada em relação a isso, o que é importante, pois quem vai se importar se você não tiver interesse em sexo caso você mesma não se importe com isso? Além do mais, também evita que pessoas assexuais sejam patologizadas. Essa é uma mudança importante nos critérios de diagnóstico. No entanto, ainda há uma pegadinha na forma como vemos o desejo, até que, como sociedade, venhamos a entender o desejo mais profundamente. Nós nos chateamos se nosso desejo não for "normal" (na ausência de haver um normal conhecido), e provavelmente estamos baseando essa ideia de normal em uma crença irrealista de desejo espontâneo (ainda não falamos muito sobre "gatilhos adequados" ou desejo responsivo quando falamos em nossa sociedade sobre um nível "baixo" de "desejo sexual"). Assim, de certa forma pelo menos podemos atender aos critérios de angústia, por não sabermos realmente como o desejo funciona.

Minha perspectiva é que, até a cultura popular chegar à compreensão científica de como funciona o desejo das mulheres, e como poderia ser esperado que nos sentíssemos, a maneira como as mulheres relatam seu desejo e a angústia que vivenciam em relação a ele são inteiramente impulsionadas por expectativas irreais, e não necessariamente por um problema com seu próprio desejo. E isso foi um dos elementos motivadores para que eu escrevesse este livro, pois creio que ajudar as mulheres a entender como seu desejo funciona, o que podem esperar dele e como mantê-lo em seus relacionamentos poderia fazer uma grande diferença para o amplo número de mulheres preocupadas com o fato de que seu desejo não está funcionando como deveria.

Há duas coisas que quero que você tire como lição deste capítulo: a primeira delas é que as vidas sexuais do Reino Unido, pelo menos em teoria, não passariam em seu próprio teste, e há imensas consequências psicológicas e relacionais para níveis tão difundidos de insatisfação e preocupação. A segunda é que essas dificuldades são tão comuns e acontecem em um nível tão amplo, que se trata mais provavelmente de um problema na forma como entendemos e pensamos sobre o sexo como sociedade, em vez de ser um contratempo conosco ou com nossos relacionamentos. Podemos pensar no problema mais como sendo a forma como pensamos e entendemos o sexo, e a diferença entre como esperamos que nossas vidas sexuais sejam/funcionem e como elas realmente são. O restante deste livro foi projetado para ajudá-la a identificar as formas como nos colocamos nessa posição como sociedade, além de, crucialmente, como podemos sair dela.

CAPÍTULO 3

Lacunas em nossas bases

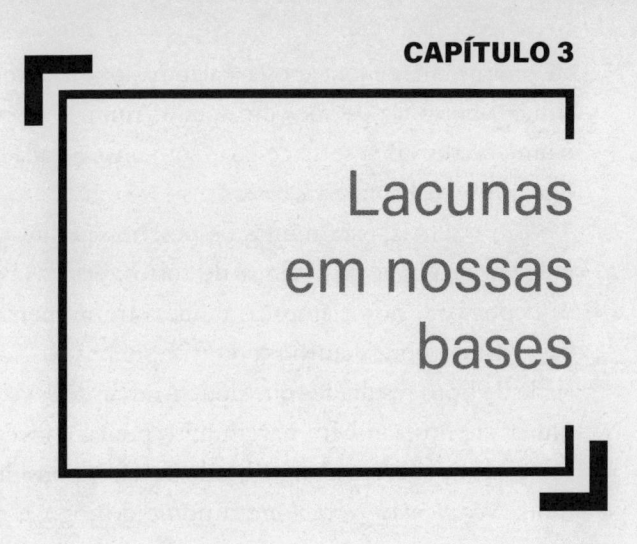

Lacunas em nosso conhecimento

A menos que sua educação sexual tenha sido surpreendentemente diferente da minha, é bem provável que suas principais características tenham sido algo do gênero: não engravide, não tenha uma IST*, e, na verdade, tente não fazer sexo, ok? Melhor ainda, se você estudou em uma escola muito religiosa, como

---

* IST é sigla para Infecções Sexualmente Transmissíveis. O termo anterior, DST, foi alterado em 2016 pelo Ministério da Saúde, que afirma: "A mudança da terminologia para Infecções Sexualmente Transmissíveis foi adotada porque a identificação do "D", de DST, era relacionada à doença, que provoca sintomas e sinais visíveis no organismo, já as infecções podem permanecer na condição assintomática, sem sintomas perceptíveis, por um período ou se manter assintomáticas durante toda a vida do portador". [N. E.]

eu, provavelmente foi exposta a algumas outras pérolas inúteis, como "aborto faz de você uma pessoa ruim" e "contracepção é um pecado". Boa sorte ao lidar com uma estrada direta para o prazer sexual com essas bases.

Em essência, para muitas de nós, nossa educação sexual precoce era uma miscelânea de sustos, pessoas apontando os dedos para nós e ameaças de desastre iminente. Não só havia muito pouca conversa positiva sobre sexo, sobre a miríade de bons resultados que podem advir do sexo, mas, para muitas de nós, também havia muito pouca conversa neutra sobre sexo, sobre ser algo bom, de fato, considerando-se tudo. *Negatividade sexual* era o nome do jogo, e esta mensagem pode ter sido amplificada pela ausência de conversas sobre o assunto em casa também. Nossos pais mudavam de canal na televisão ou faziam leves caretas, e não lançavam nem ao menos a mínima informação sobre sexo. Para muitas de nós, essa experiência inútil nos maculou, deixando cicatrizes em nossas vidas sexuais desde o início, visto que embarcamos em nossa jornada muito focadas em evitar tudo o que poderia dar errado, e sem o menor respeito pela forma como as coisas poderiam dar certo. Especialmente para meninas e mulheres, algumas das primeiras coisas que aprendemos sobre sexo foram que "é perigoso", que " não deveríamos estar fazendo isso", que "boas meninas não fazem sexo" e "você vai ter uma reputação ruim". Se você não se identificou como heterossexual quando adolescente ou jovem adulta, terá recebido o bônus adicional do "você e seus pensamentos sexuais não são normais".

A maneira como aprendemos as coisas em relação ao sexo molda nossa percepção sobre ele. Muitas mulheres ainda estão psicologicamente presas pela forma como o conceito de sexo lhes foi apresentado, como sendo algo vergonhoso, sujo e que não deve ser celebrado. Fomos programadas para prestar atenção em tudo o que pode sair errado durante o sexo, e não naquilo que pode dar certo. Havia um total desrespeito pelo nosso prazer, como um barômetro de como o sexo era bom; em vez disso, fomos encorajadas a procurar sinais de que "nada deu errado" e de que "eles acharam que eu me saí bem" como uma indicação de que aquilo se qualificava como "bom sexo". Você verá na segunda parte deste livro o quanto essa aprendizagem precoce se disseminou em toda a sociedade, em nossos relacionamentos e nas nossas cabeças, de modo a influenciar nossas vidas sexuais atualmente. Vou encorajá-la a se afastar desses conceitos, como uma parte essencial de conseguir o melhor em sua vida sexual.

Talvez você tenha tido uma experiência um pouco diferente disso, e em sua casa se falasse livre e tranquilamente sobre sexo. Possivelmente havia a celebração de corpos e seus pais ficaram felizes ao levá-la para comprar a pílula assim que você falou que era sexualmente ativa, não? Espero mesmo que tenha sido esse o caso. Pesquisas demonstraram que jovens mais "sexualmente competentes" tendem a ter experiências sexuais mais positivas e também a retardar sua primeira experiência sexual. Crucialmente, as primeiras experiências positivas em relação à educação sexual estão associadas a melhores vidas sexuais posteriormente.[1] "Competência sexual" é um termo apresentado pela primeira vez em um artigo de Kaye Wellings e sua equipe, em 2001, com o propósito de afastar-se da ideia de que a idade seja um marcador apropriado de prontidão para a primeira experiência sexual, dado que a idade é arbitrária (duas pessoas jovens de 16 anos de idade podem ser bem diferentes), e as definições sociais da idade são baseadas em opinião e sofreram mudanças com o passar do tempo.[2] Wellings e seus colegas propuseram que poderia ser útil afastar-se de definições e estudos de "sexo precoce" baseados apenas na idade e avançar para definições de tempos de estreia sexual que estivessem mais alinhados com conceitos holísticos de saúde sexual e bem-estar. Por esse motivo, eles definiram a "competência sexual" como a tomada autônoma de decisões de fazer sexo (ou seja, fazer sexo porque você quer, e não como resultado da pressão de colegas), em que haja consentimento mútuo, em que o momento pareça "certo" e com proteção adequada contra ISTs e gravidez indesejada.

Quão positiva foi sua educação sexual?

Agora sabemos que não devemos aspirar somente a mensagens neutras sobre sexo como sociedade e como pais ou cuidadores de jovens, mas, sim, buscar mensagens que sejam mais claramente positivas em relação ao sexo. É ótimo que não se tenha fortes reações negativas quando os jovens dizem que são sexualmente ativos, e ajudá-los a pensar em suas opções em relação à sua saúde sexual, que diabos!, é melhor do que a experiência sexual negativa que muitas de nós tivemos. Porém, é ainda melhor ter conversas francas e abertas sobre a celebração do prazer e do sexo, e como podemos lidar com nossos corpos e relacionamentos para obter o melhor deles. Imagine por um minuto como sua relação com o sexo agora poderia ter sido se você tivesse recebido uma introdução diferente em relação a ele quando criança/adolescente? E se lhe dissessem que a masturbação era o máximo, que sexo é algo maravilhoso quando parece a hora certa de fazê-lo, se lhe tivessem falado sobre o papel do clitóris em seu prazer, sobre a importância do respeito e do consentimento? E se o foco tivesse sido no fato de que você deve ansiar que sexo seja algo maravilhoso, em vez de perigoso ou moralmente errado?

Muitas de nós estamos trabalhando duro para reverter o dano que essa negatividade sexual causou em nossas vidas sexuais. Podemos optar por rejeitar essas ideias sexuais negativas como adultos e avançar para representações de nós mesmas como seres sexuais, não apenas com direito a um bom sexo, mas com a crença de que sexo é bom para nós e para nossas vidas. Talvez precisemos nos cercar de mensagens positivas sobre sexo para fazer isso, ou sermos capazes de notar os pensamentos e as reações sexuais negativos que se insinuam de forma automática, e optarmos por rejeitá-los. Porém, isso *é* possível e, mais adiante, vou lhe dizer como fazê-lo. Nós também temos uma grande oportunidade pela frente, pois muitas de nós somos mães, cuidadoras, membros importantes da família ou modelos para as jovens, e por isso temos a oportunidade de mudar essa situação para a próxima geração. Como aprendemos no último capítulo, os benefícios do bom sexo para as vidas das pessoas e a satisfação com seus relacionamentos são inquestionáveis, mas pode ser mais difícil de encontrar facilmente o bom sexo quando se tem uma base de negatividade sexual. Se você tem alguma influência ou contribuição para a educação sexual de uma criança ou jovem, peço que considere o impacto que o seguinte pode ter em suas vidas sexuais como adultos:

- Saber as palavras certas para seus órgãos genitais e dizê-las sem vergonha desde o mais cedo possível;
- Saber que (e como) seus corpos podem lhe proporcionar prazer e que isso é maravilhoso;
- Ter a sensação de que seu corpo lhe pertence e que podem fazer com ele o que desejarem, inclusive dizer não aos outros (ou seja, não ser forçada a dar um abraço no Tio João só porque ele quer);
- Entender que variedades na expressão sexual e de gênero é algo perfeitamente normal, e não presumir que sua identidade de gênero seja cis (alinhada com seu sexo atribuído no nascimento) ou que sua sexualidade seja "hétero";
- Saber o que é sexo, o que não é, e o que pode ser incrível nele (mas não sugerir que sexo tenha de ter a ver somente com amor ou compromisso);
- Compreender a diferença entre pornografia e sexo na vida real;

- Compreender as opções disponíveis para evitar a gravidez e as ISTs, mas também saber que, cuidando disso, sexo não é algo a ser temido.

É claro que é importante que seja dada uma boa educação sobre sexo e relacionamentos nas escolas, e fizemos grandes avanços em relação a isso no ano passado. Mas acredito firmemente que a responsabilidade seja dos pais e dos responsáveis pelos jovens também, e não apenas das escolas. Isso se dá porque a boa educação sexual é uma busca para toda a vida, e é ensinada tanto em termos de atitudes em relação ao corpo, gênero, consentimento e limites desde a primeira infância, quanto nas conversas sobre pornografia e contracepção posteriormente.

É melhor que essa abordagem seja feita de maneira holística, consistente e significativa por meio da formação de modelos e de conversas contínuas. Existem algumas redes sociais/sites excepcionais, como o feed do Instagram de "famílias sexualmente positivas", que fornecem orientações e recursos para ajudar pais e cuidadores que não tiveram esse tipo de educação, que se esforçam com dificuldade para saber o que é aceitável, como fazê-lo e o que abranger. Caso você deseje saber mais sobre isso, examine o assunto e pense no impacto que você poderia causar na satisfação com o sexo e com relacionamentos na vida futura de uma pessoa jovem ao estabelecer bases sólidas para a positividade sexual.

Anatomia e prazer

Para as mulheres (assim como para pessoas trans e não binárias com clitóris), o clitóris é realmente a fonte de nosso prazer sexual; ele contém estruturas e vias nervosas correspondentes às do pênis. Muitas vezes não estamos familiarizadas com essa parte da nossa anatomia, ou aprendemos sobre ela quando mais jovens e na escola, então pode ser um pouco surpreendente ficar sabendo que a ponta do clitóris (a glande, que é do tamanho de uma ervilha e que pode com frequência ser vista sob o prepúcio clitoriano) é apenas a ponta do iceberg em se tratando de suas funções e estrutura completas. Na verdade, o clitóris tem cerca de 9 cm de comprimento e 6 cm de largura sob a pele, e sua estrutura completa tem a seguinte aparência:

ESTRUTURA COMPLETA DO CLITÓRIS

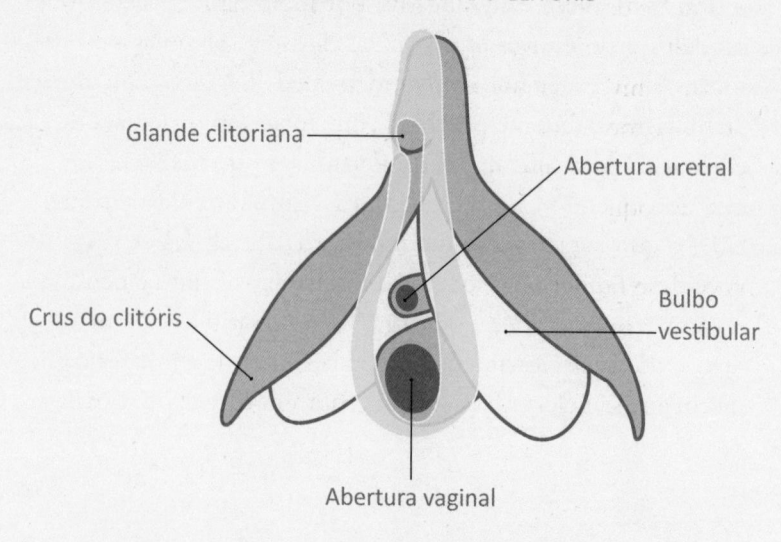

- Glande clitoriana
- Abertura uretral
- Crus do clitóris
- Bulbo vestibular
- Abertura vaginal

O clitóris é equivalente ao pênis em termos de estrutura e função de prazer, no sentido de que se enche de sangue quando excitado, além de ser uma fonte essencial de prazer sexual quando estimulado. Sua única função é proporcionar prazer.

Muitas pessoas acham chocante que a estrutura completa do clitóris só tenha sido descoberta e divulgada supostamente em 2005, depois que já tínhamos descoberto medicamentos para o HIV que salvavam vidas e havíamos identificado e mapeado todos os genes do genoma humano, mas a verdadeira decepção é que a estrutura completa do clitóris foi de fato descoberta pela primeira vez em 1844, pelo anatomista alemão Georg Ludwig Kobel; só que a comunidade científica decidiu não incluir esse descobrimento na maioria dos diagramas anatômicos, em textos de anatomia ou em modelos da pelve feminina pelo século e meio seguinte. Mark Bletchner escreveu um ótimo artigo sobre isso e sobre como é possível que o clitóris tenha sido descoberto repetidamente e depois esquecido de novo ao longo de mais de um século.[3] Ele também menciona o fato de que talvez não seja coincidência que a maioria dos anatomistas seja homem, um ponto que corresponde à nossa discussão, no capítulo 1, sobre o viés masculino na ciência sexual.

No entanto, a estrutura completa do clitóris ressurgiu novamente em 2005, depois que a cirurgiã Helen O'Connell e sua equipe apresentaram uma ressonância magnética dele,[4] que vem recebendo mais atenção desde então, com pessoas produzindo modelos 3D, joias, arte, animações e fantasias (brilhante!) dele, mas ainda continua sendo uma surpresa para muitas mulheres e seus parceiros. Devido ao poder de causar prazer que o clitóris tem, é absurdo que ele seja tantas vezes deixado de fora das discussões sobre a anatomia genital das mulheres em favor de outras partes de nossa anatomia, como a vagina, o útero e os ovários. Conversas sobre a anatomia sexual feminina privilegiam essencialmente as partes que podem tornar a mulher útil para outra pessoa e aquelas que são problematizadas. Os fundamentos do nosso conhecimento estão todos errados.

Talvez, se falássemos mais sobre a masturbação, poderíamos nos sentir mais confiantes na compreensão do clitóris em toda sua glória e do papel essencial que ele deve desempenhar no sexo se quisermos sentir prazer, não? Por exemplo, sabemos que a maioria das mulheres que se masturbam o faz estimulando o clitóris (com os dedos, brinquedos sexuais, um objeto), e que este é o caminho mais confiável para que a maioria chegue ao orgasmo, pois estimula diretamente a glande do clitóris, assim como as outras estruturas internas que se encontram atrás dele. Também é comum que uma proporção menor de mulheres use a penetração vaginal como um complemento, para desfrutar de uma sensação diferente, e, considerando-se que os bulbos e as pernas (chamados crus) do clitóris encontram-se de cada um dos lados das paredes vaginais, essa sensação também estimula o clitóris, embora menos diretamente. É incomum que as mulheres usem a penetração como único ato de masturbação, sem estimulação clitoriana adicional (isso acontece, mas com menos de 5% das mulheres[5]). As estatísticas sobre o que as mulheres fazem em termos sexuais quando deixadas por conta própria falam muito sobre aquilo de que os seus corpos precisam e ao que respondem.

A lacuna do orgasmo

Em nenhum lugar, as lacunas nas bases da desigualdade de gênero e seu impacto nas vidas sexuais das mulheres são mais evidentes do que na lacuna do orgasmo entre homens e mulheres quando fazem sexo juntos. Se você ainda não ouviu falar da lacuna do orgasmo, ela é basicamente o equivalente sexual à diferença em termos de salário na TV entre mulheres e homens no mesmo programa. A lacuna do orgasmo torna as desfavorecidas vidas sexuais de mulheres heterossexuais uma questão feminista. Faz referência a várias pesquisas essenciais publicadas nas últimas duas décadas, que nos revelam o seguinte:

- Apesar do que fomos levadas a acreditar, os corpos das mulheres *não* são "mais complicados" do que os dos homens. Mulheres e homens podem atingir o orgasmo aproximadamente na mesma proporção a partir da masturbação (mais de 95% dos homens e das mulheres podem atingir o orgasmo dessa maneira em apenas alguns minutos[6]);
- Quando mulheres e homens fazem sexo uns com os outros, a proporção de homens que geralmente ou sempre chegam ao orgasmo permanece em 95%, e, para as mulheres, essa porcentagem cai para 65%,[7] com taxas muito

mais baixas relatadas por mulheres em relação ao sexo casual (com apenas um número deprimente de 18% das mulheres de modo geral ou que com frequência chegam ao orgasmo durante o sexo casual[8]);

- Mulheres que fazem sexo com outras mulheres não veem uma queda tão significativa nos orgasmos quando fazem sexo entre si (taxas de orgasmo de 85%);
- As taxas de frequência em que as mulheres têm orgasmos sozinhas ou com outras mulheres nos revelam que as mulheres têm uma capacidade orgástica semelhante à dos homens;
- Disso, podemos deduzir que a sexualidade, a capacidade de sentir prazer ou a anatomia das mulheres não é responsável pelo fato de que elas chegam menos ao orgasmo do que os homens quando mulheres e homens fazem sexo juntos, mas, sim, a forma como o sexo acontece e a priorização de quem deverá sentir prazer.

Para compreendermos a lacuna do orgasmo, precisamos entender quais tipos de sexo estão mais associados ao prazer sexual e ao orgasmo para as mulheres e como se encaixam nos tipos de sexo que as mulheres heterossexuais geralmente fazem.

Mencionei que a atividade sexual número um para atingir o orgasmo é a masturbação. Embora uma pequena proporção de mulheres tenha dificuldades para chegar ao orgasmo sozinha, a maioria delas chega ao orgasmo com a masturbação, mesmo que isso não aconteça com outros tipos de sexo. Após a masturbação, a segunda atividade sexual para se chegar ao orgasmo[9] é ter um parceiro ou uma parceira usando as mãos para estimular o clitóris, a terceira é recebendo sexo oral e, por último (rufar de tambores muito fraco), sexo vaginal com penetração.[10]

É interessante que, para os homens heterossexuais, as atividades que resultam em orgasmo "geralmente ou sempre" seguem uma ordem diferente. Sexo com penetração está no topo da lista, junto com a masturbação e, em média, os homens preferem sexo com penetração a qualquer outro ato sexual, como receber sexo oral ou estimulação manual de uma parceira.[11] Apesar dessa diferença de gênero no prazer resultante de sexo com penetração, essa forma de atividade sexual aparece muito mais nos roteiros sexuais do sexo heterossexual do que nas experiências do mesmo sexo,[12] acontecendo com muito mais frequência quando homens e mulheres fazem sexo juntos. Uma das principais diferenças nas vidas sexuais das mulheres que fazem sexo com mulheres é que elas geralmente relatam uma maior variedade e frequência de atos sexuais, como receber sexo oral e estimulação clitoriana, junto com sexo com penetração. Isso se reflete em mais orgasmos (bem como em uma maior satisfação sexual de modo geral) em comparação com as mulheres que fazem sexo com homens. Mulheres que fazem sexo juntas também têm três vezes mais chances de chegar ao orgasmo com uma parceira do que mulheres heterossexuais com um parceiro, junto com uma maior frequência de orgasmos múltiplos.[13]

A queda na frequência de orgasmos das mulheres quando fazem sexo com homens resulta do tipo de sexo que homens e mulheres fazem juntos de forma mais frequente, e não da capacidade das mulheres de atingirem o orgasmo, porém, o mais desanimador nisso é que sabemos que mulheres que têm menos orgasmos tendem a culpar a si mesmas por não chegarem ao orgasmo, e não a fatores externos, como os tipos de sexo que praticam ou as influências sociais.[14] Mas por quê? Bem, é por causa da influência da sociedade sobre o que acreditamos ser "normal" e como isso se desenrola nos roteiros sexuais que achamos que devemos representar.

"Roteiros sexuais" são normas pré-concebidas e ditadas pela sociedade sobre como devemos nos comportar durante o sexo e que, entre outras ideias inúteis, nos levam a acreditar que os orgasmos das mulheres são elusivos e não se deve esperar que os tenham, que o prazer sexual dos homens é mais importante (especialmente quando se trata de sexo casual), e que o tipo de sexo "de verdade" é a penetração vaginal (adequando-se à anatomia masculina e a sua rota mais confiável para o orgasmo, não às mulheres).

Embora seja certamente verdade que nem todas as pessoas saibam da importância do clitóris para o prazer sexual feminino, ou que desconheçam o quão raros são os orgasmos apenas com penetração vaginal para as mulheres, quando elas, de fato, sabem disso, há uma associação com taxas mais altas de orgasmos vindos da masturbação, mas isso ainda não se transpõe para o sexo com um parceiro.[15] Portanto, a lacuna do orgasmo é mais do que a falta de conhecimento sobre do que as mulheres gostam em termos sexuais; há toda uma série de outras pressões, para que não sejamos "muito assertivas", para que não coloquemos nosso prazer em primeiro lugar se isso for impactar o prazer de outra pessoa, para não irmos contra aquilo que achamos ser esperado de nós em termos sexuais. Nós vamos revisar os roteiros sexuais e suas influências sobre nós no capítulo 4, mas a aceitação da lacuna do orgasmo e de que o prazer dos homens tem precedência no sexo heterossexual é certamente um indicador claro do patriarcado em ação.

Todavia, também é importante dizer que, se removermos a desigualdade de gênero em que as mulheres não chegam ao orgasmo na mesma proporção que os homens, os orgasmos não são o princípio e o fim de tudo no bom sexo. Há muitas outras recompensas emocionais, relacionais e físicas que o sexo pode trazer e que deveríamos almejar como parte de nossas experiências sexuais. Ainda assim, as pesquisas nos dizem que as mulheres relatam mais satisfação com suas vidas sexuais e com seus relacionamentos de forma mais geral quando têm mais orgasmos,[16] portanto, embora não devamos vê-los como o único objetivo do sexo, certamente não devemos desprezar seu papel na satisfação de modo geral – especialmente quando há uma lacuna considerável entre homens e mulheres e o impacto que o prazer sexual tem sobre o desejo.

"Mude a mim, não minha vida sexual"

Em meu trabalho clínico, muitas vezes mulheres vêm se consultar comigo por estarem preocupadas com o fato de não conseguirem ter orgasmos. Quando começamos a conversar e eu obtenho mais informações delas, não é incomum descobrir que na verdade elas têm orgasmos, mas não por sexo vaginal com penetração. Elas explicam que conseguem chegar ao orgasmo pela masturbação e/ou por receberem sexo oral de um parceiro, por exemplo, mas que isso não parece bom o bastante para elas ou para seu parceiro. Às vezes, de início elas ficam chocadas, depois, geralmente ficam tranquilizadas ao saberem que isso é normal para as mulheres e que a maioria delas não consegue chegar ao orgasmo com a penetração vaginal. Na verdade, a maioria das mulheres não consegue chegar ao orgasmo sem que também haja algum estímulo do clitóris, seja de forma direta ou indireta.[17]

É com frequência que as mulheres aceitam esse fato, mas depois me perguntam como posso ajudá-las a mudar isso para que possam começar a ter orgasmos com o sexo vaginal. Explico a elas que esperar que uma mulher chegue ao orgasmo sem estimulação do clitóris é equivalente a esperar que um homem chegue ao orgasmo com sexo que não inclua o toque ou estímulo de seu pênis. Às vezes pergunto a elas o quanto acham que maioria dos homens estariam abertos a essa ideia. Pode ser que, nesse ponto, elas riam um pouco do ridículo do questionamento, porém, sob isso se encontra um ponto político importante sobre o prazer sexual das mulheres. Como sociedade, ainda não consideramos o prazer sexual das mulheres tão digno quanto o dos homens. Ficamos felizes em alcançar esse prazer, mas apenas se o caminho para ele não perturbar a experiência de outra pessoa (sendo "outra pessoa" geralmente um homem, já que, pela minha experiência, as mulheres que fazem sexo com mulheres não se focam tanto nessa ideia de ter que mudar seus corpos para criar orgasmos vaginais). Em 2020, as mulheres ainda procuram pessoas como eu para encontrar uma maneira de contornar suas próprias necessidades anatômicas de modo a priorizar os homens.

As Olimpíadas do Orgasmo

Sendo uma psicóloga que trabalha com as pessoas para ajudá-las a conseguir ter a vida sexual que desejam, não tenho total desinteresse no foco da mídia atual de se esforçar para chegar a um Santo Graal do prazer feminino quase como que "ticando" todos os itens em uma lista previamente estabelecida, tal como se vê em artigos como "Os 14 tipos diferentes de orgasmo" ou "A busca pela ejaculação feminina". Sexo não é uma competição em que seu corpo precisa ser treinado para fazer cada vez mais. Prazer é prazer, orgasmos são orgasmos, e quem se importa como cada uma de nós chegará *lá*, contanto que tenhamos o conhecimento sobre nós mesmas para *lá* chegar? Quando se trata de satisfação sexual, a pressão sobre ter que gozar de maneiras diferentes ou aprender a desfrutar do estímulo do "ponto

G" está perdendo completamente o foco. Sim, explore seu corpo como quiser e aprenda coisas novas sobre você enquanto faz isso, o que certamente é importante. Mas o bom sexo é muito mais que uma técnica, é muito mais que um ato físico. Por esse motivo, você não verá guias de "como fazer" sexo neste livro, pois dicas, truques e técnicas estimulantes não lidam com o que realmente importa: como você se relaciona com seu corpo, com seu gênero, com seu relacionamento e consigo mesma em termos sexuais, e como isso ajuda ou atrapalha a maneira como o sexo se revela para você. São essas as coisas que fazem o sexo valer a pena e que tornam duradouros o desejo e a satisfação sexuais.

Lacunas em nossa linguagem/nosso idioma

O outro problema que temos com as bases de nossa compreensão sexual é a inexatidão da linguagem que usamos para descrever os órgãos genitais das mulheres. Não fomos criadas apenas com grandes lacunas em nosso vocabulário em relação aos órgãos genitais, mas também com a ausência de consciência de que algumas partes de nossos corpos existem ou para que existem. Uma campanha recente da Eve Appeal, como parte de seu Mês de Consciência do Câncer Ginecológico, revelou que 44% das mulheres não conseguiam identificar sua vagina em um diagrama anatômico e 60% não conseguiam identificar uma vulva. Meu palpite é que essa porcentagem é significativamente maior quando se trata da anatomia completa do clitóris.

Estamos usando há décadas a palavra "vagina" quando, na verdade, queremos dizer "vulva", colocando as partes importantes da anatomia sexual feminina em lugares completamente errados. O uso generalizado da palavra vagina sugere que, para as mulheres, sexo tem tudo a ver com ela (a vagina é o canal que leva até o colo do útero), um uso impreciso da linguagem que reforçou ideias errôneas sobre o que as mulheres preferem em termos sexuais.

Sinto intensamente que haveria uma grande mudança na satisfação sexual se pudéssemos simplesmente entender direito isso. O conhecimento é uma base crucial para nossa jornada de aprendizagem sobre a satisfação sexual e nos ajuda a lidar com isso criando uma base com uma outra pessoa, na qual a satisfação sexual possa prosperar.

O que é sexo?

Uma lacuna importante nas bases de nosso conhecimento sobre sexo é o que realmente vemos como sendo sexo, para começo de conversa. Meu palpite é que, se perguntássemos a cem pessoas na rua o que é "sexo", elas o descreveriam como um ato físico. É claro que sexo é físico, pois com frequência (mas nem sempre!) tem a ver com algo que estamos *fazendo* com nossos corpos e as sensações que isso produz. É com menos frequência que as pessoas pensam em sexo como algo psicológico, ou seja, que tem a ver com o que está acontecendo em nossas mentes, ou como algo relacional – a forma como estamos nos conectando com outra pessoa. Imagino que seja ainda mais rara a quantidade, dentre essas cem pessoas, de quem acharia que sexo é algo que fazemos e que representa a sociedade/cultura. A verdade é que sexo é tudo isso. O sexo é amplamente conhecido na ciência sexual como um fenômeno biopsicossocial, o que significa que você não pode separar o que se passa em seu corpo do que se passa em sua cabeça ou do relacionamento entre você, outras pessoas e a sociedade. A consequência crucial disso em relação a ter uma vida sexual "boa" a longo prazo, especialmente quando se trata de manter o desejo, é que cada um desses aspectos é essencial no conjunto. Eis um outro motivo pelo qual aprender a "chegar ao orgasmo com um simples toque" não salvará sua vida sexual nem impedirá que seu desejo diminua.

Entendendo o que torna o sexo bom para nós

Parte de se conhecer sexualmente e obter o máximo de suas experiências sexuais é entender o que chamo de suas "condições para se fazer bom sexo". Você pode pensar nessas condições como um triângulo inter-relacionado, cujos três pontos, todos eles, são cruciais para sua experiência sexual.

Os três pontos deste triângulo são:

> **Despertar psicológico** – refere-se a quanto do que está acontecendo envolve experiências ou contextos que você considera eróticos, e o quanto a conexão

que você tem com aquela pessoa também atende a essas necessidades. Envolve coisas como o ambiente, confiança, segurança, amor, jogo de poder, o quanto você acha excitantes diferentes atos sexuais, estímulos visuais, a dinâmica ou conexão entre você e seu parceiro ou sua parceira, conversa, atração, paixão, brinquedos, sensualidade, proximidade, contato visual, o papel que você desempenha e muito mais. Pode-se pensar nessa parte do triângulo como o quão próxima essa situação sexual corresponde ao tipo de situação sexual que você criaria em uma fantasia, por exemplo, ou que lhe traria o máximo de excitação.

Toque físico – refere-se ao quão perto está o estímulo físico daquele que faz seu corpo se sentir bem. Pode ser qualquer coisa, desde o tipo de beijo de que você gosta até se você gosta de penetração ou não (e se gosta, onde), a pressão do toque do jeito como você gosta em sua pele, assim como a velocidade e o lugar do toque em seus órgãos genitais. Pode girar em torno de restrições, tecidos, a sensação dos pelos do corpo, a sensação do corpo de alguém. Aqui temos um pouco de sobreposição com o psicológico, já que uma posição sexual de que você gosta pode tanto ter a ver com o toque físico em si (você sente mais prazer nessa posição devido ao contato entre seus corpos) como também pode ser psicologicamente excitante (quando você acha essa posição picante).

O quão presente você está – refere-se ao quanto você está "envolvida no momento", versus estar distante, envolvida com seus próprios pensamentos ou

> com distrações. Isso pode variar, desde se sentir preocupada, constrangida e ansiosa, até ficar distraída por algo inócuo em segundo plano. Há uma linha aqui em que estar totalmente no momento ou completamente presente fica em uma das pontas, e estar totalmente distraída pelo que está acontecendo em sua mente, na outra. A verdade é que podemos estar em algum lugar entre esses dois pontos, mas quanto mais perto estivermos da presença, melhor.

Em um artigo de 2007 que investiga os principais componentes de ótimo sexo, Klienplatz e Menard afirmam que "essa qualidade de estar inteiramente vivo em seus corpos sem nenhuma interferência mental era a marca registrada do ótimo sexo". Os participantes do estudo descreveram estar presentes como "Alcançando o ponto em que a excitação supera o pensamento" e "Eu paro de fazer comentários na minha cabeça... Eu não tenho que pensar em onde devo colocar a mão, ela simplesmente vai até lá."[18] É claro que o oposto disso são comentários constantes em sua mente durante o encontro que vão desde "Ah, não, ele vai ver que eu não depilei as pernas!", passa por "Eu acho que nunca vou chegar ao orgasmo... devo dizer isso a ele?", e chega em "Será que isso que eu estou ouvindo é o gato da vizinha aí do lado?".

Nós queremos que cada um desses três fatores esteja o mais próximo possível de nossas condições ideais, portanto: erotismo máximo por meio de altos níveis de excitação psicológica, o toque físico mais prazeroso com base naquilo de que gostamos, e estarmos o mais presente possível. O conteúdo de cada um desses três aspectos será diferente para todas nós, e por isso é impossível ser "bom" no sexo, já que você nunca pode, de fato, saber quais serão as condições de outra pessoa sem perguntar ou sem que lhe digam. Neste caso, você pode ser boa em falar sobre sexo ou responder a comentários – ambas são excelentes habilidades em relação ao sexo, como veremos mais adiante –, mas a frase "bom/boa de cama" é um termo social que implica que existe uma maneira "certa" de se fazer sexo que funciona para a maioria das pessoas, e isso simplesmente não é o caso.

Se nos sentirmos realmente excitadas (alta excitação psicológica), se estivermos recebendo um toque físico prazeroso e tivermos um baixo nível de distração ou preocupação, atenderemos às nossas "condições para se fazer bom sexo" e é mais provável que ele seja prazeroso para nós. É claro que nossas "condições para fazer bom sexo" não existem de forma isolada, além de haver também contextos externos que causam impactos nessas condições, como entender a que necessidades o sexo está atendendo em determinado momento, negociar e comunicar o que desejamos com um outro alguém, e o quanto nossas condições são aceitas ou desaprovadas pela sociedade. Todos esses outros aspectos serão explorados mais adiante neste livro. No entanto, sem saber quais são essas condições primárias para cada uma de nós para começo de conversa, estamos partindo de uma enorme desvantagem em se tratando de negociar bom sexo com outras pessoas.

"Condições para fazer um bom sexo" e manutenção do desejo

Mais adiante neste livro, você ficará sabendo sobre os processos que nos fazem querer repetir comportamentos que trouxeram recompensas e o quão relevante isso é para o desejo. Você também ficará sabendo dos mais recentes desdobramentos na ciência sexual que mantêm a satisfação e o desejo sexual vivos no decorrer de sua vida. Um aspecto importante do entendimento de sua própria sexualidade é reconhecer que "sexo" não é apenas uma coisa, mas, sim, que reconhecer os tipos de sexo, a forma como você faz sexo, o prazer que dele você obtém, e como sexo faz com que você se sinta são fatores cruciais na satisfação e no desejo sexual. "Sexo" pode significar diferentes experiências de um dia para o outro, de um ano para o outro, de um relacionamento para o outro, e é importante entender que tipos de "sexo" são bons para você e em que contextos. Você pode ver isso como uma análise interna da sua própria sexualidade antes que possamos considerar como sua sexualidade se encaixa na de uma outra pessoa, pois é essencial ter uma compreensão clara de como sua própria sexualidade funciona antes que se possa esperar que se encaixe de maneira ideal com a de outro alguém.

Frequentemente uso esse triângulo de "boas condições para se fazer bom sexo" como um ponto de partida na terapia, para ajudar as pessoas a terem um entendimento básico de quais elementos de suas vidas sexuais precisam de mais cuidados. Passamos um tempinho analisando cada um dos três aspectos, anotando as condições que a pessoa sente que lhe são importantes em termos de excitação psicológica e toque físico, e classificando-os de acordo com o quanto se aproximam de em que ponto elas gostariam de estar em seus mais recentes encontros sexuais. Então nós passamos um tempinho considerando indicadores de que elas estejam vivenciando o momento, como, por exemplo, uma sensação de transcendência, ou que estejam completamente absortas na sensação ou no corpo de um parceiro e mais nada, ou falamos sobre os tipos de pensamentos ou distrações pelos quais elas se sentem incomodadas.

Em seguida, passamos a compreender as formas como os elementos do triângulo causam impactos uns nos outros, e você ficará sabendo exatamente como se dão esses processos mais adiante neste livro. Por exemplo, a distração reduz nossa capacidade de vivenciar a sensação sexual. Estar mais excitada torna mais provável que estejamos absortas no momento.

Altos níveis de excitação psicológica são ótimos, mas não se o toque for desagradável, pois, se este for o caso, esses níveis diminuirão. Altos níveis de excitação psicológica e nosso toque físico predileto não terão impacto se tudo em que conseguirmos nos focar for na aparência de nossas coxas ou se ficarmos pensando se a outra pessoa está ou não pensando em sua ou seu ex.

CONDIÇÕES PARA SE FAZER BOM SEXO

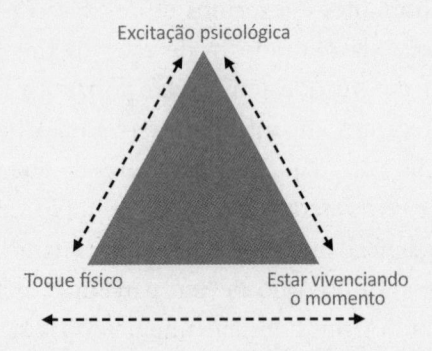

```
            Excitação psicológica
                    /\
                   /  \
                  /    \
                 /      \
                /        \
         Toque físico    Estar vivenciando
                          o momento
```

Eu poderia usar o triângulo das "condições" para ajudar as pessoas a refletirem sobre suas vidas sexuais e compreenderem-nas atualmente. Às vezes ficamos sabendo que suas necessidades físicas não estão sendo atendidas, pois seus parceiros não sabem do que elas gostam (ou sabem, mas simplesmente não o fazem). Às vezes não se sentem seguras para se soltarem com a pessoa com quem estão.

Em certas ocasiões, o ambiente em que mais fazem sexo é profundamente antierótico ou distrativo. Muitas vezes, elas estão com a cabeça em outro lugar e, sem o envolvimento de nossos cérebros, pode parecer que estamos apenas realizando os movimentos. Fazer o mapeamento desse triângulo de "condições" uma vez quanto ao parceiro sexual e outra quanto à masturbação também pode ser uma experiência que abrirá seus olhos, visto que fica aparente que é possível que sentir dificuldade em vivenciar o momento ou fazer com que o toque funcione melhor pode acontecer com parceiros apenas, o que pode se dar, por exemplo, porque fazer sexo com uma outra pessoa é uma atividade cheia de pensamentos distrativos relacionados às possibilidades de sermos julgadas. Ou talvez a excitação psicológica fique em seu auge com um parceiro em comparação com a masturbação, pois você sente dificuldade em gerar fantasias sozinha e sente que precisa da presença de um outro alguém para ficar excitada, não seria esse o caso?

Não há certo ou errado em relação às preferências das pessoas, e são válidas todas as preferências e expressões sexuais (consensuais). Além disso, esse triângulo de "condições para se fazer bom sexo" deve ser visto como um instantâneo no tempo, em vez de ser considerado um modelo para toda a vida, já que nossas preferências sexuais, nossos desejos, nossas necessidades e nossa confiança vivem em um fluxo constante. Por esse motivo, caso você queira tentar fazer um mapeamento como esse em relação a si mesma, sugiro que repita o exercício periodicamente, pois tanto suas necessidades quanto seus desejos mudarão. Você pode usá-lo para refletir sobre quantas vezes suas condições para fazer bom sexo são atendidas, tanto quando estiver sozinha (sexo solo) como quando estiver com um parceiro. No final deste capítulo, você encontrará um guia para começar a fazer esse mapeamento sozinha.

CONDIÇÕES DE LUCY PARA FAZER BOM SEXO COM UM PARCEIRO

Toque físico – gosta de beijar, de começar sensualmente e passar para beijos profundos, apaixonados, gosta de toques suaves no corpo, nada de apertos ou agarrões, gosta de toque indireto no clitóris, através de sua calcinha ou pressão no monte púbico, não gosta de toque direto, especialmente se o clitóris estiver exposto. Gosta de estar por cima do parceiro, devido ao estímulo do clitóris que a posição oferece.

Excitação psicológica – gosta de sexo casual, em que ela começa a explorar novos corpos e ser completamente ela mesma com alguém que não a conhece, gosta da novidade de um novo parceiro e prefere sexo em situações nas quais houver, de alguma forma, o envolvimento de jogos de poder. Acha excitante olhar para tórax/ombros, gosta de sexo em ambientes luxuosos, gosta de risco, adora ver o desejo nos rostos dos parceiros, gosta de falar sobre o que está acontecendo ou do que eles curtem enquanto fazem sexo, gosta de sexo que a faz se sentir "livre" para pedir o que quiser, gosta de se sentir no controle.

Estar presente – na maior parte do tempo, sente-se completamente absorta no momento, mas às vezes se vê distraída por pensamentos sobre o ambiente, sobre o quanto eles estão envolvidos no sexo, sobre a aparência de sua barriga e se o que está fazendo é o que a outra pessoa quer.

Aprender sobre sexo, em termos das mensagens sexuais positivas, neutras ou negativas que recebemos, bem como nossos entendimentos sobre nossa própria anatomia e respostas sexuais são fundamentos cruciais para uma vida plena de satisfação sexual. Além disso, para muitas de nós, há um vão em nosso conhecimento sobre anatomia, prazer e outros fatores que definem e fazem com que sexo pareça bom para nós. Essa lacuna no conhecimento é perpetuada pela desigualdade de gênero, e é demonstrada pela forma como as mulheres que fazem sexo com homens muitas vezes desfrutam de menos prazer com orgasmos no sexo do que qualquer outra pessoa. Ter uma forte compreensão dos aspectos psicológicos e físicos do que faz o sexo ser bom para nós e poder vivenciar o momento durante o sexo são os pontos de partida para se fazer bom sexo com outra pessoa. Essas condições para fazer bom sexo refletem o fato de que o sexo não é apenas uma experiência física que fazemos com nossos corpos, e sim que todas nós temos preferências individuais (e mutáveis). Tornar-se mais consciente disso é um importante precursor para poder influenciar o sexo que estamos fazendo de forma a criar experiências e satisfação significativas. Para muitas de nós, há uma lacuna que surgiu entre o ponto de partida neutro ou positivo em termos sexuais de que precisamos para entrar em uma experiência sexual, e a realidade de nossos sentimentos em relação ao sexo. A primeira parte da jornada é fechar esse vão por meio do preenchimento dessas bases.

Exercício:

Reflexão – Entendendo seu próprio triângulo de "condições para se fazer bom sexo"

Desenhe um triângulo em um grande pedaço de papel e escreva em cada ponta os três cabeçalhos: "excitação psicológica", "toque físico" e "estar presente". Pense nas três melhores e nas três piores experiências sexuais que já teve com outra pessoa, e tente se lembrar de tudo em relação a essas experiências que para você as tornaram ótimas (ou não), a fim de ajudá-la a preencher cada seção.

Depois de ter feito isso, adicione ao triângulo qualquer coisa que você não tenha experimentado na vida real, mas sente que gostaria de fazer, assim como qualquer coisa que funcione para você durante a masturbação, mas não com um parceiro.

Tente certificar-se de ter um bom número de pontos embaixo de cada item. A seguir, temos uma série de ideias prontas que podem ajudá-la, apesar de haver tanta variação no que diz respeito às "condições para se fazer bom sexo", de modo que você não deve se sentir limitada por esta lista quando for fazer a sua.

- Sentir-se sincronizada com a outra pessoa;
- Ser capaz de pedir o que quiser;
- Tensão/acúmulo/carga erótica/suspense;
- Fazer/ouvir barulho;
- Fala sexual;
- Sinais visuais, por exemplo, ver quadris indo para a frente e para trás, ver bíceps se movendo ritmicamente, ver umidade, ver partes atrativas do corpo;
- Contato visual;
- Fatores ambientais: iluminação, música, arredores, texturas;
- Confiança corporal;
- Intimidade;
- Fazer sexo com mais de uma pessoa;
- Brincar com poder;
- Brincar com controle ou dor;
- Morder;
- Forçar limites;
- Tipos de toque: gentil, firme, aperto, tapa, carícia;

- Tipos de beijos e lugares onde você gosta de ser beijada;
- Assumir/ceder o controle;
- Posições (não apenas posições sexuais – posições em que você gosta de ser beijada, por exemplo);
- Atos sexuais (fazer ou receber sexo oral, dedos dentro da vagina/do ânus, beijo grego, sexo vaginal/anal com penetração, esfregar bem os corpos um no outro etc.);
- Como você gosta de se ver/sentir-se durante o sexo;
- Como você gosta de experimentar a outra pessoa e o que ela sente durante o sexo;
- Atração em relação à pessoa;
- Sexo animalesco/apaixonado;
- Sentir-se livre/viva/espiritual.

Colocando o exercício em prática – compartilhando-o com um parceiro

Se você conseguiu completar essa tarefa em relação a si mesma e estiver em um relacionamento, um ótimo próximo passo é poder compartilhá-la com um parceiro. Em um mundo ideal, você faria com que ele lesse esta seção do livro e completasse o triângulo de "condições para se fazer um bom sexo" em relação a ele também. Então, quando tiver tempo e energia para se sentar com ele e discutir esses pontos, faça isso, usando os princípios de:

- Ouvir bem e fazer perguntas de sondagem, ou seja, "O que você quer dizer com isso?".
- Não ridicularizar ou julgar as condições uns dos outros;

- Tentar não ficar na defensiva nem entrar em uma discussão;
- Tomar cuidado com as palavras que usa para discutir o assunto: vá com cautela.

Depois de compará-los (e lembre-se de que eles são instantâneos no tempo, e não mapas definitivos de suas sexualidades ao longo da vida), discuta o seguinte:

1. Existe algo no triângulo de "condições" do seu parceiro de que você não tinha conhecimento antes? Pergunte mais sobre isso a ele. É algo com o que você poderia concordar em experimentar/desenvolver?
2. Em relação às coisas de que você já sabia, com que frequência elas aparecem na sua vida sexual? Se são pouco frequentes, o que as impede de acontecer?
3. Haverá diferenças entre o triângulo das suas "condições" e o de seu parceiro, e isso é normal e não é sinal de incompatibilidade sexual. Haverá alguns pontos em que não dará para fazer concessões, que nenhum de vocês sente que quer incorporar, e não há problema nisso. Mas existe alguma coisa que, com alguma modificação, você estaria preparada para analisar mais a fundo? Por exemplo, você pode não gostar de beijo com língua, mas é possível que seu parceiro goste. Tente perguntar do que ele gosta em relação a isso. Talvez porque esse tipo de contato físico representa *paixão* para ele? Se for esse o caso, existe algum outro tipo de beijo, como beijos mais intensos ou profundos, que funcionaria? Ou você pode

decidir que, embora não curta beijo de língua, ficaria feliz de fazer isso de vez em quando, especialmente se for muito importante para ele? Mais adiante neste livro, vou introduzir a você o conceito de "cessão sexual", revelando qual o impacto que ser generosa dessa forma causa na satisfação sexual a longo prazo.

Parte dois

A verdade sobre sexo e desejo

CAPÍTULO 4

Sexo em nossa sociedade

Eu mencionei no último capítulo que, com frequência, quando pensamos em sexo, pensamos nele como um fenômeno biológico ou, talvez, relacional – que sexo acontece *em nossos corpos* e/ou *entre nós e outras pessoas*. Na minha experiência de conversar com milhares de pessoas sobre suas vidas sexuais e sobre o que está funcionando ou não para elas, percebo que é muito mais difícil reconhecermos o impacto da família, da cultura, da sociedade e da linguagem em nossas vidas sexuais. O impacto desses fatores é quase tão grande que não conseguimos bem os enxergar, e então fica difícil identificar o peso que carregam.

Vamos analisar o caso de Cara, por exemplo. Cara veio se consultar comigo e descreveu algumas experiências sexuais insatisfatórias, bem como um histórico de sexo doloroso, dificuldade com orgasmos e uma experiência de pegar ou largar em relação ao sexo, que não estava sendo muito prazerosa em termos de desejo. Ela era uma mulher heterossexual branca de vinte e poucos anos, nascida no Reino Unido, e começou a fazer sexo na universidade, a princípio adiando a atividade de sexo com penetração, pois ela achava que isso era o certo para ela, de modo a preservar sua virgindade. Tudo isso estava ligado ao fato de que ela havia crescido em uma família na qual não se falava sobre sexo nem se dizia o nome de partes sexuais que causavam prazer, como, por exemplo, o clitóris. Quando se fazia, de *fato*, referência a sexo, as mensagens nas entrelinhas eram de que "boas meninas não fazem sexo" ou que deveriam ter medo de fazê-lo, visto que "tanta coisa pode dar errado".

Para retardar a perda de sua virgindade, Cara sentiu que precisava evitar todos os encontros sexuais com homens, pois ela me disse que "é injusto iludi-los", que "eles se empolgam" e que "não é certo esperar fazer algumas coisas, mas não sexo com penetração". Por causa disso, e também de sua visão negativa da masturbação, ela embarcou em sua primeira experiência sexual, aos 20 anos, armada com muito pouco conhecimento de sua própria anatomia e de suas necessidades sexuais, e uma sensação de que "cederia" sua virgindade em um ato sexual que ela achava que já deveria ter acontecido fazia tempo, e que era tudo de que os homens precisavam. Cara descreveu que achava que suas experiências sexuais até hoje não eram excitantes, eram desconfortáveis e que às vezes queria que seus parceiros parassem, mas tinha uma forte sensação de que, "se tínhamos começado, então vou deixar que terminem". Seus encontros sexuais até agora tinham sido principalmente negativos ou neutros, e foram baseados nas seguintes crenças internalizadas:

- Querer ou desfrutar do prazer sexual é vergonhoso, especialmente para as mulheres;
- Sexo tem mais a ver com as necessidades dos homens do que das mulheres;
- As mulheres são as guardiãs, mas não condutoras da atividade sexual;
- O prazer sexual das mulheres é menos importante que o dos homens, especialmente quando se trata de sexo casual;
- Para mulheres, ter uma boa aparência e causar satisfação de um parceiro são mais importantes do que a satisfação pessoal;
- Não é desejável que as mulheres guiem a experiência sexual em relação aos seus desejos e às suas necessidades;
- Uma vez que você começou seguindo por uma rota específica, seria indelicado parar.

Para Cara, nenhuma dessas crenças (que estão inteiramente enraizadas em normas sociais e roteiros sexuais, política de gênero e valores) eram imediatamente óbvias para ela como sendo elementos que contribuíam para suas dificuldades atuais. Pelo contrário, ela veio se consultar comigo visto que sentia ser uma mulher que tinha dificuldades de chegar a orgasmos, que tinha sexo doloroso e baixo nível de desejo. Mas a origem desses problemas sexuais não está em Cara. Cara não teria tido essas mesmas dificuldades sexuais em outro contexto (por exemplo, se ela fosse homem, ou se ela se identificasse como lésbica), pois essas dificuldades estão principalmente enraizadas em roteiros heterossexuais e na realização destes na vida real. Isso não significa que Cara não teria tido nenhuma dificuldade com sexo, apenas que é improvável que, em condições diferentes, os problemas teriam sido os mesmos. Releia os itens apontados acima, imaginando que Cara fosse homem, e veja onde você acha que ela estaria com sua experiência de prazer ou desejo.

Mas de onde vêm essas crenças internalizadas sobre sexo? E por que Cara atribuía esses problemas sexuais ao fato de que poderia haver algo errado com ela, em vez de rejeitar essas ideias sociais inúteis e se recusar a se contentar com esse tipo de sexo?

O papel das normas sociais na formação de nossas vidas sexuais

Psicólogos sociais explicam como nos comportamos em relação aos outros e por quê. Eles usam teorias psicológicas fundamentais, como conformidade, concordância, aprendizagem social e teoria da identificação, para explicar em nível social os motivos pelos quais somos levadas a fazer o que fazemos. Essas teorias basicamente se traduzem em um desejo humano de se encaixar, pertencer, aprender com o que vemos, classificar a nós mesmos e aos outros, delinear a característica de certos grupos (como "feminino", "ocidental", "muçulmano", "jovem") e os esforços que realizamos para adotar as características dos grupos com os quais nos identificamos, para "entrarmos na onda". Nenhum de nós existe em um vácuo e, gostando ou não, vivenciamos uma atração gravitacional para fazer o que se espera de nós, aderir às normas sociais e nos comportarmos de uma determinada maneira.

Teorias da psicologia social explicam a dinâmica entre grupos e como elas podem resultar em discriminação, estereótipos e injustiças, e como podemos nos arriscar a sermos excluídas do grupo ou receber desaprovação de outros membros deste se não respeitarmos essas regras e esses roteiros sociais. Também explicam como o mundo ao nosso redor nos ensina como devemos ser, por meio de como os outros se comportam e do que vemos na mídia. Em essência, aprendemos por meio do que vemos e do que entendemos ser considerado aceitável para nossas identidades.

Considere a masculinidade, por exemplo. Se "um dos caras" ouvir que se deve "virar homem" em resposta à exibição de emoção ou sensibilidade, essa é uma forma como alguns membros do grupo social do "macho" podem responder quando outro componente do grupo age de uma maneira que eles sentem ameaçar o status ou a integridade desse grupo, já que, historicamente, a percepção crucial é que ele tem de "ser durão". O grupo social "masculino" também tem um status social historicamente elevado e privilegiado, com base na crença de que a "masculinidade é superior", e que eles não querem correr o risco de perder essa suposta superioridade.

Conceitos de psicologia social são decisivos quando se trata de entender o sexo e por que fazemos as coisas que fazemos. Isso porque, em primeiro lugar, mesmo que as ideias que obtemos do mundo ao nosso redor sobre sexo não sejam "verdades", elas são tão fortemente reforçadas socialmente que parecem ser verdades, e por isso não costumamos questioná-las ou notar seu impacto. Em segundo lugar, visto que aprendemos a "ser" seres sexuais com nossas famílias e com o mundo ao nosso redor, desenvolvemos uma percepção de como deve ser o sexo, assim como desenvolvemos limites para o comportamento considerado aceitável para nossa idade, expressão de gênero, raça, sexualidade, religião e grupo cultural.

Todo esse aprendizado passa pelos filtros de como somos seres sexuais com os outros, nos ajudando ou nos atrapalhando, na maioria das vezes sem que até mesmo nos demos conta disso, o que vamos destrinchar neste capítulo. Eu tenho como meta aumentar sua consciência do impacto das mensagens da sociedade ou das normais sociais em sua vida sexual, de modo a encorajá-la a tomar atitudes e rejeitar quaisquer influências com as quais não esteja feliz.

Como adquirimos conhecimentos sobre sexo

Nas famílias, o aprendizado sobre sexo começa assim que nascemos. No capítulo 3, lidamos com a forma como aprendemos com o que as pessoas que cuidavam de nós falavam (ou deixavam de falar) sobre o prazer, a anatomia genital e o sexo. Por exemplo, nós ficamos sabendo sobre o quanto de poder temos sobre o nosso direito a autonomia corporal por não sermos sempre capazes de dizer não, nem mesmo quando não queremos fazer algo que pedem que façamos com nossos corpos, como beijar um parente ou terminar de comer toda a comida que temos no prato. Este tipo de aprendizado nos ensina que as regras sociais da polidez e das convenções prevalecem sobre nosso desconforto físico ou psicológico pessoal em relação às necessidades de uma outra pessoa.

Por meio de consistentes comentários positivos ou negativos sobre nossas aparências, nós aprendemos com nossos familiares o quão importante é que as garotas "tenham uma boa aparência" e como isso é frequentemente priorizado acima de valores, interesses ou visões de mundo. Com o uso de linguagem frequentemente específica para os gêneros, como, por exemplo, a palavra "mandona", nós aprendemos que não se vê como desejável que pessoas que se identificam como mulheres sejam assertivas, o que é realmente uma desvantagem em se tratando de sexo. A teoria de aprendizagem social (aprendizado ao ver e imitar atitudes) nos mostra como estamos expostas às formas como os adultos "se saem" em relacionamentos e em suas sexualidades, e aquilo que absorvemos disso faz uma diferença significativa em relação à forma como nós mesmas "nos saímos" em termos de sexo e como nos relacionamos conforme vamos crescendo.

Nós também sabemos que, no início da idade escolar, as crianças têm ideias fortes em relação a gênero, em que, de forma errônea, as meninas se veem como fisicamente mais fracas, menos destinadas ao sucesso e com mais responsabilidades de "parecerem bonitas" do que os meninos. A princípio, pode parecer que isso não tem nenhuma conexão com nossas vidas sexuais, mas definitivamente não é assim, visto que esse conceito de que as mulheres são "inferiores" pavimenta o caminho para a sociedade patriarcal em que vivemos, que colocou as vidas sexuais das mulheres em uma posição de desvantagem nos últimos anos.

Não é preciso se esforçar muito para ver como um aprendizado inicial como esse acaba tendo um papel que não ajuda posteriormente em situações sexuais. Nesses primeiros anos, nós aprendemos que sexo é sinônimo de vergonha, que é errado ou que nosso papel no sexo é agradar os outros, estar com uma boa aparência e lidar com nosso desconforto em silêncio. O impacto deste tipo da aprendizagem, especialmente sobre as mulheres, é o motivo pelo qual é tão crucial que se tenha um comprometimento com uma educação sexual positiva para toda a vida. Compreender o papel poderoso do aprendizado e das normas sociais em relação ao sexo e a forma como isso cruza com as ideias sobre gêneros (além de outros contextos, como raça, por exemplo) é categórico para entendermos a forma como nos relacionamos com o desejo. Deixe-me explicar como.

A Teoria dos Roteiros Sexuais[2] descreve a forma como as expectativas sociais e culturais relacionadas ao sexo moldam nossos comportamentos e nossas interações ao nos fornecerem expectativas e limites claros que devemos observar. Estas expectativas são pesadamente voltadas aos gêneros e moldadas pela mídia, pela linguagem e pelas interações que temos com os outros. A Teoria dos Roteiros Sexuais é a forma como colocamos em prática a psicologia sexual em nossas vidas sexuais. Embora a palavra "roteiro" implique que essas ideias sejam explícitas – e podem às vezes até ser, na linguagem que usamos –, com frequência, elas são implícitas, referenciadas em histórias na mídia, no folclore e nas convenções sociais.

A onipresença e o impacto dos roteiros sexuais foram alvo de muitas pesquisas, tanto em termos do quanto são replicados na mídia e em mensagens culturais, como na forma que as pessoas de todos os gêneros concordam com eles. Eis alguns dos roteiros sexuais dominantes nas sociedades ocidentais identificados como amplamente disseminados e que causam grandes impactos nos comportamentos das pessoas:[3]

- Homens são sujeitos sexuais com desejos que devem ser atendidos e as mulheres são objetos sexuais que obtêm gratificação por serem desejadas;
- Homens têm níveis mais altos de desejo sexual e impulsos sexuais "incontroláveis";

- É mais importante que os homens cheguem ao orgasmo no sexo heterossexual;
- O sexo com penetração vaginal é o ato sexual mais importante no sexo heterossexual;
- Maternidade e envelhecimento são sinônimos de que uma mulher deva ser menos sexual;
- Os homens mostram a masculinidade por meio de alto desejo e muitas parceiras, e as mulheres mostram a feminilidade com a contenção sexual;
- As mulheres devem ser menos assertivas em termos sexuais e devem iniciar o sexo menos vezes;
- As mulheres sentem que devem ter um desempenho durante o sexo de forma a aumentar a atração sexual dos homens em relação a elas e priorizando o prazer sexual masculino;
- O sexo heterossexual termina quando os homens gozam;
- As mulheres são mais motivadas pela intimidade do relacionamento e pela proximidade no sexo do que pelo prazer;
- As mulheres têm uma obrigação de se conformarem com as necessidades sexuais de seu parceiro para manter a satisfação com o relacionamento;
- É um desafio maior para as mulheres atingirem o orgasmo do que para os homens.

E há muito mais desses roteiros, inclusive alguns particularmente interessantes, relacionados à reciprocidade em relação ao sexo oral, além de alguns também específicos para mulheres que fazem sexo com mulheres, sobre os quais ainda falaremos.

A Teoria dos Roteiros Sexuais propõe que, se escolhermos ir contra essas "regras" sociais implícitas, existem sanções que se manifestam como desaprovação vindas dos outros e que colocam em risco aquelas mulheres que cometem tais transgressões, rotuladas como problemáticas e menos desejáveis, pensamentos estes que são apoiados por pesquisas, quando se apresenta às pessoas cenários relacionados aos roteiros mencionados acima e depois se pede que julguem as pessoas que se desviam deles. Quem exibe comportamentos que não seguem esses roteiros recebe julgamentos mais severos e são rotuladas como menos desejáveis – por exemplo, mulheres sexualmente assertivas. Há evidências que sugerem que esses roteiros podem ter mais peso em encontros sexuais casuais ou no início de relacionamentos do que em relacionamentos de longa data, mas sua influência para todas nós permanece em algum nível, quer nos sintamos constrangidas por eles nesse exato momento ou não.

É possível que você se sinta ciente desses roteiros, mas que não acredite neles ou não os siga em sua vida sexual. Ótimo! Estar ciente de tais influências é crucial para ter consciência de sua contribuição em sua vida sexual, assim como para tentar resistir ao que não é útil; porém, muitas vezes as coisas não são assim tão simples. Como mencionei, as normas sociais dificultam muito que nos libertemos das "regras" as quais somos levadas a acreditar que todos deveriam aderir, criando sanções que surgem como resultado de transgressões percebidas. Só precisamos analisar o movimento *#MeToo* para notarmos como de modo geral prevalece que as mulheres sejam tratadas como objetos para a gratificação de uma outra pessoa. Ouvimos as histórias atrozes de mulheres acusadas de "iludirem os homens" quando se vestiam de uma certa maneira e, em seguida, mudavam de ideia em relação a um encontro sexual ou paravam de mostrar um consentimento entusiasmado. Ainda há muita injustiça em relação às pessoas que perpetram esses crimes e que não são responsabilizadas por eles, por causa de constructos sociais que dizem que "homens são assim mesmo" ou que isso não passa de "conversa de boteco". As ramificações desses roteiros sexuais são dominantes, generalizadas, perigosas e, infelizmente, afetam muitas de nós, independentemente de gostarmos delas/acreditarmos nelas.

O impacto do privilégio e do livre arbítrio pessoal que as mulheres têm é terminantemente acentuado aqui. Nem todas as mulheres têm livre arbítrio, privilégios e recursos iguais, e não devemos presumir que elas os tenham. Raça, religião, cultura e economia desempenham papéis na forma como as mulheres são vistas em termos sexuais, e também como se sentem capazes e seguras para rejeitarem abertamente o impacto desses roteiros ou não. Os roteiros sexuais podem ser altamente carregados de preconceitos de gênero, mas o impacto que têm entre as mulheres está parcialmente ligado à intersecção com outros contextos.

De certa forma, os roteiros sexuais para mulheres que fazem sexo com mulheres proporcionam mais liberdade sexual. Não há, por exemplo, um roteiro típico de como o sexo lésbico deve ser em termos de quem faz o que, e em que ordem, o que contrasta com aqueles das mulheres que fazem sexo com homens, que muitas vezes proveem uma descrição definida de como o sexo deve ser tipicamente na ordem formulada. Embora seja parcialmente por esse motivo que as mulheres que fazem sexo com mulheres costumam ter níveis mais altos de satisfação sexual, se você estiver prestes a fazer sexo com outra mulher pela primeira vez, a ausência de um roteiro pode ser confusa e assustadora. Embora em grande parte inútil, uma das teorias por trás dos motivos pelos quais temos roteiros sociais é que eles reduzem a ansiedade, fornecendo-nos informações sobre como devemos nos comportar em situações sociais.

Além disso, viver em um mundo heteronormativo (heteronormativo significa que todos são considerados heterossexuais e a linguagem, as instituições e a cultura são voltadas para essa premissa) significa que, independentemente de como você identifica sua orientação sexual, isso não impede que você seja continuamente exposta a roteiros sexuais heterossexuais. O impacto que isso causa em mulheres que fazem sexo com mulheres se mostra de uma maneira diferente. Em primeiro lugar, levando a um sentimento de que sua vida sexual não se "encaixa" nos padrões, levando-a a temer ficar de mãos dadas em público ou ser questionada sobre como sua vida sexual pode funcionar. Em segundo lugar, isso afeta a forma como você entende "estar" em um relacionamento sexual com outra mulher, quando nossos roteiros sexuais colocam os homens como os iniciadores e executores do sexo, com altos níveis de desejo, e as mulheres como recipientes passivos.

O impacto desses roteiros nunca foi mais evidente do que durante a era da "morte lésbica na cama*". A "morte lésbica na cama" foi um termo usado tanto coloquialmente quanto na comunidade científica na década de 1980 para se referir ao fato de que se presumia (com base em roteiros de que as mulheres eram inerentemente menos sexuais, que tinham baixos níveis de desejo e que eram sexualmente passivas) que as mulheres que fazem sexo com mulheres acabariam parando de fazê-lo depois de um certo período de tempo em que estivessem juntas.

É claro que agora sabemos que isso não é verdade. O desejo das mulheres que se encontram em relacionamentos com alguém do mesmo sexo funciona da mesma forma como o desejo das mulheres que fazem sexo com homens, o que significa que muitas mulheres em relacionamentos de longa data podem relatar baixos níveis de desejo espontâneo, se você perguntar a elas com que frequência pensam em sexo e sentem vontade de fazê-lo do nada, e isso por si só não é problemático. Estudos recentes que comparam as vidas sexuais de mulheres em relacionamentos com alguém do mesmo sexo e em relacionamentos mistos colocaram, de uma vez por todas, o mito da "morte lésbica na cama" para dormir[4]. Mas, apesar de a "morte lésbica na cama" ser

---

★ *"Lesbian bed death"* – literalmente "morte lésbica na cama", é um termo que foi cunhado pela pesquisadora sexual Pepper Schwartz para descrever a supostamente inevitável diminuição da paixão sexual em relacionamentos lésbicos de longa data, termo incômodo em pauta atualmente. [N.T.]

desacreditada como fenômeno, ela ainda paira como um roteiro sexual para mulheres que estão em relacionamentos com alguém do mesmo sexo e, infelizmente, às vezes pode impedir que mulheres que fazem sexo com mulheres realizem mudanças em seus relacionamentos sexuais caso comecem a se sentir infelizes com o andamento do sexo, pois temem (incorretamente) que isso seja apenas o início de um inevitável declínio.

Uma das coisas que sabemos é que, para as mulheres em relacionamentos com alguém do mesmo sexo, seu desejo é negativamente afetado pelo impacto causado pelo heterossexismo na sociedade e pelo "estresse das minorias".

"Estresse de minorias" refere-se a fazer parte de um grupo marginalizado e o medo de se assumir ou de ser visível em relação a isso, junto com o custo psicológico que às vezes se tem para esconder quem você é. Isso significa que, para mulheres que se identificam como lésbicas ou bissexuais, conectar-se com a comunidade LGBT mais ampla, revelar-se para outras pessoas de confiança e encontrar lugares para socializar e se sentir seguras é essencial não somente para sua saúde mental, como também para a satisfação e o desejo sexual.

Nossa sociedade heteronormativa também é responsável pelo roteiro de que "ser hétero é normal e melhor", e isso é transmitido na linguagem cotidiana, assim como nas convenções e nas instituições sociais. Apesar de aumentar o "estresse das minorias" para pessoas não heterossexuais, esse roteiro também é prejudicial para um conjunto muito maior de pessoas do que aquelas que atualmente se identificam como LGBT. Isso ocorre porque a ciência nos diz que a binariedade na orientação sexual é improvável em seres humanos (isto é, ser heterossexual ou gay), e que a maioria das pessoas ficará em algum lugar no meio do espectro (você se lembra de Kinsey?).

É o roteiro sexual de que "heterossexual = melhor", mais a influência da homofobia (muitas vezes decorrente do medo de transgredir essa suposta norma), que impede mais pessoas de explorarem este lado de seu eu sexual, uma exploração que poderia levar a níveis mais elevados de autenticidade, satisfação e desejo sexuais. Como poderia a vida em uma sociedade que não fosse predominantemente homofóbica/bifóbica mudar a maneira como você considera suas experiências ou expressões sexuais? É possível que uma porcentagem de vocês que estão lendo isso se sinta mais confortável (ainda que apenas um pouco) para explorar um lado de si que atualmente não se sente capaz de explorar, já que extrapola as convenções sociais e coloca em risco sua participação no grupo social heterossexual. É importante lembrar o que exploramos no capítulo 1: que a marginalização das atividades sexuais entre pessoas do mesmo sexo nem sempre foi problemática no Reino Unido, e certamente não é problemática em todas as culturas e comunidades em todo o mundo, mas essa marginalização é um exemplo infeliz de nossa histórica classificação da "homossexualidade" como um transtorno mental e ilegal, entre outras coisas.

Sexo com penetração do pênis na vagina é "sexo de verdade" – o supremamente inútil roteiro heterossexual

Se eu perguntasse a Cara por que ela optou por fazer sexo com penetração como parte de sua vida sexual, pois ela não sentia que obtinha nada prazeroso com isso e ainda o achava desconfortável, eu garanto que ela olharia para mim como se eu tivesse acabado de chegar de Marte. O sexo heterossexual tem um roteiro tão definido de sexo com penetração do pênis na vagina como sendo "sexo de verdade", que os casais sentem que não podem imaginar um relacionamento sexual sem ele, ou imaginam que seus parceiros ou suas parceiras os abandonariam se insistissem em deixar de fazê-lo. Não estou sugerindo nem por um segundo que devamos abandonar por completo o sexo com penetração, apenas quero demonstrar que alguns de nossos roteiros sexuais são tão pervasivos e dominantes que até mesmo pensar em nos desviarmos deles parece absurdo, e é esse sentimento que nos puxa de volta ao alinhamento com aquilo que "deveria" ser feito em termos de convenções sociais.

A influência da mídia na forma como vemos o sexo

No Reino Unido, normalmente as pessoas passam cerca de nove horas por dia interagindo com a mídia digital, quase metade desse tempo com a TV, e a outra metade com conteúdo digital online e mídias sociais.[6] É um fato conhecido e comprovado que aquilo que vemos e lemos na mídia influencia nossas crenças, atitudes e nossos comportamentos (inclusive os roteiros sexuais).

Há uma infinidade de mensagens na mídia à nossa disposição, tais como deveria ser a aparência de nossos corpos ou que não se deve falar abertamente sobre menstruação, o julgamento que recai sobre pessoas infiéis em relacionamentos monogâmicos ou que o tamanho do pênis é importante, quanto sexo deveríamos fazer etc. etc.

Todas essas mensagens impactam nossas atitudes e nossos comportamentos, levando-nos a temer o julgamento de nossos grupos e de nossas identidades sociais caso cometamos transgressões em relação a eles. Isso acontece com todas as mensagens dominantes às quais somos expostas por meio da mídia – por exemplo, mensagens sobre comida. Porém, existe algo único em relação ao sexo. Com comida e dieta, é provável que você seja constantemente exposta a anúncios mostrando comidas saborosas na TV, digamos, pizza ou sorvete, bem como mensagens conflitantes sobre a imagem corporal que dita como deve ser a aparência de seu corpo para que você seja "boa o bastante". Com a comida, você será capaz de equilibrar quaisquer mensagens conflitantes às quais seja exposta com o conhecimento de antemão de ver como e o que sua família come, ao falar abertamente com eles sobre o que comem e por que, ou até mesmo ouvi-los falar sobre sua relação com a comida.

Com sexo é tão diferente, pois muitas vezes não existe conversa sobre sexo em nossas vidas. Quando não se fala aberta e honestamente sobre sexo, é possível que surja a consequência de que o vejamos pela primeira vez na televisão, e, na maioria das vezes, sempre veremos outras pessoas fazendo sexo em vez de nós mesmas. Sendo assim, na ausência de uma conversa aberta em outro lugar, pegamos essas informações e absorvemos como se fossem fatos absolutos essas mensagens no que vemos sobre como é o sexo. A ausência de conversas sobre a verdade em relação ao sexo em nossas famílias, escolas e na sociedade de modo geral confere ainda mais poder às representações da mídia de como o sexo acontece e como deveria ser.

Pense na última cena de sexo que você viu na TV ou em um filme. Provavelmente foi entre um homem (cis) e uma mulher, possivelmente envolveu atos sexuais com base neste roteiro sexual predefinido (principalmente beijos e sexo vaginal com penetração) e muito pouco de qualquer outra coisa.

A cena provavelmente também incluiu sexo com alta paixão espontânea, em que ambos os parceiros sentiram uma necessidade repentina de se conectar sexualmente ao mesmo tempo e da mesma maneira. É essa representação do desejo que estamos acostumadas a ver na TV e no cinema: paixão espontânea, mútua, sincronizada. Não é de se admirar que nos sintamos desanimadas quando nossas próprias vidas sexuais não são assim. Onde está a representação televisiva/cinematográfica de um casal que negocia sexo, as formas como uma das pessoas o quer e a outra, não? Quem começa a fazer sexo sem estar tão a fim assim e depois a paixão aumenta de acordo com sua excitação? Quem olha um para o outro e diz: "Será que vamos nos arrepender se não fizermos o trabalho doméstico e apenas fizermos sexo?" Eu já vi essas representações na TV às vezes, mas com frequência isso atua como um indicador de problemas sexuais para o espectador, em vez de serem situações representadas pelo que são: um relacionamento sexual de longa data que é normal e que está funcionando bem.

Claro, existem muitos casais que estão juntos há muito tempo e que ainda olham um para o outro com um tesão desesperado e têm momentos de paixão espontânea perfeitamente sincronizada – e eu não gostaria de perpetuar o mito de que isso não é possível em relacionamentos de longa data, pois *definitivamente é possível, sim*. Mas esse mesmo casal também pode ter momentos em que o sexo é menos erótico, mais negociado, menos estimulante, e a questão aqui é que eles poderiam não se preocupar que haja algo de errado com esse tipo de sexo, que é devido à falta de exposição que temos a isso, para o que não temos um roteiro.

Como mencionei, o tipo de sexo que geralmente vemos na TV com frequência consiste em alguns beijos rapidamente seguidos por penetração vaginal e um orgasmo mútuo rápido, em posições nas quais é improvável que haja qualquer tipo de estimulação clitoriana. Essa exposição repetitiva de "como é o sexo" é uma de nossas formas de educação sexual e uma das maneiras importantes pelas quais nossos roteiros sexuais são perpetuados. Uma das consequências disso é que começamos a ver as representações nas telas como a norma, e enxergamos nossa incapacidade de atingir o orgasmo dessa maneira rápida e fácil como uma falha em comparação com essa norma (portanto, surge o fingimento do orgasmo como uma solução óbvia e comum). Mencionei antes que algumas mulheres vêm se consultar comigo com problemas com o orgasmo. Ao que parece, elas conseguem perfeitamente chegar ao orgasmo com sexo oral ou masturbação, mas não com sexo com penetração. Esta representação quase constante de um objetivo impossível das mulheres chegando ao orgasmo com dois minutos de sexo com penetração, praticamente sem a construção da excitação, criou uma sensação de que os corpos das mulheres são defeituosos quando não respondem dessa forma, especialmente quando se considera que a maioria das mulheres não consegue chegar ao orgasmo assim, para começo de conversa.

Roteiros pornôs e sexuais

Quando se trata de pornografia, sinto fortemente duas coisas. Em primeiro lugar, não é verdade que a pornografia seja prejudicial, errada ou sempre degradante para as mulheres. A pornografia como indústria é tão grande quanto a indústria televisiva, e, assim como se vê a gama completa de programas de TV de baixa qualidade, antiéticos ou degradantes, até programas de TV de alta qualidade, produzidos de forma ética e empoderadora na televisão convencional, vê-se essa mesma gama na pornografia. O problema é que, quando pensamos em pornografia ou quando dela falamos, frequentemente nos referimos a pornografia convencional/ gratuita, que é apenas uma seção do mercado pornográfico. É certamente verdade que existem algumas partes da indústria que usam terminologias, práticas ou histórias degradantes para as mulheres, que perpetuam ideias inúteis sobre como o sexo deveria ser e cuja ética é duvidosa. Todavia, também existem muitos produtores de pornografia fazendo conteúdo ético privilegiando coisas como diversidade, autonomia, prazer igual e consentimento.

Apesar da variedade na pornografia, a pornografia gratuita convencional é de fácil acesso, muitíssimo vista por pessoas de todos os gêneros. E a indústria do entretenimento adulto é um dos setores de crescimento mais rápido.[7] Também sabemos que uma grande proporção de pessoas jovens no Reino Unido viram pornografia no início da adolescência, e é mais provável que tenha sido a convencional. Como já discutimos, na ausência de uma boa educação sexual, a TV, de modo geral, e a pornografia, em particular, podem ser maneiras de os jovens aprenderem sobre sexo. Mas como o acesso crescente à pornografia moldou nossos roteiros sexuais? E isso é algo com que deveríamos nos preocupar?

Uma das mudanças no comportamento sexual detectada pelo Natsal 3 foi uma tendência crescente nas gerações mais jovens de heterossexuais de incluírem o sexo anal como parte de sua prática sexual, em comparação com as gerações mais velhas (17% das mulheres de 16 a 24 anos fizeram sexo anal no ano passado, em comparação a 8% das mulheres de 45-55 anos).[8] Uma possível explicação para essa tendência crescente é que os britânicos mais jovens são mais abertos e mais liberais em relação ao sexo, o que significa que são mais propensos a tentar uma prática sexual que tem um histórico de tabu durante o sexo heterossexual. Também é possível que nossos roteiros sexuais estejam mudando como resultado do impacto da pornografia *mainstream*, na qual há uma tendência crescente de mostrar a penetração anal como parte padrão do sexo heterossexual.

Portanto, nossa opção por fazer sexo anal pode ser nossa versão de fazermos o que pensamos que tanto a sociedade quanto nossos parceiros esperam de nós como parte do sexo "normal". É claro que não há nada de errado com sexo anal, mas o importante é que a forma como vemos o sexo muda dependendo daquilo que nos é exposto, seja a atitude mais relaxada de nossos colegas ou a exposição a novos roteiros sexuais na pornografia.

Uma das outras tendências preocupantes relacionadas à pornografia convencional é a falta de atenção ao prazer sexual feminino. Uma pesquisa publicada no *The Journal of Sex Research* por Seguin e colegas em 2017 revisou os cinquenta vídeos do Pornhub mais vistos de todos os tempos e os analisou em relação aos atos sexuais indutores de orgasmo (como estimulação clitoriana), bem como a frequência com que continham representações visuais e verbais do prazer sexual feminino. Desses vídeos, apenas 18% mostraram dicas visuais ou verbais sugerindo o orgasmo feminino, em comparação com 78% que mostravam o orgasmo masculino.[9] Nesses vídeos, a presença de roteiros sexuais dominantes foi notada na representação (incorreta) da maioria das mulheres tendo orgasmo com a penetração, a apresentação de atos sexuais baseados no prazer sexual feminino como "extras", e o foco no orgasmo masculino como sendo o mais importante e significando, diretamente, o fim do sexo.

A pornografia não é a fonte da nossa insatisfação sexual, porém, a menos que nos tornemos mais letrados em pornografia (e ensinemos nossos filhos a fazê-lo também), ou até que a pornografia ética se torne mais popular, ela continuará ocupando um lugar ruim no centro do palco em nossa educação sexual, além de contribuir potencialmente para a evolução de nossos roteiros sexuais com o passar do tempo.

Então, por que isso é importante?

O reconhecimento de que fatores sociais e culturais moldam nossas vidas sexuais tanto quanto (e talvez mais do que) aquilo que acontece em nossos corpos e nos nossos relacionamentos abre enormes possibilidades para o prazer que sentimos com o sexo e nossas experiências com o desejo. Ampliar nosso campo de visão e detectar a influência da sociedade dessa forma também desloca um problema com o desejo. Lembre-se de que 34% das mulheres no Reino Unido vivenciaram uma falta de interesse por sexo no ano passado, que o prazer sexual muitas vezes está ausente para as mulheres (como evidenciado pela lacuna do orgasmo), e que as mulheres foram criadas para não serem sexualmente assertivas, para não colocarem suas próprias necessidades em primeiro lugar, assim como para garantirem que tenham uma boa aparência acima de tudo. Como podemos ignorar a influência dessas coisas no desejo? É difícil cultivar e manter o desejo nesses contextos.

Como podemos não enquadrar pelo menos parte de quaisquer problemas que possamos ter com sexo nisso aqui?

Devo dizer, aliás, que os homens também são extremamente prejudicados pela difusão desses roteiros sexuais dominantes, pois eles criam percepções de masculinidade que sugerem que homens são loucos por sexo, avessos à intimidade, ousados iniciadores sexuais, com baixo nível de controle, o que (além de não ser factualmente correto) causa problemas próprios para as vidas sexuais masculinas. Mas esse não é o foco deste livro e, quando se trata de sexo, a sociedade confere às mulheres, especialmente às mulheres heterossexuais, de longe, a parte mais difícil do negócio.

Vamos revisitar a situação de Cara por um segundo. Como poderia ter sido sua experiência de sexo se ela tivesse mais conhecimento sobre seu próprio prazer? Se tivesse entendido que tinha o direito de desfrutar de qualquer tipo de sexo que quisesse em seus próprios termos? Se sentisse que nunca mais teria de fazer sexo com penetração e que isso fosse perfeitamente justo para seus parceiros sexuais? Se sentisse que seu desejo e sua necessidade de liberação sexual eram tão poderosos quanto os de um homem, ou ainda mais poderosos? Se dominasse a experiência sexual e, portanto, a tornasse inteiramente focada em seus desejos?

Eu posso lhe dizer qual é a resposta a essas perguntas, se você ainda não tiver chegado a elas: Cara não estaria sentada à minha frente, procurando minha ajuda.

Imagine que Cara tivesse sido criada em uma cultura familiar na qual ela fosse encorajada a buscar prazer, curtir seu corpo e não ter vergonha de nenhuma dessas coisas. Ela poderia ter gostado da masturbação como parte de suas primeiras experiências sexuais e, como resultado disso, teria aprendido exatamente como gostava de ser tocada. Sua falta de vergonha ao falar sobre sexo e as mensagens em sua cultura de que as mulheres deveriam pedir o que desejam em termos sexuais poderiam tê-la levado a buscar experiências sexuais nas quais pudesse explorar o que gostava com outra pessoa. Nessas experiências, ela teria sido clara, direta e assertiva, dizendo coisas como "Eu gostaria que você fizesse sexo oral comigo e que me penetrasse com os dedos um pouco antes de eu gozar", e ela não se sentiria constrangida em relação à falta de sexo com penetração para eles, nem com a "marginalização" de seu prazer para ela, ou o que eles pensariam de que ela fizesse tais pedidos tão diretamente. Se ela fizesse sexo com penetração, provavelmente não sentiria dor, pois ficaria excitada (resultado direto de ser capaz de ser sexualmente assertiva e comunicar suas necessidades), além de que se sentiria confiante e no controle do ritmo e da velocidade de penetração. No entanto, você pode ter certeza de que ela se sentiria capaz de dizer: "Eu gostaria de parar agora, por favor", no ponto em que se cansasse ou se sentisse desconfortável com o sexo com penetração, e não se preocuparia com o impacto que isso causaria em seu parceiro, nem que isso colocaria em risco o futuro do relacionamento. Possivelmente ela não se sentiria forçada a parar em um orgasmo também, mesmo depois que seu parceiro tivesse gozado.

Então... Eis o desafio. Sabemos por meio de pesquisas que a assertividade e a autonomia sexuais estão associadas a níveis mais altos de satisfação sexual nos relacionamentos, assim como a níveis mais altos de bem-estar sexual.[10] Por outro lado, também sabemos que a submissão sexual e o foco excessivo no prazer de um parceiro, com a exclusão de seu próprio, resulta em níveis mais baixos de satisfação e funcionamento sexual. No entanto, eu raramente me deparei com um casal heterossexual cuja vida sexual não tivesse sido negativamente afetada pelos roteiros que discutimos neste capítulo. Também raramente encontrei um casal heterossexual que veio para uma primeira sessão comigo e que tivesse realmente refletido sobre os detalhes básicos de como o sexo acontece e, o que é crucial, quais necessidades do parceiro estão sendo mais bem atendidas como pano de fundo para seus problemas sexuais. Normalmente, tem-se falado muito sobre sexo, mas principalmente sobre o "baixo" nível de desejo da parceira e como isso pode ser consertado. O impacto da sociedade e da cultura na desvantagem das necessidades sexuais de um parceiro em relação às de outro é quase grande demais para que eles sejam capazes de identificá-las.

Dan e Vanessa estavam juntos havia onze anos e vieram se consultar comigo porque ambos sentiam que o desejo de Vanessa havia diminuído tanto a ponto de se tornar inexistente. Quando conversamos sobre suas preferências sexuais e sobre seu histórico sexual, descobri que (como a maioria das mulheres) Vanessa gostava principalmente da estimulação do clitóris como sua principal fonte de prazer sexual. Na verdade, quando ela se masturbava, ela o fazia usando a mão ou um vibrador de sucção para estimular o clitóris e simplesmente nunca tinha passado por sua cabeça penetrar a si mesma como parte da masturbação. Embora não fosse algo que fizesse com frequência, ela experimentava uma grande excitação e um grande prazer ao se masturbar. Quando Dan e Vanessa faziam sexo juntos, eles adquiriram o hábito de ficar alguns minutos se beijando, depois Vanessa fazia sexo oral em Dan, depois ele a penetrava, e a penetração continuava até que ele tivesse chegado ao orgasmo. Este encontro sexual é amplamente baseado em roteiros sociais que discutimos aqui – de como o sexo heterossexual *deveria ser* – e é focado principalmente no prazer e na experiência sexual de Dan. Não é que Dan esteja orquestrando intencionalmente o sexo que limita o prazer de Vanessa, ou que Vanessa tenha até mesmo pensado no fato de que esse hábito sexual está totalmente errado quando se trata do prazer dela. Afinal, os dois estão apenas recriando uma imagem de sexo socialmente construída e é assim que *parece que o sexo deve ser para eles*. Eles viram isso acontecer na TV dessa forma um milhão de vezes. É assim que eles veem o sexo. Porém, quando analisamos o que se espera que Vanessa obtenha com este encontro em termos de recompensa física, não é surpreendente que sua excitação, seu prazer e seu desejo tenham diminuído com o passar do tempo, e é improvável que floresçam sem que o problema seja resolvido.

Desigualdade e a maldição do roteiro heterossexual

Na minha experiência, é muito comum que casais heterossexuais como Vanessa e Dan caiam em um "menu fixo" quando se trata de sexo.

De modo geral, parece que isso é uma entrada, como em um almoço ou jantar, que é um leve manuseio desajeitado, e depois vem o prato principal, que é o sexo com penetração. Costumo dizer frequentemente que é melhor pensar no sexo como um bufê. Você pode ter o que quiser e em qualquer ordem. Não precisa incluir sempre as mesmas coisas ou terminar com o mesmo prato. Imagine o quão mais novo e emocionante isso seria! Casais LGBTs frequentemente fazem isso como padrão e relatam encontros sexuais muito menos previsíveis do que seus homólogos heterossexuais. Se você fosse adotar essa ideia em sua própria vida sexual, por exemplo, o sexo poderia ser um bom tempo de beijos e depois terminar com ambos fazendo e recebendo sexo oral. Sexo pode ser com ambos sendo sexuais juntos, sem penetração nem orgasmos, ou totalmente focado em um de vocês sem nenhum contato de forma alguma com o outro.

Sexo pode ser o que você quiser.

Os dados do Natsal que examinamos no Capítulo 2 nos revelam que existe uma correlação entre ter contato genital sem sexo com penetração e uma melhor função sexual. É possível que fazer sexo muito "igualzinho", toda vez em que você for fazê-lo, diminua seu funcionamento sexual, por ser tão previsível, e/ou pode ser que casais com níveis mais baixos de funcionamento sexual façam menos de outros tipos de sexo, pois as coisas não estão indo tão bem assim. De qualquer forma, é importante prestar atenção nos perigos de continuamente "pedir o de sempre", se quisermos obter satisfação sexual a longo prazo. Especialmente se você estiver planejando comer no mesmo restaurante todas as noites pelo resto de sua vida.

Vivemos em uma sociedade em que lutamos constantemente por direitos iguais para as mulheres em todos os tipos de áreas, mas estamos muito atrasados no que diz respeito ao sexo. As mulheres heterossexuais costumam fazer tipos de sexo inadequados para sua anatomia, e então ficam com vergonha e culpa por não sentirem a "quantidade certa" de prazer ou por não chegarem ao orgasmo com essas experiências, ou vivenciam um efeito indireto em seu desejo de fazer sexo com seu parceiro, mesmo sem perceber que são esses roteiros limitantes e insatisfatórios os culpados por isso tudo.

É por esses motivos que Cara está sentada em meu consultório.

Fingimento de orgasmos e roteiros sexuais

Sabemos que as mulheres fingem orgasmos com frequência (cerca de 50%-65% das mulheres relatam ter fingido ou fingir regularmente orgasmos) e por uma variedade de razões[11], tais como:

- Querer parecer uma "boa parceira sexual";
- Querer que o sexo acabe;
- Para proteger os sentimentos de um parceiro;
- Uma tentativa de melhorar o sexo para si ou para seu parceiro;
- Para evitar conflito ou ter que dar explicações;
- Querer evitar que um parceiro a deixe;
- Para evitar vergonha, pois acham que deveriam ter gozado.

Fingir orgasmos reforça os roteiros sexuais que atualmente temos à nossa disposição, criando a ilusão de que as mulheres estão tão satisfeitas quanto os homens com a forma como o sexo está acontecendo. Fingir orgasmo também afirma a falsa crença mantida pela sociedade de que a maioria das mulheres consegue gozar com sexo com penetração. Esse fingimento também presta um desserviço aos homens, pois fornece um feedback inútil sobre as coisas que aumentam o prazer sexual, além de levar a expectativas irreais – na verdade, estudos descobriram que os homens superestimam de forma consistente a quantidade de mulheres que atingem o orgasmo e subestimam a quantidade de mulheres quem não chegam lá.[12] Fingir orgasmos é um ingrediente-chave na lacuna do orgasmo. Mas a frequência com que as mulheres fingem orgasmos também nos revela várias coisas importantes sobre nossos roteiros sexuais atuais: as mulheres sentem-se pressionadas a priorizarem as necessidades de seus parceiros, de forma tal que isso impede a comunicação sobre o que *elas* realmente desejam; o prazer das mulheres é visto como um bônus, e não como algo essencial e esperado; as mulheres têm dificuldade de comunicar que desejam que o sexo pare, por temerem desapontar a outra pessoa. Fingir orgasmos é, em essência, um sintoma de nossos roteiros sexuais atualmente em ação.

Reciprocidade e sexo oral em roteiros heterossexuais

No capítulo 2, vimos que certos atos sexuais, como receber sexo oral, costumam estar associados ao prazer e ao orgasmo feminino. Então, como esse fato se mostra nos roteiros sociais que envolvem a forma como deve ser o sexo (heterossexual)?

Sabemos que as atitudes em relação a fazer e receber sexo oral tendem a considerar o fazer sexo oral nos homens como parte de uma obrigação em que as mulheres devem se engajar, gostando ou não, o que é fascinante, mas frustrante, ao passo que fazer sexo oral nas mulheres é visto como algo que requer muito "trabalho" para os homens, é pedir demais ou demanda um contato próximo com nossos órgãos genitais de uma maneira que achamos que eles, os homens (e talvez nós), não se sentirão confortáveis com isso.

Uma pesquisa no Reino Unido descobriu que mais do que o dobro de jovens de 16 a 18 anos espera que os homens recebam sexo oral como parte de um encontro sexual, ao contrário das mulheres (42% versus 20%),[13] e essa disparidade ocorre em outros países, nas experiências sexuais e ao longo da vida dos parceiros. Não há dúvida de que a negatividade generalizada da sociedade em relação ao cheiro, à aparência e ao gosto das vulvas, em combinação com o prazer sexual masculino, que é visto como mais importante do que o feminino, contribui para a marginalização do sexo oral voltado para mulheres no sexo heterossexual, o que foi descrito em pesquisas.

A crença amplamente difundida de que fazer sexo oral é desagradável para os homens, combinada com as ansiedades das mulheres sobre a aparência, o cheiro e o gosto de suas vulvas nos influencia a tal ponto que *nós* quase *nos* convencemos de que não gostamos de receber sexo oral, *não nos importamos em recebê-lo,* ou *não precisamos dele como parte de nossas vidas sexuais* . É claro que isso entra em contraste com os dados que nos dizem que receber sexo oral é um dos atos sexuais mais prazerosos para nós, mulheres. Há muito que cientistas e escritoras sexuais feministas argumentam que manter essas crenças de que *receber sexo oral não é nossa praia*, em vez de ser apenas um padrão sexual com dois pesos e duas medidas em torno da desigualdade em relação a dar e receber prazer, atua como uma cortina de fumaça para uma realidade difícil de engolir. Manter a ideia de que "simplesmente não gostamos tanto assim disso" nos permite manter a sensação de que nossas vidas sexuais são definidas pela igualdade e pela reciprocidade em relação a como o sexo acontece quando, na verdade, não é esse o caso.

Talvez você esteja se perguntando se uma outra explicação para essa desigualdade relacionada a receber sexo oral é que as mulheres simplesmente gostam de fazer sexo oral nos homens mais do que elas próprias gostam de recebê-lo, não? Receio que não. Muitas mulheres relatam não gostar ou não desfrutar da sensação de fazer sexo oral ou do gosto do sêmen, mas, quando questionadas sobre o motivo pelo qual o fazem, elas descrevem um forte roteiro social de que "simplesmente é isso que tem que ser feito". A propósito, os homens relatam gostar de fazer sexo oral mais do que as mulheres relatam que gostam de fazê-lo nos homens, o que é outra peça confusa do quebra-cabeça quando se considera que as mulheres fazem isso em uma proporção duas vezes maior do que os homens, e que é uma rota mais confiável para o orgasmo para mulheres do que para homens.

Infelizmente, é mais provável que a elevada importância das preferências e do prazer dos homens em nossos roteiros sexuais, assim como nosso desconforto comum com os órgãos genitais femininos, além da socialização das mulheres para agradar, sejam elementos que levam as mulheres a ignorar esses fatores e a praticar sexo oral com muito mais frequência do que os homens. Se você evita receber sexo oral, mas não tem certeza de que não gosta disso, porém acha difícil se sentir bem ou ser capaz de relaxar e desfrutar dele, talvez lhe seja benéfico experimentar um pouco, não?

Como em tudo na vida, quanto mais fazemos alguma coisa, mais confortáveis geralmente nos sentimos ao fazê-lo, então, seja sobre você realizar mudanças em seu relacionamento com sua vulva, receber confirmação de um parceiro de que ele gosta de fazer sexo oral e por quê, ou apenas ver se você consegue se sentir mais confortável fazendo mais isso, essas coisas podem ser boas para sua vida sexual..

Corpos femininos e sociedade

A imagem corporal desempenha um papel particularmente importante na confiança sexual e na experiência do desejo das mulheres, e muitos estudos importantes demonstraram uma forte relação entre as duas. Quer seja o nosso peso, nossa forma, nosso tamanho, a quantidade e a localização dos pelos em nossos corpos, a aparência/o cheiro/o gosto de nossas vulvas, ou o tamanho de nossos lábios vaginais, somos atormentadas por preocupações sobre o que os nossos parceiros sexuais vão pensar de nossos corpos nus.[14] Apesar de tais preocupações com a imagem corporal não serem exclusivas das mulheres – cada vez mais os homens também estão se sentindo inseguros com sua imagem corporal –, é desproporcional a forma como essas preocupações afetam as mulheres.

O processo pelo qual somos tão impactadas por preocupações sobre como parecemos em termos sexuais é considerado um subproduto da "teoria da objetificação",[16] a qual propõe que internalizamos os roteiros sociais (muito baseados em gênero) que ditam que o valor próprio depende altamente da forma como nossos vemos. Portanto, quando sentimos que devemos estar nuas na frente de outra pessoa, ficamos excessivamente focadas em ver nossos corpos da perspectiva dessa outra pessoa e, em comparação com as expectativas irreais da sociedade, tememos o julgamento que podem fazer de nós.

Ao ficarmos excessivamente focadas dessa forma na imagem corporal, acabamos sendo levadas a nos distrairmos do sexo em si. É útil (embora deprimente) saber que a imagem corporal ruim está associada a um menor nível de satisfação sexual, a evitar sexo, a ter dificuldades para chegar a orgasmos e a ter menos desejo de se masturbar ou de fazer sexo com um parceiro.[17]

Não há dúvidas de que a culpa em relação a como vivenciamos o desejo recai em como nos sentimos a respeito de nossos corpos. A boa notícia, porém, é que, para algumas mulheres, os efeitos das preocupações com a imagem corporal são reduzidos com o tempo de relacionamento e com a idade, o que significa de modo geral que, com o passar do tempo na vida, ou em um relacionamento, podemos ser menos afetadas por tais preocupações.[18, 19] A outra boa nova é que, se esse for o seu caso, estar ciente disso e assumir um posicionamento em relação a isso, como vou convidá-la a fazer no final deste capítulo, é uma forma de diminuir o impacto que isso pode estar causando na sua vida sexual.

Cuidado com a linguagem que você usa

A linguagem é uma característica fundamental da sociedade e uma maneira pela qual nossa realidade é criada. Quando se trata de sexo, a linguagem que usamos tem a oportunidade de perpetuar ideias inúteis e insatisfação sexual ou, por outro lado, ela pode libertar tanto a nós quanto aos nossos desejos. Vamos dar uma analisada em algumas das maneiras como a linguagem tem servido mal às nossas vidas sexuais até agora.

Não consigo me lembrar da última vez em que usei a palavra *virgindade*. Em vez de usar essa palavra específica, pergunto às pessoas sobre sua primeira experiência sexual (consensual), sozinhas ou com outra pessoa, como um dos muitos momentos-chave em seus históricos sexuais.

Enquadrar o início de nossas vidas sexuais como a emergência de uma estreia sexual também inclui mais as pessoas LGBTs, que podem não ter, ou não valorizar, a penetração vaginal como parte de suas vidas sexuais da mesma maneira como os heterossexuais. Isso também foge daquela ideia horrível de que estamos dando – em vez de ganhar – algo precioso que nos marca como arruinados ou arruinadas (mulheres mais do que homens) por outra pessoa. Acho também muito útil jogar a palavra virgindade no lixo metafórico, como uma intervenção terapêutica em si em sessões com clientes. Isso se dá porque, apenas pela minha escolha de linguagem, posso mudar o valor do sexo com penetração do pênis na vagina, tirando-o de seu pedestal de "ato sexual essencial e final", colocando-o como apenas uma das coisas que você pode valorizar em seu relacionamento sexual, ou mesmo algo que pode ser profundamente insatisfatório para você, um ato que você costuma fazer por outra pessoa ou porque acha que deveria. A razão pela qual a palavra virgindade é tão bem avaliada como um constructo em nossa sociedade se deve por cairmos na armadilha de favorecer o sexo com penetração do pênis na vagina como nosso "ato sexual definitivo" acima de todos os outros tipos de sexo, independentemente de sabermos que há indícios contrários a isso. Para muitas mulheres, outros tipos de sexo (incluindo a masturbação) são mais prazerosos ou íntimos e, portanto, podem ser uma definição melhor de início sexual, mas essas experiências sexuais são invisíveis na linguagem que temos à nossa disposição em nossa sociedade.

A mesma suposição por trás do termo virgindade é também o motivo pelo qual tantas mulheres que se encontram em relacionamentos com pessoas do mesmo sexo ouvem perguntas como essas: "quem é o homem?" ou "como você faz sexo?" A suposição é que, se um pênis não entrar na vagina, não se trata de "sexo de verdade". Este é um exemplo de como nossos roteiros sexuais podem ser restritos e como ameaçam excluir grupos que parecem não ter acesso a esse ato final (grupos estes que, é claro, têm sim acesso a isso, mas não são tão tolos a ponto de reverenciá-lo acima de tudo).

Existe uma outra linguagem que usamos e que coloca lenha na fogueira de alguns de nossos roteiros sociais menos úteis. O conceito de "bolas azuis" – gíria escolar usada em relação à ideia de que o desejo dos homens é tão poderoso que, uma vez que eles tenham dado início à jornada da excitação, haverá consequências para suas saúdes se o destino do orgasmo não for alcançado – pode ser conversa de adolescente, mas é lenha na fogueira daqueles roteiros sexuais, e fica evidente em meu trabalho clínico quando as mulheres frequentemente me dizem que sentem que excitar seu parceiro do sexo masculino sem que ele chegue a um orgasmo no final é equivalente a enforcá-lo, arrastá-lo pelo chão e esquartejá-lo. Você verá a influência negativa dessa crença no capítulo 7, quando examinarmos o impacto da pressão no funcionamento do desejo das mulheres.

O que muitas vezes interessa, além de refletir nossos roteiros em torno do desejo das mulheres, é que muito raramente as mulheres têm essa mesma percepção de sua própria excitação. Eles veem isso como totalmente aceitável e esperam ter de lidar com sentimentos de excitação que acabam sendo deixados de lado, assim como com seu prazer, o que fica mais evidente do que em qualquer outro caso na lacuna do orgasmo no sexo casual, em que, se você se lembra disso, as mulheres chegam ao orgasmo em cerca de 18% das vezes com parceiros do sexo masculino. As mulheres relatam que é isso que esperam e aceitam. Elas não se preocupam em ter "lábios vaginais azuis", ou que seus órgãos genitais entrem em combustão ou explodam como resultado de serem ativados e não chegarem a uma liberação física por meio do orgasmo. Nossos roteiros sexuais nos dizem que a sexualidade e o desejo masculinos são mais poderosos e precisam ser saciados, quando, na verdade, não são.

Por fim, a única palavra que mais desprezo em nossa língua, que restringe nosso prazer e nossas expressões sexuais por sua mera existência, é "preliminares". "Sexo" é qualquer ato físico ou psicológico que usa seu corpo ou sua mente para lhe trazer prazer ou expressão sexual. Nunca uso a palavra preliminar, pois, para mim, ela representa a criação de uma hierarquia por meio da linguagem que eleva alguns tipos de sexo como sendo "melhores" ou "mais parecidos com o sexo adequado". Existem pelo menos três problemas principais com a palavra "preliminares":

1. Marca um tipo de sexo (penetração do pênis na vagina) como sendo superior a todos os outros e o "evento principal", embora esse tipo de sexo beneficie mais as pessoas com pênis do que as pessoas com vaginas (vide "Lacuna do Orgasmo");
2. Sugere um sexo que segue uma fórmula definida, e, para a maioria das pessoas, previsibilidade e falta de novidades são geralmente menos excitantes em relação ao sexo:
3. Não inclui as pessoas LGBTs, pois sugere que muitos dos tipos de sexo que as pessoas LGBTs fazem não são "sexo de verdade".

Por favor, vamos tirar a palavra "preliminares" do nosso vocabulário e parar de usá-la a partir de agora. Sexo é muito mais do que um ato, e estaríamos todos melhor se começássemos a ver e falar sobre isso como tal.

Como somos nossas piores inimigas – a perpetuação de crenças sociais inúteis

Uma das muitas ironias da sociedade é que continuamos a apoiar e perpetuar ideias sobre sexo que nos causam grande sofrimento. E isso é algo que fazemos sem questionamento. Existem tantas ideias inúteis sobre sexo por aí que não são contestadas, de modo que eu provavelmente poderia ter escrito um outro livro inteiro cheio delas. Escolhi uma seleção aqui de algumas das minhas favoritas a serem desmanteladas na terapia sexual, pois são cruciais para a forma como vivenciamos o sexo e o desejo nos relacionamentos.

A facilidade do sexo espontâneo

Somos levadas a acreditar que o sexo deve acontecer de forma espontânea e fácil, sem nenhum esforço considerável de qualquer pessoa envolvida, e isso também está relacionado com a forma como vemos o sexo acontecendo na TV. Parece-me estranho que muitas vezes ouvimos muito sobre o esforço e investimento que as pessoas colocam em outras áreas de suas vidas, como, por exemplo, para manter uma dieta saudável ou para ficar em forma, ou quando querem criar mudanças ou manter algo dentro de um determinado padrão; ainda assim, frequentemente mantemos a crença de que o sexo deve funcionar bem sem nenhum esforço ou investimento.

A isso está ligada a ideia de que programar a intimidade física não é sexy. Provavelmente também está relacionada ao conceito de que o "bom sexo" deve ser espontâneo. Acho essa ideia de planejamento como sendo a antítese de se passar bons momentos muito interessante, pois levanta a seguinte questão: em que outros aspectos agradáveis de nossas vidas o planejamento leva à falta de emoção ou prazer? Quando você pensa sobre onde quer ir nas férias, passa um tempo pensando aonde quer ir, imaginando como será, imaginando-se lá se divertindo, imaginando o sol em sua pele ou como se sentirá relaxada... isso torna as férias menos emocionantes ou agradáveis? Seria melhor se você não soubesse que estava saindo de férias e fosse conduzida até o avião no último minuto, sem saber muito bem para onde estaria indo, não tendo feito as malas, sem saber se ainda tinha vontade de entrar em férias ou se estava pronta para as férias naquele momento?

Eu sinto que as pessoas estão de fato se referindo à ideia de que o conceito de agendamento do "sexo" é desconcertante quando recuam diante disso, e, de certa forma, é certamente possível que seja verdade, visto que a pressão e as expectativas podem ser verdadeiros assassinos do desejo (falarei mais sobre isso no capítulo 7). Mas há uma diferença entre arranjar tempo para uma conexão física e consentir antecipadamente em fazer sexo que você nem tem certeza se vai querer ou sentir vontade de fazer, e essa diferença é crucial. Pode ser muito sexy saber que há uma festa planejada para aquela noite, sem pressão, cheia de prazer e de intimidade, que pode levar a querer mais ou não. Além disso, saber que esse momento está planejado não só permite que vocês dois o antecipem e teçam suas fantasias (importantes gatilhos para a excitação e o desejo), mas também permite que você se programe, o que ajuda com os aspectos práticos de fazer com que a situação aconteça. Isso pode fazer com que você se certifique de desligar o telefone ou resistir a checar seus estressantes e-mails de trabalho, pode levá-la a fazer um esforço para chegar em casa no horário, ou não atender a ligação de sua tia, que pode levar uma hora. Também pode levá-la a tomar algumas medidas para se conectar com sua própria sexualidade e fazer o que precisa para sentir confiança em seu corpo, o que pode ser tomar um banho, vestir algo que a deixe confiante, ou criar o ambiente certo com o uso de música ou temperatura apropriada. Se você refletir sobre seu triângulo de "condições para fazer um bom sexo", haverá algumas dicas aqui sobre o que ajudaria a definir o tom para você.

A outra vantagem da intimidade física programada versus a espontânea é que ela estabelece um tom de expectativa entre vocês dois, o que lhes permite flertar e aumentar a expectativa ao longo do dia, ampliando a excitação um do outro (por exemplo, enviar uma mensagem de texto perguntando: "Como está o seu dia?" "Um pouco estressante pra falar a real! A única coisa que está me ajudando a aguentá-lo é mal poder esperar para relaxar com você mais tarde"). Quando se trata de sexo, e do fato de que ele requer que (pelo menos) duas pessoas estejam em sintonia ao mesmo tempo nesta agitada era moderna, por que não deveríamos nos conceder a vantagem do aviso de que estamos investidos em criar um espaço de intimidade física no qual o desejo pode florescer? Não é esta uma das maneiras mais óbvias de ajudarmos uns aos outros ao longo de nossas vidas sexuais?

O mito das três vezes por semana

Um dos meus prediletos mitos sociais absolutos sobre sexo e desejo é que deveríamos fazer sexo três vezes por semana. Eu amo este principalmente porque: a) é tão difundido (os casais geralmente me dizem que querem que sua vida sexual seja assim), b) é muito diferente da frequência com que sabemos que os casais realmente fazem sexo (como você ficou sabendo no capítulo 2), e c) não tem relação com a satisfação, nem com o desejo ou com o prazer sexual (a ideia de frequência como um marcador não nos diz nada sobre nossa experiência real de sexo). No entanto, isso persiste! Fico totalmente perplexa querendo saber de onde isso vem (diga-me se souber!), mas eu sei que se trata de um mito bastante resistente à extinção, além de ser a causa de uma quantidade enorme de estresse para muitas pessoas que sentem que seus colegas estão ganhando delas ao atingirem este número mágico de três vezes por semana.

Espere o pior para a sua vida sexual

Outra crença social inútil que eu acho que atrapalha muito o sexo em relacionamentos de longa data é a ideia de que haverá um declínio inevitável na satisfação ou na paixão sexual. Isso me entristece, pois uma vez que a aceitamos, ela pode acabar virando uma hipótese autorrealizável. Sim, para alguns casais, o sexo pode começar a perder seu encanto depois de alguns anos, devido a alterações normais no desejo, ou pode estar conectado a mudanças nos hábitos de como as pessoas se relacionam conforme vão se conhecendo mais, ou a mudanças nas circunstâncias de vida, como morarem juntos ou terem um filho. No entanto, infelizmente, a crença de que este é o início de um declínio inevitável costuma ser o que impede os casais de fazerem algo para corrigir a situação. Com conhecimento e investimento, o desejo pode ser sustentado ao longo de muitas décadas,[20] e a satisfação sexual não precisa diminuir, mesmo como consequência de mudanças normais no desejo ao longo de um relacionamento. O segredo para uma boa vida sexual a longo prazo é ser capaz de discutir e adaptar-se ao inevitável fluxo de desejo e sexo em um relacionamento. Na Parte Três, vamos aprender tudo sobre o que torna o sexo bom a longo prazo e como podemos adotar essas ideias e ver nossas vidas sexuais florescerem, mesmo quando a vida em si conspira contra nós. O problema é que, assim que acreditamos estar em uma inevitável trajetória descendente, sem escapatória e sem esperança, paramos de fazer qualquer tentativa de adaptação. A maneira como avaliamos nossas vidas sexuais e aquilo em que acreditamos sobre o desejo são elementos cruciais para como nossas vidas sexuais serão ao longo do tempo.

A monogamia reina suprema

A monogamia é possivelmente um dos melhores exemplos de um constructo social que influencia nossos comportamentos a tal ponto que achamos difícil enxergá-la como o que é: um constructo em si; em vez disso, nós apenas imaginamos que ser monogâmico é algo natural que os humanos fazem, e não um produto da influência das forças religiosas, econômicas e políticas em ação em nossa sociedade, como mencionado no capítulo 1. O que é fascinante em relação a nossa crença (uma crença cultural ocidental) no constructo da monogamia é que não somente ver os seres humanos como essencialmente monogâmicos nos leva a esperar que a fidelidade e a satisfação venham facilmente e sem esforço para nós, mas também acabamos nos deparando com uma grande desaprovação social daqueles que a contrariam, quer estejam contentes em suas relações sexuais ou não. Muitas vezes sinto que nossa aceitação da monogamia como inevitável e para a vida toda pode ser prejudicial para nossas vidas sexuais, pois remove nosso senso de liberdade para sair de um relacionamento, além de poder nos levar a subestimar o interesse e o entusiasmo sexuais de um parceiro ou de uma parceira de longa data, considerando-os garantidos, em vez de vê-los como algo a ser nutrido. Eu certamente não sou antimonogamia (ou contra qualquer estrutura de relacionamento), mas estou sugerindo que é útil refletir sobre como optamos pela monogamia (nós realmente optamos por isso, ou estamos apenas fazendo o que esperam de nós?).

Também tenho interesse em como o constructo social da monogamia como sendo "normal", ou mesmo "fácil, se vocês se amam", ajuda ou dificulta nossas vidas sexuais em termos do esforço que fazemos para nutri-la. Por exemplo, com a minha experiência clínica, eu vejo que uma expectativa de que a monogamia seja fácil, natural e algo a se esperar, mesmo na ausência de uma boa vida sexual juntos, pode ser uma suposição perigosa em um relacionamento. Como poderiam ser os impactos em nosso investimento em nossas vidas sexuais se víssemos a monogamia como não necessariamente fácil e, para muitas pessoas, dependente do relacionamento e da satisfação sexual?

Nossas identidades intersetoriais e sexo

Até agora, neste capítulo, falei muito sobre o contexto de gênero e o enorme impacto da identidade de gênero sobre as formas como pensamos e nos comportamos em relação ao sexo. O gênero é um constructo extremamente importante, pois não só é um dos constructos centrais que moldam como nos vemos, mas também o constructo social do gênero em nossa sociedade dita as regras de como devem ser nossas aparências, como devemos agir, nos vestir, nos comportar, desejar e "fazer" sexo. Da mesma forma, o impacto da política de gênero no ato do sexo em si é crucial para a forma como entendemos nossa satisfação e nosso desejo sexuais, pois o prazer e o desejo das mulheres são negativamente impactados pelas restrições à autonomia corporal, ao autoconhecimento, à assertividade, ao prazer, à reciprocidade e às expectativas para agradar.

Também falei sobre o contexto da sexualidade, principalmente porque há uma grande disparidade entre mulheres que fazem sexo com homens e mulheres que fazem sexo com mulheres em relação à sua experiência de prazer e satisfação, o que ilustra o enorme impacto do contexto da política de gênero e do gênero em si. Mas também fiz referências às formas como a experiência de fazer sexo com homens ou com mulheres traz consigo novas oportunidades e novos desafios para as mulheres em certos aspectos do sexo, como a experiência do prazer, a disseminação de roteiros sexuais, expectativas de gênero sobre o desejo, assim como o impacto que conviver com a heteronormatividade/homofobia/bifobia/transfobia pode ter sobre as formas como você se sente ou como é tratada em relação à sua expressão sexual.

Mas não devemos presumir que os contextos que compõem nossos históricos sexuais únicos, assim como nossos entendimentos e experiência também únicos, parem na questão do gênero e da sexualidade, e é decisivo que reflitamos sobre os outros aspectos de nossas identidades que moldam nossas vidas e experiências do mundo, os quais, por sua vez, fazem a diferença para nossa experiência de sexo. Para muitas de nós, alguns desses contextos podem parecer ainda mais influentes em nossa relação com sexo e desejo do que a sexualidade ou o gênero em si.

No início deste capítulo, falamos sobre a influência da mídia e como nosso consumo de mídia causa impactos na adesão das mulheres aos "roteiros sexuais". Grande parte dessas pesquisas (assim como acontece com grande parte da ciência) tem sido tendenciosa e focada em mulheres predominantemente brancas e, portanto, não levam em conta os diferentes fatores sociais e culturais, ou roteiros, que podem estar em jogo com a experiência racial de forma mais ampla. Recentemente, houve algumas tentativas importantes para corrigir esse equilíbrio, e alguns estudos relataram diferenças importantes no impacto da mídia sobre os roteiros sexuais disponíveis para as mulheres em intersecção com suas raças.

Sabemos que os roteiros sexuais de gênero são constrangedores e podem ser barreiras ao bem-estar sexual de todas as mulheres, e argumenta-se que a adesão a esses papéis sexuais diminui o direito sexual e o empoderamento das mulheres. No entanto, não devemos presumir que as mulheres negras estejam expostas aos mesmos roteiros de gênero em torno da sexualidade que as mulheres brancas. Há importantes diferenças sócio-históricas que nos informam como as mulheres negras são julgadas, estereotipadas e tratadas de forma diferente em comparação com as mulheres brancas em torno de questões de sexo e sexualidade, devido ao impacto do racismo em nossa sociedade.

Um exemplo disso é um estudo que descobriu que mulheres negras relataram se sentir preocupadas em se afirmar e defender suas próprias necessidades em termos sexuais por medo de reforçarem estereótipos negativos (prejudiciais) de que as mulheres negras "são excessivamente sexuais ou animalescas".[21]

Também podemos ver a influência do racismo, da opressão e da violência, no que diz respeito às mulheres negras, na pornografia convencional, em que vídeos com uma mulher negra regularmente recebem títulos que fazem alguma referência ao fetiche de sua raça, ou que contêm uma referência à dinâmica dela se submetendo a um homem branco ou sendo humilhada por ele. São essas ideias prejudiciais que levam a uma sociedade em que agressões sexuais contra mulheres negras são tragicamente muito comuns e menos propensas a resultar em condenações.[22]

O importante aqui é que a cultura, a sociedade e nossos contextos únicos têm uma influência muito maior em nossa experiência individual de sexo e desejo do que poderíamos reconhecer. Se quisermos ter uma boa relação com sexo e desejo, devemos prestar atenção em como quem somos moldou nosso aprendizado social sobre a intersecção entre sexo e raça, cultura, idade, habilidade física, tamanho/forma corporal, classe e religião.

Os potenciais impactos positivos e negativos de todos esses outros contextos de nossas identidades sobre sexo são tão grandes que justificam um livro inteiro (e já *são* muitos os livros dedicados a cada um deles), então eles ficaram de fora do escopo deste capítulo. Apesar disso, pode ser realmente importante examinar os papéis dos diferentes contextos que compõem quem você é para descobrir com quais das mensagens sociais sobre sexo provenientes desses contextos você concorda e quais rejeita, quais estão em congruência com seu alinhamento e quais se chocam com ele, e quais estão ajudando ou dificultando sua expressão sexual atual, incluindo o desejo.

No final deste capítulo, proponho um exercício para que você analise isso e para tornar explícitas essas mensagens que são implícitas, para que você possa "dar nome ao jogo" e se sentir com mais poder sobre esses contextos do que eles atualmente têm poder sobre você.

Dado que a sociedade tem um impacto tão negativo em nossas vidas sexuais e em nosso desejo, por que não falamos mais sobre isso? Em primeiro lugar, há várias coisas sobre as quais nós, como sociedade, simplesmente não falamos, e, portanto, não temos conhecimento de nossas próprias sexualidades. Não nos dizem muito sobre como nossos corpos funcionam, ou que não há problema algum em pedir sexo sem penetração, ou que outras mulheres se sentem da mesma maneira como nós, que ainda é "sexo" se não houver penetração, que não somos incomuns e que as chances não nos favorecem para que cheguemos a orgasmos da forma como esperam que cheguemos, especialmente se nos basearmos no que vemos na TV.

Em segundo lugar, nós damos uma importância excessiva a essas coisas. Nós nos preocupamos com a possibilidade de as pessoas nos julgarem incomuns, com fugirmos muito das normas, nos preocupamos com o prazer ou com a decepção de um parceiro como sendo mais importante do que o nosso próprio prazer, além de nos preocuparmos com as mudanças no status quo. Isso tudo é compreensível, pois está enraizado em nós como animais sociais, com o desejo de nos conformarmos e nos enquadrarmos, bem como está enraizado na política de gênero persistente e prejudicial em um nível institucional e linguístico.

Porém, o que é ótimo sobre sexo é que, visto que acabei de compartilhar com você todas as maneiras pelas quais o sexo é um conceito socialmente determinado, sexo também é algo que pode passar por mudanças ao longo do tempo. Esses movimentos vêm com mudanças nas ideias dominantes, alterações na forma como usamos a linguagem, à medida que outros valores culturais (tal qual estruturas alternativas de relacionamento, como, por exemplo, o feminismo) também mudam. Apesar dos limites que nossas crenças sociais atuais colocam em nossas vidas sexuais, também sabemos que essas narrativas e esses roteiros passaram por mudanças nos últimos 100 anos. Até mesmo nos últimos 50 anos. Então, podemos escolher nos rebelar, podemos optar por não nos conformarmos, além de sermos capazes de falar sobre o que funciona ou não para nós. Podemos decidir rejeitar os roteiros e a linguagem restritiva que não nos servem.

Podemos experimentar pedir para fazer as coisas de forma diferente e perceber os efeitos disso sobre nós, sobre nossos parceiros, sobre nossa satisfação mútua e sobre nosso desejo ao longo do tempo. Podemos acrescentar coisas ao reescrevermos esses roteiros.

Talvez esteja na hora de trazermos nossa política para o quarto, não?

Leve mensagens para casa deste capítulo

- Nossa sociedade, nossa cultura e sua interação com nossos contextos individuais (gênero, raça, sexualidade, idade) têm um enorme impacto em nossas vidas sexuais, muitas vezes mais poderoso do que achamos que seja.
- Esses roteiros sexuais e essas normas culturais podem ter um impacto direto e indireto no desejo, criando a ilusão de que este é menos potente para as mulheres, definindo o sexo como algo que nem sempre produz prazer para nós, ou tirando nossa capacidade de sermos assertivas.
- A linguagem é um veículo-chave para normas sexuais e mantém estruturas em relação ao sexo limitadoras para experiências sexuais positivas e para o prazer, além de criarem uma percepção restrita de "sexo".
- A mídia e a pornografia têm um grande papel a desempenhar na manutenção de roteiros sexuais, e isso se torna ainda mais relevante em comunidades com má educação sexual em casa ou na escola.
- Crenças sociais sobre sexo em relação às mulheres não são uniformes, e ser negra, gay, mais velha ou ter uma deficiência mudará a natureza das ideias sobre sexo a que estamos expostas.
- Apesar de não acreditar em algumas dessas ideias sobre sexo ou em como devemos nos comportar em nossa sociedade, seremos afetadas por elas e é possível que nos peguemos seguindo-as mais em determinados estágios de nossas vidas (por exemplo, aceitar lacunas de orgasmo no sexo casual) ou vivenciando consequências negativas

por nos rebelarmos contra essas ideias (por exemplo, sermos chamadas de "puta").

- Entender o impacto dessas crenças sociais dominantes e como elas podem afetar pessoalmente nossas próprias experiências sexuais pode ser a chave para mudar as formas como nos relacionamos com o desejo. Entre outras coisas, é possível que não nos sintamos capazes de pedir por aquilo de que gostamos, que sintamos que nosso prazer não é importante em comparação com o de outra pessoa, ou que fiquemos excessivamente focadas na importância de nossas aparências.

Exercício:

Reflexão – Sua biografia sexual

Reflita sobre seu histórico sexual desde o início de sua vida, o tanto quanto dele você conseguir lembrar, e redija um histórico de sua sexualidade emergente a partir do seguinte:

- Suas primeiras memórias de seu corpo e autotoque e quaisquer reações que você se lembra que sua família teve em relação a isso;
- Como se referiam às partes do corpo quando você era nova;
- Consentimento em torno de sua autonomia corporal;

- Quaisquer experiências sexuais indesejadas, não importando o quão "menores" você sinta que tenham sido;
- Como sua sexualidade começou a emergir com a puberdade, e o orgulho ou a vergonha que você sentiu em relação a ela;
- Como se falava sobre sexo, e o que estava implícito nessas conversas;
- Como os adultos relevantes em sua vida demonstravam suas sexualidades, e o que você tirou disso;
- Como você se sente em relação ao seu corpo desde jovem. Do que você consegue se lembrar de ter pensado e sentido em relação a seu corpo, incluindo pelos do corpo, sua vulva, seu peso, seus seios. Como eram as mensagens sobre como "deveria" ser sua aparência;
- Qual foi a sua experiência no começo de sua menstruação, quando começou a ter suas primeiras sensações de tesão, suas primeiras experiências sexuais, e que papel você aprendeu a desempenhar no sexo desde cedo;
- O que você aprendeu sobre o que era importante fazer ou não no sexo, e por quê. O prazer de quem foi priorizado, e como você se sentia em relação a isso na época;
- Com quem você conversava sobre masturbação e sobre sexo;
- Qual foi a contribuição de sua raça, cultura, habilidade, religião ou idade para esta jornada;
- Quais foram as mensagens que você recebeu da TV, de revistas ou pornografia, e como elas fizeram a diferença para você;

- Que mensagens sobre sexo você internalizou e que foram inteiramente devido ao gênero;
- Como o que você sabia (ou não sabia) sobre seu próprio corpo fez a diferença para sua jornada sexual.

Depois de escrever o histórico de sua sexualidade para si, pense no seguinte:

1. O legado desta história para qualquer parte de sua vida sexual hoje em dia (positivo e negativo);
2. Se você continua a ser influenciada por ideias sobre sexo ou seu corpo com que você de fato não concorda e de que, conscientemente, deseja tentar se afastar;
3. Reflita sobre como você pode fazer isso. Por exemplo, algum dos seus contextos culturais e sociais atuais está reforçando essas ideias? Um bom exemplo disso é a imagem corporal – é raro conhecer uma mulher que se sente feliz com seu corpo ou com seus genitais quando nua. Isso se deve principalmente à constante enxurrada de imagens na mídia com representações de corpos "perfeitos". Uma boa maneira de começar a lidar com isso é mudar aquilo a que você se expõe – por exemplo, fazendo uma curadoria de seus *feeds* de mídias sociais. Com o tempo, ser exposta a imagens de mulheres normais, uma variedade de vulvas e positividade corporal fará uma grande diferença na forma como você se sente em relação a seu próprio corpo;
4. Estar ciente dessas influências é um passo importante para tirar parte do poder delas, mas você também pode

fazer mudanças na maneira como age em relação a elas. Por exemplo, se você sempre acreditou que falar sobre sexo é vulgar, fale mais sobre isso com amigos ou um parceiro (ou com uma parceira). Se você sempre fingiu orgasmos, veja o que acontece se não fizer isso. Se você só faz sexo que termina com penetração do pênis na vagina, experimente mudar essa situação. Às vezes, você poderá ter de sair de sua zona de conforto, mas o impacto de rejeitar esses roteiros de forma ativa é fundamental para mudar o peso da influência deles na sua vida sexual.

CAPÍTULO 5

Sexo em nossos relacionamentos

"Queremos que seja como era no início"

Em uma era em que a luxúria e a paixão dominam nossas perspectivas do que é uma boa conexão sexual, e muitas vezes é assim que uma "boa vida sexual" é representada para nós na tela, parece ser um dos Santos Graals da cultura popular ter uma vida sexual na qual a paixão pode durar com o passar do tempo. Nas sessões de terapia, vejo muitos casais que vêm se consultar comigo por quererem que "as coisas sejam como eram no começo". Embora a terapia sexual possa criar grandes mudanças nas vidas sexuais das pessoas se elas estiverem comprometidas com o processo, muitas vezes é importante saber que os sentimentos que podemos ter nos estágios iniciais de um relacionamento – em que somos levadas à distração pelo desejo, pela luxúria e por pensamentos obsessivos – não podem realmente durar. Outra coisa toma seu lugar – uma oportunidade de conhecer outra pessoa intimamente (física, sexual e emocionalmente), assim como a base de um relacionamento (de qualquer tipo e estrutura), que pode levar a crescimentos nos níveis pessoal, sexual e emocional.

É possível fazer sexo bom para sempre?

É absolutamente possível manter altos níveis de satisfação sexual e desejo enquanto fizer sexo com a mesma pessoa repetidas vezes, mas isso requer algum investimento e, para a maioria, algum esforço. Os estágios iniciais das relações sexuais tendem a ser elevados em termos de luxúria e desejo, e essa época é caracteristicamente diferente dos estágios mais estabelecidos de nossas vidas sexuais, quando conhecemos nossos parceiros em um nível mais profundo. Uma das grandes crueldades disso é que, para muitos casais, aquilo que valorizam em um relacionamento de longa data (segurança, conhecer completamente outra pessoa) pode trazer consigo um excesso de familiaridade e previsibilidade que nem sempre é ideal para nossas vidas sexuais. Se adicionarmos a essas mensagens sociais inúteis e imprecisas que você deve frequentemente desejar fazer sexo com um parceiro em um relacionamento, sem ter que fazer nada para desencadear esse desejo, então podemos começar a entender por que a insatisfação sexual nos relacionamentos é uma experiência muito comum.

Essa afirmação pode ser óbvia, mas sexo acontece em um contexto de outras dinâmicas de relacionamento, e isso significa que os níveis de contentamento, irritação, jogo de poder e conexão/desconexão na relação influenciam como sentimos que podemos (e queremos) ser e estar em relação ao sexo. Fazer sexo com parceiros casuais ou mesmo com estranhos também não está imune ao impacto da relação (mesmo que seja de apenas uma hora), influenciando a forma como agimos sexualmente – mas há uma diferença óbvia em sermos menos conhecidas por eles e também os conhecer menos. Durante o sexo, podemos nos ver querendo ser apaixonadas, criativas, assertivas, subservientes, silenciosas, agressivas, tímidas, sérias, sensuais, dominantes, brincalhonas – todos os tipos de coisas. Para algumas de nós, fica mais fácil agir de determinadas maneiras em nossas expressões sexuais com um estranho, pois ser uma "página em branco" aos olhos deles pode permitir que nos sintamos menos autoconscientes ao mostrarmos uma variedade maior dessas versões contrastantes de nossos "eus" sexuais. Podemos nos sentir livres do medo de que eles vão perceber isso como algo incomum e dizer: "Eita! O que está acontecendo com você? Normalmente você não é assim!". Para algumas pessoas que podem se sentir restritas em relacionamentos de longa data, essa liberdade é capaz de permitir uma maior variedade na expressão de seus "eus" sexuais.

Para outras, correr o risco de mostrar diferentes lados de seus "eus" sexuais é mais fácil na segurança de um relacionamento, no qual se sentem seguras para tentar coisas novas, expressarem-se de forma plena e serem totalmente livres. Neste ponto, vale a pena considerar suas "condições para fazer um bom sexo" que você começou a montar no capítulo 3. Que tipos de formas de ser você anotou sob o item excitação psicológica? Quantas dessas formas você sente que consegue trazer para sua vida sexual no momento? Há algum tipo de expressão sexual que pareça estar fora dos seus limites por algum motivo? Há lados do seu eu sexual preferido, como mostrar agressão ou abrir mão do controle, que são mais fáceis de serem realizados com alguém em quem você confia ou com um completo estranho?

Conheci muitas pessoas no meu trabalho clínico envolvidas em relacionamentos de longa data que anseiam por fazer sexo com um estranho, não inteiramente pela novidade do estranho em si, mas, sim, pela novidade de ser possível que sejam pessoas diferentes. Assim como acontece de o ato físico do sexo passar de vulnerável a previsível com o tempo, o mesmo pode acontecer conosco, como desempenhadoras deste ato. Corremos o risco de nos tornarmos estereotipadas, e os nossos lados que mostramos sexualmente podem se tornar restritos e previsíveis. Antes que percebamos, nos sentimos restritas em relação a que papéis podemos desempenhar ou quem podemos ser, de um modo que remove a variedade de nossas próprias expressões sexuais.

> Antes de Tom, Jess gostava de diversidade em termos de quem ela sentia que era sexualmente, e gostava de ser tanto submissa quanto dominadora de formas sutis, além de também gostar de fazer sexo apaixonadamente, o que parecia frenético, e também sexo mais lento, íntimo e sensual. Quando conheceu Tom, ela gostou do fato de que eles tinham muito sexo íntimo e sensual, e isso se enquadrava com o fato de que ela se apaixonou por ele. Além disso, a intensidade de sua conexão emocional era alta. Vários anos depois, eles ainda estavam apaixonados, mas Jess se sentia sufocada pela dinâmica sexual entre eles. Não que ela não gostasse do sexo íntimo lento e sensual que eles faziam – ela ainda gostava. Mas ela perdeu uma parte de si mesma sexualmente que antes valorizava, a variedade expressiva que permitia que o sexo e crucialmente sua própria expressão sexual fossem muito mais diversificados.

Você deve estar se perguntando o que isso tem a ver com o relacionamento deles, não? Afinal, isso tem a ver com Jess e com o que Jess quer, e não Tom. Mas Jess vê a si mesma e a sua maneira de estar na relação pelos olhos de Tom. Suas personalidades sexuais foram definidas pelo sexo que eles vinham fazendo, e então Tom vê Jess como uma pessoa sensual e íntima sexualmente. Percebendo isso, Jess se sente constrangida em atuar fora dos moldes deste papel, então ela não tenta mostrar seus lados dos quais sente falta.

Ela também acha difícil articular o papel que gostaria que Tom interpretasse sexualmente às vezes, que é ser assertivo, dominante, egoísta e impulsivo. Os limites que a dinâmica do relacionamento de Tom e Jess inserem em sua expressão de sexualidade os colocam em risco – não apenas de tédio sexual, mas também de Jess se sentir motivada a buscar essa interação em outro lugar. Somos todos capazes de fazer sexo sem negociação fora de uma relação monogâmica, por uma enorme variedade de razões, mas às vezes essas razões estão ligadas a partes de nossa sexualidade que são sufocadas, e não a nossos sentimentos sobre nossos parceiros sexuais.

Não devemos ser enganadas e levadas a pensar que a monogamia é fácil para a maioria das pessoas, especialmente se estivermos cortando as asas da expressão plena de nossas personas sexuais ou as de nossos parceiros, pois, muito definitivamente, não é assim que as coisas funcionam. Na verdade, foi sugerido que a monogamia pode ser mais difícil para as mulheres do que para os homens, devido a seu impacto a longo prazo no desejo.[1] Como o Reino Unido tem sido em grande parte uma sociedade monogâmica nos últimos séculos (apesar de muitas evidências de que a monogamia não funciona para muitas pessoas), há uma suposição de que ela seja "natural", fácil, que é assim que funcionam os seres humanos, ou que a monogamia não requer nenhum esforço. Encontrar-se nesta posição é algo potencialmente perigoso se quisermos sustentar a monogamia, pois implica que esta funcionará para nosso relacionamento sob qualquer tensão, circunstância ou condições. Também implica que existem pessoas "boas e fiéis" e pessoas que não são assim, o que é igualmente inútil. A verdade é que escolher a monogamia como estrutura de relacionamento pode ser tão "desafiador" quanto optar por uma estrutura de relacionamento diferente, e deve ser abordada como tal.

Pode ser válido fazer uma pausa aqui e refletir sobre se há algum lado do seu eu sexual que você gostaria de mostrar, mas atualmente se sente restrita e não o mostra nem o expressa. Fantasias não são necessariamente indicativas do que queremos na vida real, mas há alguns paralelos interessantes com a forma como nos vemos em nossas fantasias (no controle, apaixonadas, devoradas, tomadas, poderosas) e no que podemos desfrutar mais em nossas expressões sexuais na vida real. Certas pesquisas fascinantes de Justin Lehmiller em 2018 sobre algumas das fantasias mais comuns e o que elas significam para as pessoas sugerem que fantasias podem ser uma janela para nossas próprias preferências sexuais quando não nos sentimos restringidas pelo que a sociedade dita para nossas vidas sexuais.[2]

Por que sexo é importante?

Quando um casal me consulta sobre problemas com desejo ou frequência de sexo no relacionamento, *quase nunca* tem a ver com a quantidade de desejo ou frequência de sexo no relacionamento. Uma das tarefas envolvidas em se fazer uma mudança significativa na vida de um casal que está enfrentando dificuldades em relação a isso é entender qual é o verdadeiro problema. Quero dizer com isso que o ponto-chave para descobrirmos como nos sentimos a respeito de nossas vidas sexuais é o entendimento do significado do sexo para nós como indivíduos e para nossos relacionamentos. Só então poderemos saber o que sentimos que estamos perdendo, caso o sexo não esteja acontecendo com tanta frequência quanto um ou ambos gostariam, ou da maneira como gostariam que fosse. Só quando soubermos disso, poderemos entender o custo do problema para aquele casal e por que isso pode estar incomodando-os agora. Para Jess, sua preocupação com o sexo era que ela sentia que a dinâmica do relacionamento ou os hábitos sexuais que ela e Tom haviam adquirido estavam sufocando sua própria expressão sexual. Mas quais eram as crenças e suposições por trás de como as vidas sexuais deles funcionavam ou não?

Conforme fomos nos aprofundando em nossas conversas, ficou claro que a preferência de Tom sobre como eles faziam sexo não estava apenas ligada a suas "condições para fazer um bom sexo", mas, sim, à sua percepção da identidade do relacionamento que eles tinham. Tom explicou que estava desesperadamente apaixonado por Jess e que queria que isso fosse representado em suas vidas sexuais. Hesitante e nervosa, Jess explicou que às vezes ela ansiava por mais "sexo animalesco" e fantasiava em ser "tomada" por Tom de uma forma que tivesse a ver com o desejo físico dele por ela, e não ligado à sua conexão emocional. A princípio, Tom ficou chocado e chateado com essa revelação, pois sentiu que essa mudança acarretaria uma alteração para pior no relacionamento deles.

Ele sentia que o sexo animalesco ao qual Jess estava se referindo representava uma maneira como os homens tratavam as mulheres quando não as respeitavam. Conversamos mais sobre isso e começamos a entender essa mudança na preferência de Jess como tendo tanto a ver com a vontade dela de querer revisitar e expressar todos os seus lados sexualmente, como sempre fez, quanto querer alguma variedade nos papéis que eles interpretavam, sexualmente falando, pelo bem da novidade em suas vidas sexuais. Mas também entendemos que isso estava conectado ao impacto de que eles estavam juntos havia sete anos, pois Jess explicou que sabia que Tom a amava intensamente, e ela era muito grata por isso, mas que, depois de todo esse tempo, ela ansiava por se sentir desejada por ele, e que esse era um dos motivos pelos quais essa fantasia em particular era uma das favoritas dela.

Também é importante notar aqui que a suposição de Tom de que sexo sensual = amor, e sexo animalesco = desrespeito são um aspecto importante do quadro em questão, já que essas mensagens sociais e de gênero sobre como os homens devem tratar as mulheres influenciam o sexo que Tom se sente inclinado a fazer. Essas crenças podem ser as "condições individuais de Tom para fazer bom sexo", mas, para Tom (como para todos nós), suas condições para um bom sexo são fortemente influenciadas pelo papel da sociedade, das políticas de gênero e de seu aprendizado sobre sexo até o momento. É interessante notar que também é possível que haja lados do eu sexual de Tom que ele esteja refreando por medo de parecer desrespeitoso ou banalizar seu amor, com base em suas suposições sobre como o sexo deveria ser ou em suas visões do cuidado para com a mulher. A dinâmica do relacionamento, os hábitos, a comunicação e falta dela são pontos cruciais para o bom sexo e o foco deste capítulo, mas cada pessoa no relacionamento traz consigo suas próprias crenças, atitudes e experiências anteriores, que moldam a dinâmica da relação. A interação dos dois se desenrola na dança sutil e muitas vezes silenciosa entre nós.

Para Jess e Tom, suas vidas sexuais foram prejudicadas pelas limitações, pela rotina e pelos hábitos que seu relacionamento havia adquirido, pois estes restringiam suas expressões sexuais, o que estava fortemente relacionado com os significados que eles abstraíam de agir de forma diferente. Mas os significados que moldamos sobre sexo em nossos relacionamentos nem sempre estão ligados às formas como nós (ou nossos parceiros e parceiras) somos em termos sexuais, mas às vezes têm mais a ver com o quanto queremos sexo ou com a importância que percebemos que nossos parceiros ou nossas parceiras colocam nele.

> Lucy estava preocupada que Gina parecia querer muito menos sexo agora do que logo que elas iniciaram o relacionamento. Ela começou a se preocupar com o fato de Gina não a achar mais atraente, mas ela não expressou essa preocupação a ela abertamente. Em vez disso, Gina deixava sua insatisfação com a falta de sexo sair em comentários sarcásticos durante

> as discussões. Lucy estava desesperadamente preocupada que Gina não a achasse mais atraente, pois era isso que havia provocado o fim de seu último relacionamento, o que abalou sua confiança.

As preocupações de Lucy parecem estar voltadas para a quantidade de sexo que elas estão fazendo em seu relacionamento, mas há uma grande chance de que esta seja apenas uma preocupação superficial. Lucy interpretou a mudança na frequência do sexo como um sinal de que havia algo errado e que fosse mais alarmante do que isso.

Para Lucy, Gina não querer sexo tanto quanto ela queria sinalizava que ela simplesmente não era boa o suficiente, não era atraente o suficiente. Lucy internalizou o problema como se tivesse a ver com ela (embora, na verdade, Gina não tivesse ideia de que Lucy estivesse com esses pensamentos na cabeça, visto que Gina estava acostumada com o fato de que Lucy fazia piadas que diziam que *ela* era o problema). Para outras pessoas, diferenças no desejo por sexo podem despertar temores de uma falta de compatibilidade fundamental, além de preocupações com o futuro do relacionamento.

Nossas crenças individuais sobre o significado do sexo são importantes nos relacionamentos, mas também podemos ver o impacto das crenças sobre sexo na sociedade infiltrando-se em nossas próprias crenças e criando um problema onde necessariamente não existe problema algum. Lucy talvez estivesse se referindo à forte crença social de que o valor e o papel sexual de uma mulher são fortemente baseados em sua aparência, ou talvez um medo relacionado ao mito da "morte lésbica na cama". Outras crenças que afetam o significado pessoal que abstraímos de uma mudança em nossas vidas sexuais podem ser: *Você não deveria ter que ter trabalho para fazer sexo, isso é algo que simplesmente acontece* e *Deve-se fazer muito sexo em relacionamentos para que estes sobrevivam.* O impacto da sociedade, esboçado no capítulo anterior, é crucial aqui, porém, geralmente, o mais importante é que exista algo no relacionamento que tenha permitido que isso se enraizasse e se tornasse um problema. É provável que se Lucy tivesse expressado suas preocupações antes, ela poderia ter recebido a garantia de que precisava e a mudança em sua vida sexual poderia não ter parecido um problema. Falar sobre sexo pode parecer fácil, mas, como todos nós provavelmente sabemos, é tudo, menos isso.

Comunicação e iniciação

Muito se escreveu sobre a importância da comunicação para uma boa vida sexual. Sabemos por meio de pesquisas que as pessoas que são mais capazes de falar sobre sexo com parceiros e parceiras desfrutam mais de suas vidas sexuais,[3] e que se comunicar sobre atos sexuais age como um amortecedor para uma queda no desejo,[4] o que inclui ser capaz de falar sobre aquilo de que você gosta, de que não gosta, de suas fantasias e de seus desejos, além da evolução no que você quer, em suas necessidades e preferências. Soa simples, certo? Bem, poderia ser, caso não tivéssemos em nossos alicerces todos os vãos em que poderíamos cair, assunto abordado no capítulo 2. Estar sem prática, não ter as palavras certas, sentir vergonha ou ser criado(a) com a crença de que falar sobre sexo é grosseiro... tudo isso pode ser um obstáculo.

Falar com as pessoas sobre como nos sentimos e o que desejamos pode fazer com que nos sintamos incrivelmente vulneráveis e ansiosos(as) – vejo isso o tempo todo na terapia sexual, mesmo nas pessoas mais confiantes e francas. Não importa o quão bons sejamos ao falarmos sobre as coisas de modo geral, ainda estamos todos lutando contra isso, pois vivemos em um mundo onde não está certo falar sobre sexo, o que acaba sendo importante por diversos motivos. Em primeiro lugar, porque nossa sexualidade (nossos desejos, nossas necessidades e preferências) muda no decorrer de nossas vidas, e nós e nossos parceiros ou nossas parceiras precisamos saber conversar sobre isso, para que possamos nos adaptar a essas ocorrências. Por exemplo: "Desde que fiquei grávida, eu realmente gosto de sexo com penetração de uma forma que eu não curtia tanto antes, podemos começar a fazer mais isso?".

Em segundo lugar, a própria natureza do sexo é a negociação. Em um nível mais amplo, pode ser "Que tipo de vida sexual queremos ter como casal?"; uma semana depois, poderia ser "Eu quero sexo agora, e você?"; e, no momento, negociações como "Eu quero fazer X com você, mas não tenho certeza se você quer isso ou não". A negociação desprovida de comunicação é difícil.

Imagine tentar fazer qualquer outra coisa na vida em parceria com outra pessoa sem ser capaz de falar sobre o assunto? Falar sobre sexo é essencial para a negociação, e a negociação é crucial para o bom sexo. No início de um relacionamento, ou quando as coisas vão bem, pode parecer que o sexo simplesmente acontece e a negociação é desnecessária, o que não é estritamente verdade, mas pode ser mais facilmente mascarado durante esse estágio inicial, quando o desejo e o tesão se encontram em níveis altos. No entanto, surge o desafio quando queremos algo diferente, quando nos deparamos com problemas ou quando a vida se interpõe em nossas vidas sexuais. A essa altura, podemos estar sem prática em negociações sobre sexo, mas voltar a essa prática pode ser especialmente difícil se acharmos que falar um com o outro e ouvir um ao outro já é um desafio em si, mesmo em não se tratando de sexo. Também pode ser difícil se ambos ficarmos um pouco na defensiva em relação ao nosso relacionamento sexual ou, em geral, acharmos difícil afirmar nossos desejos e nossas necessidades.

Por último, a comunicação no sexo é importante porque somos fortemente influenciados pelo mundo em que vivemos e, a menos que possamos declarar explicitamente o contrário, corremos o risco de sermos forçados a nos encaixar em um modelo de como a sociedade nos diz que o sexo *deveria ser*. Isso pode ser o que achamos que deveríamos fazer com base em roteiros sexuais, em vez do que, *na verdade, nós queremos*. Por exemplo, podemos precisar dizer ativamente: "De fato, para ser honesta, eu poderia fazer ou não sexo com penetração. Podemos não fazer isso sempre? Na verdade, eu ficaria feliz se apenas 10% do nosso sexo terminasse assim, ou então o sexo com penetração será considerado o nosso principal evento e isso afetará nossa satisfação e o nosso desejo a longo prazo, caso não tenhamos predileção por ele".

Eu poderia compartilhar com vocês um milhão de exemplos de casais com quem trabalhei. Tudo, desde a dificuldade em pedir para usar lubrificante ("ele(a) verá isso como um sinal de que não estou excitada o suficiente"), até pedir sexo oral ("tenho quase certeza de que ele(a) não gosta, porque não o faz com frequência") a como o sexo é iniciado ("ele(a) acha que eu gosto quando morde minha orelha, mas eu acho desagradável"). Quase sempre, um dos pontos críticos da virada na terapia se dá quando algo que nunca foi dito antes é falado em detalhes, e descobrimos que nenhuma das pessoas estava certa em relação ao que achava que o outro pensava a respeito da questão. Na terapia, às vezes nos referimos a isso como "a diferença que faz a diferença" (uma frase cunhada pelo terapeuta sistêmico Gregory Bateson).[5] Esses pontos cruciais, essas reviravoltas de inflexão na terapia, demonstram o poder que "não falar sobre os problemas" tem de nos manter presos a antigos e inúteis padrões. Na minha opinião, sexo é a área de nossas vidas e dos nossos relacionamentos mais propensa a sofrer falhas de comunicação. Para manter o sexo bom e beneficiar nosso desejo a longo prazo, falar sobre sexo é crucial.

Como mencionei antes, parece simples, mas todos sabemos que ser ditado pela sociedade que não se fale sobre isso, não ter as palavras para falar disso ou não se sentir confortável em dizer o que pensa e como se sente em relação ao tema em voz alta pode dificultar as coisas.

Imagine tentar encomendar alguns livros novos que você esteja querendo ler em uma livraria, livros estes que, por sua criação, fizeram com que você sentisse vergonha de comprar. Os títulos dos livros que você deseja comprar contêm palavras que você nunca disse em voz alta, além de outras que você associa com constrangimento. Há, ainda, o impacto adicional de que a sociedade nos leva a sentir vergonha de encomendar esses livros, já que as pessoas podem olhar para você e esperar que você queira livros totalmente diferentes (ou livro algum).

De certa forma, quando estou fazendo terapia sexual, sou a pessoa que trabalha na livraria. Tento fazer com que os clientes sintam que é perfeitamente normal que eles "façam suas compras aqui", ou ajudo-os primeiramente apresentando a eles alguns títulos de livros que possam interessá-los, sem qualquer preconceito em relação àquilo de que eles podem gostar (além disso, ser a primeira pessoa a dizer as coisas pode ser difícil, então fica mais fácil se eu der a partida). Posso fazer algumas sugestões de bons títulos se eles estiverem realmente tendo dificuldades, encorajando-os a tentar não ser influenciados pelo que eles acham que os outros vão ler. Mesmo com alguém como facilitador, falar sobre sexo pode ser difícil, porém, sem uma boa comunicação, nossas vidas sexuais e nosso desejo com isso padecerão.

Você mesma saberá como é fácil ou difícil falar sobre *qualquer coisa* geralmente complicada em seu relacionamento, e este pode ser um bom barômetro a ser considerado para medir como a comunicação pode ajudar ou atrapalhar sua vida sexual, visto que sexo é geralmente mais difícil de se discutir do que a maioria de outros assuntos. Como você sente que está a comunicação entre você e seu parceiro ou sua parceira atualmente? Você se sente ouvida? Levada a sério? Os tópicos difíceis são abordados com facilidade ou não? Eles são rapidamente postos de lado quando entram no campo da dificuldade, ou vocês dois conseguem persistir e encontrar uma maneira de mergulhar no assunto, mesmo que tenham de lidar com o desconforto? Um de vocês usa o humor de uma forma que o outro acha desdenhoso? Um de vocês gostaria que o outro usasse um pouco mais de humor para amenizar o tom da conversa? Um (ou ambos) interpreta(m) qualquer conversa difícil como crítica ou fica(m) com medo e na defensiva? Vocês se sentem capazes de assumir a responsabilidade por tudo o que estiverem falando em igual medida, ou um de vocês sempre parece carregar o fardo da culpa? Vocês enfrentam dificuldades em não estarem "certos"? Ambos conseguem, de fato, real e atentamente escutar e não ouvir as palavras apenas, mas também os sentimentos por trás delas? Vocês conseguem admitir que estavam errados(as) e pedir desculpas?

Há muita ajuda disponível para melhorar sua comunicação como um casal em geral, e se a leitura desta parte levou você a pensar que poderia fazer algumas mudanças a esse respeito, eu recomendo que primeiramente encontrem uma maneira de trabalhar a comunicação externa de suas vidas sexuais, para que as mudanças que realizarem também beneficiem o que acontece em suas vidas sexuais. Mais adiante, na terceira parte deste livro, revisaremos a ideia de como falar sobre como efetuar mudanças em sua vida sexual de uma forma que funcione, e recomendarei algumas estratégias, as quais serão úteis apenas se ainda não houver problemas fundamentais em sua comunicação, os quais poderiam ser resolvidos com abordagem. Portanto, caso necessário, tome medidas em relação a isso agora.

Claro, poderíamos ser perdoadas por pensar que a comunicação sobre sexo gira principalmente em torno de falar sobre ele. Na verdade, existe toda uma série de comunicações complexas não verbais ou indiretas que usamos para nos comunicarmos na ausência de palavras, ou além delas, as quais podem ser tão úteis quanto problemáticas. Vejamos o exemplo de Axa e Jack:

> Axa pensava em Jack durante o dia no trabalho e geralmente se sentia contente e sortuda por estar em um relacionamento com ele. Ela decidiu que seria ótimo fazer sexo esta noite, principalmente porque queria demonstrar seu amor por ele, mas também porque aquilo a fazia se sentir nas nuvens por se conectar com ele dessa forma. Axa envia uma mensagem de texto para Jack dizendo: "Vamos passar uns momentos aconchegantes hoje à noite, J", esperando que Jack entenda o

> que ela quer dizer com a mensagem. Quando chegam em casa, Axa veste uma roupa que ela sabe que Jack gosta e põe para tocar músicas que ela acha sensuais. Jack chega em casa e fica visivelmente satisfeito ao vê-la, mas parece distraído com algo que possa ter acontecido em seu dia e com o som implacável de um álbum que ele considera irritante. Sentam-se juntos no sofá, e Axa pergunta sobre o dia dele, o tempo todo acariciando sua nuca com os dedos e olhando-o nos olhos. Ela o beija, e ele retribui o beijo, mas se afasta para contar a ela sobre outra coisa que aconteceu e que ele tinha se esquecido de mencionar. Axa pergunta se ele quer jantar ou tomar banho junto com ela. Ele responde que está com muita fome, então o jantar era uma boa ideia. Quando está na hora de dormir, Axa tira a roupa na frente de Jack, olha bem nos olhos dele e coloca a mão em seu corpo nu. Ela vê o brilho de reconhecimento no rosto dele.

Quantas comunicações indiretas ou não verbais você percebeu que Axa estava fazendo antes que Jack entendesse aonde ela queria chegar? Podemos chamar isso de iniciação. A iniciação do sexo (e por "sexo", é claro, estou me referindo a qualquer ato sexual) é simplesmente uma comunicação que diz: "Vamos...?" Pode ser complicado, principalmente porque pode ser algo direto ("Estou com tesão e gostaria de cair de boca em você? Posso?") Ou indireto, como as estratégias de Axa, que mencionei acima. A iniciação é uma parte importante do sexo com outra pessoa, mas também depende, crucialmente, da comunicação e, como qualquer forma de comunicação, pode causar mal-entendidos e interpretações erradas. Muitos casais enfrentam problemas com isso.

Uma pessoa pensa ou se sente motivada a ser sexual, mas a outra não percebe a iniciação, pois a comunicação é muito indireta, ou o(a) outro(a) a interpretou erroneamente como não sendo de cunho sexual, ou a iniciação é feita em um momento em que a pessoa está muito absorta, pensando em alguma outra coisa. O oposto também pode acontecer – nossa comunicação sexual pode parecer contundente e exagerada para nosso(a) parceiro(a), e ele(a) se vê pressionado(a) a sentir algo que não sente no momento. Mais sobre como a iniciação se encaixa com o desejo e uma oportunidade de detectar como isso acontece em seus próprios relacionamentos, ajudando ou dificultando o desejo, poderão ser encontrados no capítulo 7.

Enquanto isso, alguns fatos fascinantes sobre a iniciação do sexo: ela está fortemente ligada a roteiros sexuais, e pesquisas nas últimas décadas mostraram que as mulheres em relacionamentos com homens estão iniciando o sexo mais do que costumavam fazer antes, refletindo uma mudança nos roteiros (ultrapassados, mas ainda um tanto quanto influentes) de que "os homens devem iniciar o sexo mais do que as mulheres" e "os homens são os guiadores e as mulheres são as guardiãs do sexo". Trata-se de uma mudança positiva para a sexualidade feminina, pois sabemos que ser a pessoa que inicia o sexo também está associado a níveis mais elevados de satisfação no encontro sexual que virá em seguida.

Embora as mulheres que se encontram em relacionamentos com homens iniciem o sexo mais ou menos com tanta frequência quanto eles, pesquisas nos dizem que elas tendem a iniciar o sexo mais diretamente do que eles,[6] o que significa que as mulheres em relacionamentos com homens são mais propensas a dizer: "Estou me sentindo excitada, vamos fazer sexo" do que começar a beijar um parceiro suavemente e esperar que ele saiba o que ela quer dizer com isso. Algumas ideias foram apresentadas sobre os motivos pelos quais isso acontece, especialmente se considerando que sabemos que mulheres que fazem sexo com mulheres (que, a propósito, relatam iniciar mais o sexo do que mulheres em relacionamentos com homens) tendem a usar estratégias mais indiretas.

Pesquisadores de sexo sugerem que o roteiro de que "os homens estão sempre a fim de sexo" (que, como você sabe agora, é outra inverdade) ainda está muito firme e forte, sendo responsável pelo fato de que as mulheres que fazem sexo com homens se sentem mais capazes de assumir um risco com uma comunicação direta. Contrastando com isso, as mulheres que fazem sexo com outras mulheres, e os homens que fazem sexo com mulheres podem fazer o oposto e presumir que as mulheres são mais propensas a não sentirem vontade de fazer sexo, e assim "testar as águas" da iniciação mais suavemente.

Algumas palavras finais sobre a iniciação. É normal e comum muitas vezes não sentir vontade de fazer sexo ao mesmo tempo em que outra pessoa sente, mas as maneiras como transmitimos isso a um(a) parceiro(a) podem ter consequências importantes em nossa satisfação sexual a longo prazo. Por exemplo, pesquisas nos dizem que "rejeitar" um parceiro de uma forma reconfortante ("Eu realmente gostaria e me sinto de fato atraída por você, mas eu simplesmente tenho todo esse trabalho a fazer.") leva a níveis mais altos de satisfação para o casal a longo prazo do que dito de uma forma crítica ("Por que você está tão louco por sexo o tempo todo? Eu gostaria que você parasse de me importunar com isso.").[7]

Por que fazemos sexo?

Por que o sexo é importante para nós, para nossos parceiros ou nossas parceiras, nossos relacionamentos e por que importa se não o fizermos? Bem, em parte, a resposta a esta pergunta está ligada às razões pelas quais fazemos sexo, para começo de conversa. As representações de sexo que aparecem na mídia farão com que você acredite que a atividade sexual acontece como uma resposta ao desejo sexual, mas não é necessariamente esse o caso, em especial em um relacionamento de longa data. Claro que queremos que a excitação e o desejo estejam presentes em algum ponto do encontro sexual, e o sexo será uma porcaria sem que surja o desejo, porém, muitas vezes, esse desejo não surge logo no início, mas, sim, aumenta com o tempo, então há outras necessidades que estão sendo atendidas no início, e é importante estarmos atentos a elas, pois são essas necessidades que fazem surgir um sentimento de que estamos perdendo, o que pode nos causar angústia.

Em 2007, os pesquisadores do sexo Cindy Meston e David Buss realizaram algumas pesquisas sobre as razões pelas quais as pessoas praticam sexo. Antes de seu estudo, alguns outros haviam relatado algumas motivações, como "eu me sentia com tesão", "para aliviar a tensão sexual" ou "estar emocionalmente íntimo". Meston e Buss descobriram que havia muito mais do que isso – 237 razões distintas, na verdade, ligadas a outros aspectos do funcionamento psicológico, fosse com parceiros casuais, regulares ou em relacionamentos.[8] O gênero desempenhou um grande papel nas razões relatadas, com alguns temas, como o da emoção como elemento impulsionador para o sexo sendo um ponto alto para as mulheres, e a sensação física, para os homens, o que não é surpreendente, devido ao condicionamento social de como as mensagens sobre gênero afetam nosso aprendizado sobre sexo ao longo dos anos.

Algumas dessas necessidades ou motivações estão relacionadas ao prazer, outras, a proteger o relacionamento, outras ainda, a expressar-se ou sentir-se atraente; algumas têm a ver com apaziguamento, e outras, com obrigação, tédio, alívio do estresse ou autoexpressão. Reserve um minuto para considerar como esses elementos motivadores ou essas motivações são representados na sociedade e na mídia. O desejo sexual é quase sempre retratado na forma de paixão ou luxúria incontidas. Raramente vemos representações de sexo que começam com uma pessoa se entrosando e acompanhando a iniciação da outra; elas acabam agindo de forma apaixonada e *caliente*, mas esta é uma experiência vivenciada por muitas pessoas, e se trata de sexo perfeitamente bom. O que eu gostaria que você deduzisse disso é que o desejo desesperado de "Eu quero arrancar sua roupa agora" nem sempre é o elemento impulsionador para muitas pessoas. Também não é muito realista em relacionamentos de longa data.

Às vezes, uma ou ambas as pessoas em um relacionamento consideram que não fazer sexo ou não o fazer em uma quantidade suficiente é um problema. No entanto, na minha experiência, depois de alguma investigação detalhada em relação a isso, as pessoas dirão que, na verdade, há algo mais por trás desse aparente problema que as está incomodando. Coisas como o conflito que isso causa, sentir-se anormal, preocupar-se com a infidelidade como resultado de não "satisfazer" seu parceiro ou sua parceira, sentir-se rejeitada, sentir falta da excitação que o sexo traz, sentir falta de expressar essa parte de si mesma, sentir-se desconectada etc. etc.

Isso significa que as preocupações com o que está acontecendo em sua vida sexual podem não estar necessariamente relacionadas com a quantidade de sexo que você está fazendo, mas, sim, com o fato de que um de vocês (ou ambos) está (ou estão) perdendo a oportunidade de atender a outras necessidades daquela maneira específica. Um(a) parceiro(a) sexual terá seus próprios elementos impulsionadores ou suas próprias motivações principais para fazer sexo, coisas que de fato valorizam, motivos pelos quais tendem a querer sexo. Você sabe quais são? Como saberemos por que se sentem assim em relação à quantidade ou ao tipo de sexo que vocês estão praticando se não soubermos qual a função do sexo para eles?

Chegar ao entendimento disso em relação a nós mesmas e a nossos relacionamentos pode ser o primeiro passo para acercar-se a fundo do problema do que está faltando para nós e para nossos parceiros ou nossas parceiras, quando não estamos tendo uma ótima conexão sexual ou em momentos em que estamos vivenciando uma discrepância no desejo (às vezes, ambos são inevitáveis para todos nós). Compreender isso também nos fornece algumas dicas úteis sobre como podemos atender a essas necessidades de outras maneiras, seja enquanto trabalhamos com sexo, em vez de fazer sexo ou além disso.

Voltemos a Axa e Jack por um instante. Releia esta descrição anterior deles e veja o que você acha das motivações de Axa para começar a ser sexual em relação a Jack.

> Axa pensava em Jack durante o dia no trabalho e geralmente sentia-se contente e sortuda por ter um relacionamento com ele. Ela decidiu que seria ótimo fazer sexo esta noite, principalmente porque queria demonstrar seu amor por ele, mas também porque aquilo a fazia se sentir nas nuvens por se conectar com ele dessa forma. Axa envia uma mensagem de texto para Jack dizendo: "Vamos passar uns momentos

> aconchegantes hoje à noite, J", esperando que Jack entenda o que ela quer dizer com a mensagem. Quando chegam em casa, Axa veste uma roupa que ela sabe que Jack gosta e põe para tocar músicas que ela acha sensual. Jack chega em casa e fica visivelmente satisfeito ao vê-la, mas parece distraído com algo que possa ter acontecido em seu dia e com o som implacável de um álbum que ele considera irritante. Sentam-se juntos no sofá, e Axa pergunta sobre o dia dele, o tempo todo acariciando sua nuca com os dedos e olhando-o nos olhos. Ela o beija, e ele retribui o beijo, mas se afasta para contar a ela sobre outra coisa que aconteceu e que ele tinha se esquecido de mencionar. Axa pergunta se ele quer jantar ou tomar banho junto com ela. Ele responde que está com muita fome, então o jantar era uma boa ideia. Quando está na hora de dormir, Axa tira a roupa na frente de Jack, olha bem nos olhos dele e coloca a mão em seu corpo nu. Ela vê o brilho de reconhecimento no rosto dele.

O que você notou nisso?

Axa não está sentindo desejo. Axa quer fazer sexo para atender a sua necessidade de expressar seu amor por Jack, permitindo que ela se sinta íntima dele e a ele conectada, o que é uma diferença importante. Se Jack decidisse que não queria ser sexual com Axa nesta noite, a consequência para ela não seria a frustração sexual, mas a perda de uma oportunidade de se conectar emocionalmente e demonstrar seu amor por Jack. Essa motivação pode ser atendida de outras formas além do sexo, mas se nem Axa nem Jack reconhecerem que é isso que Axa está querendo, o sexo (ou a falta dele) pode ser incorretamente considerado o problema entre eles.

O sexo pode muito bem ser o veículo para outra necessidade.

Existem muitos motivos pelos quais é importante compreender as suas motivações e as do seu parceiro ou da sua parceira para fazer sexo. É fácil cair em uma armadilha, caso seja seu parceiro (ou sua parceira) quem inicia o sexo mais do que você, de presumir que a iniciação dele (ou dela) seja exclusivamente motivada pela necessidade de liberar a tensão sexual ou de expressar um "impulso sexual" não relacionado a você, o que pode muito bem ser o caso (e certamente será, para todos nós, em certas ocasiões), mas é nesse ponto em que alguns de nossos roteiros sexuais podem nos enganar. Se você estiver tentando negociar uma diferença no desejo com um parceiro do sexo masculino, roteiros que ditam que "homens sempre querem sexo" e dizem que os homens pensam em sexo a cada sete segundos podem reduzir todo o comportamento sexual dos homens a nada mais do que a satisfação de um desejo. A verdade é que os homens, como as mulheres, são muito mais complexos do que isso. Nós todos temos motivos intricados para querermos fazer sexo, e se estivéssemos mais cientes desses motivos, poderíamos ser levados(as) a nos sentirmos mais empáticos(as) quando estivermos decepcionando um ao outro, ou para encontrar outras maneiras de atender a essa necessidade.

Desde a pesquisa original de Meston e Buss sobre as motivações que levam as pessoas a serem sexuais, outros pesquisadores começaram a investigar se o tipo de motivação que uma pessoa tem para fazer sexo é importante.[9] Eles investigaram que diferença fazia para as vidas sexuais das pessoas quando motivadas a fazerem sexo por um resultado positivo, como proporcionar ou receber prazer, ou para vivenciar a intimidade (denominadas razões de "aproximação"), em comparação com aquelas que foram motivados a fazerem sexo de modo a evitar resultados negativos, como conflitos, decepcionar o parceiro ou a parceira, ou para evitar ser largada por ele ou ela (denominadas razões de "evasão").

Os resultados foram fascinantes. Acontece que fazer sexo por motivos de evasão tem uma probabilidade maior de causar, como resultado, um declínio na satisfação sexual com o passar do tempo. Por outro lado, fazer sexo por motivos de aproximação está associado ao aumento da satisfação sexual, bem como ao fato de que a pessoa manterá uma visão mais positiva do sexo. Do ponto de vista do desejo, é útil saber que, não apenas fazer sexo por razões de aproximação está associado a um sexo melhor, mas que também se demonstrou que isso evita o declínio no desejo sexual com o passar do tempo.

No meu trabalho, frequentemente encontro casais que estão fazendo sexo porque uma pessoa quer (e fica irritada se o[a] parceiro[a] não "entende" isso) e a outra pessoa sente pouco desejo, mas está fazendo sexo para "manter a paz" com seu parceiro ou sua parceira, o que, provavelmente, fará com que o desejo decline ainda mais para a pessoa que estiver fazendo sexo por fazer. Além disso, essa mesma pesquisa crucial sobre o impacto de razões de aproximação ou evasão causado em um parceiro ou em uma parceira chegou à descoberta de que, apesar de as pessoas com frequência fazerem esse tipo de sexo para evitar afastamento, para agradar um parceiro ou uma parceira, na verdade, esse resultado não é atingido, visto que parceiros sexuais de pessoas que fazem sexo para evitar o afastamento relatam menos satisfação sexual também.

Isso quer dizer que fazer sexo pode parecer ajudar a aplacar a vontade da outra pessoa, mas, na verdade, não ajuda ninguém. Em vez disso, está possivelmente piorando a situação com o tempo para ambos(as). Se este for o seu caso, é importante resolver o problema parando de fazer sexo por esses motivos. Em vez disso, estudos vêm mostrando que, se você pedir que as pessoas se concentrem mais nas razões de aproximação (por exemplo, pensar e anotar motivos positivos pelos quais elas podem querer ser sexuais), níveis mais elevados de satisfação e desejo sexual serão por elas vivenciados em comparação àqueles das pessoas que não foram instruídas a fazer isso.[11] Esta é uma peça maravilhosa no quebra-cabeças da ciência do sexo, pois nos mostra que podemos modificar nossas motivações (e, portanto, nossa satisfação e nosso desejo) simplesmente nos focando, de forma intencional, em todas as coisas boas que temos a ganhar com o sexo (ou que nossos relacionamentos têm a ganhar com isso).

No final deste capítulo, você encontrará um exercício mais detalhado para ajudá-la a considerar suas motivações por si e para incentivar seu parceiro ou sua parceira a fazer o mesmo. Então, poderá começar a considerar o padrão disso em seu relacionamento e descobrir que função o sexo serve para vocês. É principalmente para se conectarem? É para sentir e expressar atração? É para vivenciar outro nível de sensação/experiência juntos que os marca como um casal sexual? É para manter a outra pessoa satisfeita, como uma estratégia para proteger o relacionamento de uma possível infidelidade? É para escapar do mundano e se sentir vivo(a)? Suas motivações para fazer sexo são amplamente baseadas na aproximação ou na evasão? Depois que você tiver feito isso, eu gostaria que usasse essas informações para reduzir ou parar de fazer sexo por motivos de evitar um possível afastamento (explicando ao seu parceiro ou à sua parceira as razoes pelas quais isso é importante, bem como entendendo quais são as suas motivações e como elas podem ser atendidas de outras maneiras), além de passar mais tempo investindo e pensando nos objetivos da aproximação.

Qualquer que seja a função que o sexo desempenha para você, seu parceiro ou sua parceira, assim como para seu relacionamento, compreender que função é essa permite que vocês saibam que diferença faria se investissem mais nela, o que têm a perder se não o fizerem, e como suas motivações podem afetar seu desejo ao longo do tempo.

Discrepância de desejo entre as pessoas em um relacionamento

No capítulo 3, falamos sobre os dados do estudo mais recente do Natsal, que nos revelou que cerca de um quarto dos adultos do Reino Unido sentem que têm um nível diferente de desejo em relação a seu parceiro ou sua parceira. Portanto, a questão de tentar negociar uma diferença no desejo não é apenas um problema para os casais que procuram terapia sexual, mas, sim, uma experiência comum para muitos de nós, e provavelmente é um desafio que a maioria de nós terá de negociar em nossas vidas sexuais. O problema surge quando não sabemos como administrar essa diferença entre nós, ou quando começa a parecer opressora, dolorosa ou frustrante. A sensação de sentir vontade de fazer sexo com menos frequência do que nosso parceiro ou nossa parceira depende do que significa fazer sexo e por quais motivos isso é importante para nós. Então, vamos tentar entender essa questão de uma forma mais detalhada.

Uma das primeiras coisas que faço quando um casal vem se consultar comigo, dizendo que um deles tem um "baixo nível de desejo sexual" que está deixando a ambos angustiados, é explicar aos casais que prefiro falar sobre isso não como sendo um problema de uma pessoa com um *baixo nível de desejo*, mas como um problema de *discrepância no desejo* em seu relacionamento, que está impedindo que um (ou ambos) obtenham algo de que necessitam. Ou eu poderia explicar isso como um problema de incompatibilidade entre a forma como eles se sentem e um padrão irreal que lhes foi definido pela sociedade, girando em torno do mito do desejo sexual espontâneo para mulheres em seus relacionamentos de longa data. Ou digo que se trata de um problema no modo como o conforto ou o padrão de seu relacionamento ao longo do tempo se transformou involuntariamente em uma barreira para o florescimento do desejo.

Essa mudança sutil em enxergar um problema de desejo como *não sendo um problema de uma pessoa*, além de usar uma linguagem que mostra que depende de outros fatores e é passível de mudança, é o ponto em que a esperança cresce (e o trabalho começa).

Dinâmica de relacionamento e sexo

O impacto causado em nossas vidas por relacionamentos com pessoas importantes, como com aqueles que cuidaram de nós logo cedo, é conhecido como nosso "estilo de apego".

A teoria do apego, inicialmente relatada pelo psicanalista infantil John Bowlby, é uma forma de reconhecer que os seres humanos têm uma propensão natural para buscar a proximidade com os outros, e que nossa capacidade de confiar em uma outra pessoa e de nos sentirmos seguros com outra pessoa, ou de nos sentirmos amados, é algo que aprendemos com o mundo que nos cerca nos primeiros anos de nossas vidas. Esse aprendizado se dá por meio de nossas interações com nossas figuras de apego, que, quando somos bebês e crianças pequenas, são aqueles que primariamente cuidam de nós. Podemos desenvolver um "estilo de apego seguro" quando sentimos que (na maioria das vezes) reagem bem a nós, que nossas necessidades são atendidas e que quem cuida de nós está disponível e é responsivo(a), o que nos leva a desenvolver um senso positivo de nós mesmos e dos outros, algo que levamos conosco ao longo de nossas vidas, influenciando nossas expectativas (e, portanto, nossos comportamentos) em todos os nossos relacionamentos futuros.

Por outro lado, se nos sentirmos rejeitados, na maior parte das vezes, por quem cuida de nós, se essa pessoa estiver indisponível ou nos causar temor, podemos desenvolver um estilo de apego "ansioso" ou "de afastamento", o que significa que nosso aprendizado inicial é que as outras pessoas não são confiáveis, não atendem às nossas necessidades ou não voltarão quando delas precisarmos. Mais uma vez, isso influenciará nossos relacionamentos à medida que avançarmos pela vida, levando-nos a ser hipervigilantes no tocante à rejeição, ou com medo ou desconforto em relação a nos aproximarmos ou confiarmos nos outros.

Na vida adulta, nossas figuras de apego são tipicamente as pessoas (ou uma única pessoa) que procuramos se estivermos chateados ou quando precisarmos de cuidado ou apoio, geralmente um parceiro ou uma parceira romântico(a)/sexual. É bom saber que, mesmo que tenhamos tido um início difícil na vida, e que tenhamos desenvolvido um estilo de apego ansioso (por exemplo, regularmente propensos a temer sermos deixados por nossos parceiros ou nossas parceiras), e demonstrando muita hipervigilância, ou buscando segurança em relação a isso, nosso estilo de apego pode ser alterado com as novas experiências de alguém que oferece segurança, querendo dizer que, se alguém com um estilo de apego ansioso estiver com uma pessoa que seja consistentemente reconfortante e confiável, um apego mais seguro pode surgir e a preocupação com a possibilidade de abandono pode começar a diminuir.

Em algumas páginas atrás, nós abordamos como a interação entre nosso estilo de apego e o de nosso parceiro ou de nossa parceira é relevante para o desejo e as motivações de aproximação/medo de afastamento para fazer sexo. Por exemplo, pode ser mais difícil não fazer sexo por motivos de medo de afastamento (ou seja, para evitar o abandono de um parceiro ou de uma parceira por não "lhes dar sexo"), caso você seja uma pessoa que tenha dificuldade em confiar que as pessoas não a abandonarão, ou que tenha dificuldade de se achar digna de que as pessoas continuem com você.[12]

Por isso, pode ser difícil não fazer sexo por motivos de receios de afastamento, e, neste caso, é útil considerar como você pode começar a se sentir mais segura no relacionamento, para que possa se sentir confiante em se afirmar desta forma, agora que tem consciência do efeito que o sexo por motivos de medo de afastamento pode ter sobre o desejo.

Para algumas pessoas, a terapia pode ser uma maneira útil de descobrir se a forma como se relacionam com os outros está afetando sua vida sexual de um modo problemático agorinha mesmo. No entanto, não é todo mundo que precisa de terapia, e, para alguns, entender o que está acontecendo em suas vidas sexuais desta forma (questionando a função do sexo e suas razões são de aproximação ou evasão), aliado a ter um parceiro ou uma parceira tranquilizador(a), pode ser uma forma de trazer mais segurança à questão em referência.

Sexo ruim é igual a relacionamento ruim, certo?

Não, não necessariamente. Pode ser fácil presumir que, se as coisas não estiverem funcionando perfeitamente quando se trata de sexo, deve haver algo errado, mas nem sempre é esse o caso. Certamente é verdade que existe uma relação direta entre o quanto estamos contentes em nosso relacionamento e nossa satisfação sexual, e também há uma relação direita em como estamos contentes com nosso relacionamento sexual e a satisfação com este, e talvez seja de bom senso reconhecer o porquê. Mas não é assim que as coisas acontecem com todos os casais.

Para alguns deles, o relacionamento não poderia ser melhor, mas um bom sexo, ou mesmo qualquer sexo, parece difícil de se conseguir, o que pode acontecer por muitos motivos, entre outros, abandonar o hábito de se relacionar sexualmente um com o outro e começarem a se sentir mais amigos do que parceiros, esperando que o desejo apareça espontaneamente, mas não criando o contexto para tal, ou sendo tão íntimos a ponto de ficar difícil enxergar o outro como um ser sexual. Portanto, vamos discutir algumas das dinâmicas ou dos hábitos de relacionamento que são como vãos em que podemos cair e que podem atrapalhar o desejo, mesmo no mais sólido relacionamento.

Intimidade – muito pouco ou muito?

Intimidade (que pode significar algo diferente para você do que para o outro) também é um conceito interessante em se tratando do sucesso de um relacionamento sexual. Quando as pessoas usam a palavra "intimidade", muitas vezes se referem à proximidade ou conexão emocional, confiança, segurança ou familiaridade, elementos estes que podem se manifestar em tudo, desde quanto tempo passam separados, o quanto compartilham de seus pensamentos e sentimentos pessoais, ou os limites pessoais que se sentem confortáveis para cruzar, o quão confortáveis se sentem em ir ao banheiro um na frente do outro. Não há certo ou errado quando se trata de níveis de intimidade, pois todos nós temos nossas próprias preferências em relação ao que é bom e ao que funciona para nós. Todavia, apesar de muitos conselhos sobre como passar mais tempo juntos ou aumentar a intimidade como algo bom para sua vida sexual, é possível que nem sempre este seja o melhor dos conselhos, pelo menos não para todos os casais. Certamente existem alguns relacionamentos em que um aumento na intimidade poderia levar a uma conexão sexual melhor, talvez porque traria consigo uma oportunidade de haver uma verdadeira conexão entre o casal, de sentirem segurança ou de confiarem o suficiente um no outro a ponto de livrarem-se das inibições.

No entanto, em outros relacionamentos, a intimidade pode causar o efeito oposto. Intimidade que impede a individualidade, o espaço, o tempo de ansiar pelo outro, a oportunidade ver a outra pessoa como um ser separado de si, ou que haja diferença suficiente para criar um sentimento de novidade, tudo isso pode ser desafiador para o desejo,[13] e distanciar-se de um parceiro ou de uma parceira pode amortecer isso.[14]

Uma das coisas que frequentemente procuro saber quando um casal vem se consultar comigo pela primeira vez é o quanto de separação física existe entre eles e como isso ajuda ou atrapalha seu relacionamento. Somente você saberá se poderá beneficiar-se com o fomento da intimidade ou com mais distância em um sentido metafórico em vez de literal. Também existem evidências de que criar *mudanças na intimidade* é mais importante para estimular o desejo do que lutar para chegar a qualquer um dos extremos.[15] Se você estiver interessada em ver a diferença que isso pode causar em seu relacionamento, talvez consiga as informações de que precisa se tentar experimentar fazer coisas diferentes por algumas semanas.

O paradoxo da segurança

"Nós não somos donos(as) de nosso parceiro ou de nossa parceira. Na melhor das hipóteses, eles estão emprestados para nós, com uma chance de renovação."

A citação acima de Esther Perel (que escreveu extensa e eloquentemente sobre a dinâmica do relacionamento, da intimidade e do desejo)[16] é um desafio maravilhoso à nossa tendência de sentir que nosso relacionamento e nossos parceiros são nossas propriedades. É provocativo, pois está em desacordo com as expectativas da nossa sociedade quanto à monogamia como algo fácil e esperado, conforme descrito no capítulo anterior. Isso sugere que nosso parceiro ou nossa parceira pode nos deixar a qualquer momento e que devemos tratar tanto eles quanto o relacionamento em si como se fosse esse o caso. Como você se sente ao ler esta citação? Preocupada? Chocada? Existem alguns benefícios notáveis que podem advir de tratar seu relacionamento, não importa o quanto tenha resistido ao teste do tempo, como se fosse algo delicado e precioso que precisa ser nutrido para sobreviver. Não estou sugerindo por um segundo que não devemos planejar aquela noite de cinema na próxima semana, ou aquele feriado dentro de três meses, por medo de que nosso parceiro ou nossa parceira possa se levantar e nos deixar amanhã. Mas, em vez disso, se os subestimarmos, devido a uma crença (equivocada) na infalibilidade da monogamia ou na instituição do casamento, podemos não ver o quão crucial é nutrir tanto nosso(a) parceiro(a) quanto nosso relacionamento em si.

Na terapia, às vezes falo sobre o conceito que chamo de "dar uns aos outros os restos". Este é um hábito em relacionamentos em que é fácil cairmos, sendo basicamente quando exibimos nossos lados mais emocionantes, dinâmicos, interessados, interessantes, atenciosos e afetuosos ao nosso trabalho, a nossos amigos, a nossos colegas de trabalho, a nossos vizinhos (ou mesmo ao barista do café da esquina), mas, quando chegamos em casa e vemos nossos parceiros ou parceiras, damos a ele ou ela respostas monossilábicas, nos deitamos no sofá e mal trocamos contato visual. Dar uns aos outros os restos também poderia ser interpretado de forma positiva, como a alegria de ter um outro comprometido, a quem você nem sempre tem que apresentar sua melhor versão, alguém com quem você pode relaxar por completo ao redor e apenas "ser", o que, em si, é uma coisa maravilhosa. Mas também existe nisso o risco de que você e seu parceiro ou sua parceira possam começar a esquecer esses lados um do outro (que estavam tão presentes e abundantes nos primeiros dias) de mutuamente se fazerem rir, realmente ouvir um ao outro como se ninguém mais importasse, de se conectarem em relação a suas esperanças, seus sonhos, conhecimentos e visão de mundo. É nesse ponto que o desejo pode vir a sofrer com isso.

Não é o tempo que você tem, mas o que você faz com ele

Um artigo recente da Dra. Amy Muise e de seus colegas no Canadá acrescentou informações ao que sabemos sobre como passamos tempo com nossos parceiros ou parceiras e como isso impacta o sexo.[17] Já sabemos que casais que se envolvem em atividades que os animam e inspiram com um parceiro ou com uma parceira acabam por revisitar alguns desses sentimentos do início do relacionamento, e que são muito procurados um pelo outro depois, e Muise e seus colegas queriam analisar o impacto desses mesmos comportamentos no desejo sexual. Seu estudo, publicado recentemente, sugere que uma injeção de novidade e a "autoexpansão", seja em nós ou em nosso relacionamento, fora do quarto, pode afetar o que acontece dentro dele, e que os casais que passam mais tempo fazendo coisas novas, atividades interessantes e desafiadoras individualmente ou juntos, veem como resultado disso uma melhora em suas vidas sexuais. A autoexpansão pode incluir o aprendizado de um novo idioma, visitar um novo lugar, assumir um desafio físico ou ter uma nova experiência.

Basicamente, eles descobriram que casais que passaram um tempo realizando estas atividades de "autoexpansão" (em contraste com apenas passarem um tempo juntos, como de costume) eram mais propensos a sentir desejo sexual e a fazer sexo. O importante aqui é que não foi o tempo medido em termos de quantidade em que os casais passaram juntos, mas, sim, a forma como fizeram isso que resultou em relatos de mais desejo e atividades sexuais. Pensa-se que casais que encontraram maneiras de "se animarem, se inspirarem e se conectarem" uns com os outros dessa forma abrem espaço para aprender coisas novas sobre si ou uns sobre os outros, e criam condições de novidade, distância e frescor semelhantes àquelas dos primeiros meses e anos que passaram juntos, inflamando as chamas do desejo. Uma descoberta crucial deste estudo foi que, por quanto mais os parceiros sexuais estavam juntos, ou se estavam mais pressionados pelo tempo (pensem em casais que acabaram de se tornar pais), mais impacto as atividades de autoexpansão como essas que mencionei acima tinham em suas vidas sexuais. Nossas experiências de desejo e satisfação sexual são complexas, e há muitos elementos que se somam a esse quadro (o que está acontecendo em nossos corpos, nossas relações pessoais com o sexo, nossas relações com nossos contextos culturais e sociais), porém, estudos como este, que desfazem os mitos que giram em torno da ideia de que nutrir as partes aparentemente não sexuais de nossos relacionamentos pode fazer a diferença, têm um imenso e tangível valor na vida real.

Quanto aos nossos relacionamentos sexuais de longa data, isso significa que, se quisermos manter nossas vidas sexuais quentes, talvez esteja na hora de priorizar o tempo para realmente se conectar, tendo conversas exploratórias e significativas com o parceiro ou com a parceira, com a intenção de descobrir coisas novas um sobre o outro – não apenas sobre o que comemos no almoço ou quem disse o que na fotocopiadora. Para alguns de nós, isso pode ser tão simples quanto olhar um para o outro através dos olhos de outra pessoa, ou em um ambiente diferente, como, por exemplo, ver nossos parceiros encantando os novos vizinhos em uma festa. Para outros, pode ser o planejamento de uma aventura juntos, tentar algo novo e emocionante, ou aprender a dançar. A questão é: o desafio de criar tempo juntos envolvendo algo novo e animador pode requerer um pouco de pensamento e planejamento, mas pode seriamente beneficiar nossas vidas sexuais.

Considere algumas das seguintes ideias em relação à dinâmica de relacionamento e sexo em sua própria vida por um segundo. Você sente que você e seu parceiro ou sua parceira passam tanto tempo juntos a ponto de saberem o que o outro vai dizer antes que eles falem? Você nota que sente mais desejo quando passam um tempo separados? Você nota que, quanto mais tempo passam juntos, mais emocional e sexualmente conectados vocês se sentem? Às vezes você gostaria de poder levar uma vida em que vocês fiquem mais separados, para que, assim, desenvolvam mais seus próprios interesses? Lembra-se da última vez em que realmente riram, sentiram-se animados ou exultantes juntos?

É provável que você tenha uma reação natural ao ler isso e que, instintivamente, saiba onde se encaixa. Seu relacionamento se beneficiaria com mais ou menos intimidade emocional? Seria benéfico se vocês passassem menos tempo juntos, porém, durante a maior parte do tempo em que de fato passam juntos, não ficassem apenas dando uns aos outros os restos, as migalhas? Talvez você não se sinta de forma alguma emocionalmente conectada, e seja necessário passar mais tempo investindo em seu relacionamento. Seja o que for, não se engane em pensar que se trata de passar um tempo no mesmo quarto, na mesma casa ou no mesmo apartamento. É necessário que se faça o oposto de se darem as migalhas... É preciso que realmente se conectem, ouçam e valorizem os pensamentos ou as opiniões uns dos outros, sem sua TV ou seu telefone competindo por sua atenção – isso é fundamental. É ótimo fazer isso durante o jantar, ou sempre que vocês se veem, mas se vocês conseguirem encontrar um tempo para realizarem atividades de autoexpansão, como fazerem algo novo juntos, terem uma aventura ou se envolverem em uma tarefa divertida juntos, então esse tipo de tempo que passarem juntos provavelmente será o melhor de todos.

Prioridades, aspectos práticos e tempo juntos

No último capítulo, falamos sobre o roteiro sexual de que "o sexo deve acontecer de forma espontânea e fácil, sem esforço". Na minha opinião, este é um dos desafios fundamentais para o bom sexo nas relações modernas. Vivemos em uma sociedade em que nos dizem que, para termos um corpo saudável, devemos prestar atenção à nossa dieta, para estarmos em forma e fortes, devemos arrumar um tempo para seguirmos uma rotina regular de exercícios, e que, para sermos felizes, devemos encontrar tempo para praticar autocuidado e gratidão. É menos comum que se ouça falar sobre a importância de priorizarmos nossas vidas sexuais, ou dos benefícios dessa priorização. Também é comum que o idealismo e o tempo em que os casais estejam juntos sejam um problema maior para o desejo do que qualquer outra coisa, como no caso de Alexandra e Gregory.

> Alexandra e Gregory vieram se consultar comigo por causa da falta de sexo na relação deles, que começou

há três anos. Eles explicaram que queriam ter uma vida mais sexual, mas que, desde cerca de oito meses depois que estavam juntos, a frequência de sexo entre eles tinha diminuído, e que eles o faziam a cada um ou dois meses. Nenhum deles estava feliz com isso, e ambos sentiam que estavam perdendo uma conexão que era única para eles, e tinham medo de que aquilo que eles tinham estivesse se transformando em uma relação sem sexo, o que tornaria seu relacionamento mais vulnerável ao fracasso (espero que você consiga detectar aqui suas motivações para o sexo, a função a que o sexo serve em seu relacionamento, bem como a influência das crenças sociais e o quão cruciais elas são). Uma vez que estabelecemos por que isso era importante para eles, e que havia benefícios claros na realização de mudanças (em vez de apenas aceitar que fazer sexo uma vez a cada dois meses era bom para eles), começamos a trabalhar para entender como o sexo acontecia em seu relacionamento. Eles me explicaram que um dos fatores essenciais era que eles não tinham tempo para fazer sexo. Fiz mais perguntas ao casal sobre seus compromissos em outras áreas de suas vidas e como eles passavam seu tempo, e eles me disseram que seguiam dietas especiais para manterem seus físicos, o que exigia várias horas de planejamento do cardápio, compras e preparação de refeições todos os dias. Ficou claro que não era o caso de que eles não tinham tempo para o sexo, mas,

> sim, que não o priorizavam da mesma forma como o faziam com outros elementos de suas vidas (como a dieta, que eles se esforçavam tremendamente). Nos perguntamos que diferença faria se passassem várias horas por dia priorizando tanto sua conexão emocional quanto a física. Perguntei-lhes: "E se o sexo tivesse a mesma prioridade que suas dietas?".

Alexandra e Gregory admitiram que nunca haviam considerado antes que precisavam priorizar o sexo, pois achavam que sexo era algo que deveria simplesmente acontecer. Mas, quando eles de fato analisaram suas semanas, e pensaram sobre o assunto, não havia um único momento de tempo livre ou uma hora óbvia do dia ou da semana que lhes proporcionasse a oportunidade de serem sexuais juntos. Entender isso significava que eles tinham duas escolhas para seguirem em frente. A primeira era reconhecer que o sexo não estava acontecendo, pois não era uma prioridade, e mudar o significado do sexo para eles, de modo que não fosse mais visto como um problema ("Não somos 'quebrados' sexualmente. É que o sexo não acontece de forma espontânea quando se está ocupado fazendo outras coisas e quando temos outras prioridades atualmente mais importantes para nós, e isso é bom."). A outra opção era decidir qual a prioridade que eles desejavam que o sexo tivesse, e que deveriam tratá-lo de acordo com ela, o que pode significar relegar outra coisa e fazer sacrifícios em outras áreas, dedicar o tempo necessário ao sexo.

Mesmo que fosse verdade que o sexo acontece de forma espontânea e fácil sem esforço (o que na maioria das vezes não é o caso), como essa espontaneidade e facilidade aconteceriam se vocês, e somente vocês dois, juntos, não estivesse presentes fisicamente no mesmo lugar? Pense na sua semana com seu parceiro ou com sua parceira por um instante. Desconte sempre o tempo em que estiverem com filhos, família ou outras pessoas próximas, descontem sempre que estiverem no trabalho, exercitando-se ou vendo amigos. Desconte sempre o tempo em que você passa se vestindo, cozinhando, fazendo limpeza ou administrando coisas essenciais da vida. Desconte o tempo que passa dormindo. Quanto tempo ainda lhe resta? No momento em que você tiver somado tudo isso, pode sentir que tudo o que quer fazer é assistir a algo na Netflix e fazer a rolagem no feed do Instagram. Em relação a isso, você seria uma pessoa normal. Mas, se este for o caso, o quão desafiador é esperar que o sexo aconteça espontânea e facilmente nesta janela estreita de tempo? Em seguida, adicione na mistura a necessidade de seu parceiro estar também sentindo vontade de fazer sexo de forma espontânea exatamente no mesmo momento em que você quer, e começaremos a ver o desafio nisso envolvido.

Então, o que fazer se têm somente o fim das noites para ficarem juntos sozinhos? O que fazer caso se sintam mais receptivos ao sexo no início da manhã, quando as coisas estão agitadas e vocês dois estão sempre correndo? Ou talvez no meio do dia, quando estão no trabalho? E se você e seu parceiro ou sua parceira estiverem em momentos no tempo completamente diferentes em relação ao sexo e tiverem uma imensa lista diária de "coisas a fazer"? Não restam dúvidas de que isso afetará seu desejo, e é algo realmente comum. Neste caso (e como Alexandra e Gregory), vocês têm duas opções: uma delas é encontrar mais tempo para passarem juntos, que seja ininterrupto e que tenha a ver com a conexão tanto em um nível emocional quanto físico. A segunda é mudar o significado do que está acontecendo em relação ao sexo para que tenha a ver com o estágio ou ritmo de suas vidas, em vez de ser um problema entre vocês. Isso pode ser suficiente para torná-lo aceitável, ou pode ser preciso que se faça algum sacrifício. Cabe a vocês decidirem isso.

Para melhorarmos nossas vidas sexuais ou mantê-las boas ao longo do tempo, devemos encontrar uma maneira de o sexo aparecer em nossa lista de prioridades, ou então correremos o risco de que ele seja extinto de nossas vidas. Por mais que não queiramos ouvir isso, temos uma escolha a ser feita em termos de como passamos nosso (potencialmente pequeno) tempo livre, mas as escolhas que fazemos inevitavelmente deixam de lado uma atividade em relação a outra (Netflix *versus* Sexo), ou pela natureza de como isso causa impactos em nosso humor e, portanto, também impacta o sexo. Por exemplo, ficarmos nas redes sociais e vermos uma série de fotos e postagens que nos levam a nos sentirmos deprimidos e autocríticos, em vez de passarmos o tempo falando sobre o nosso dia enquanto olhamos nos olhos do nosso parceiro ou da nossa parceira, levando a um aumento da intimidade emocional. Pode parecer óbvio quando apresentado dessa forma, mas nem sempre fazemos as escolhas que combinam melhor com nossos objetivos de vida ou de relacionamento.

Tecnologia e nossas vidas sexuais

Enquanto estamos abordando a rolagem nos feeds das redes sociais, cabe dizer que os smartphones nem sempre são a melhor coisa para o sexo quando se trata de como priorizamos nosso tempo. Estudos de pesquisa em grande escala no Reino Unido e nos EUA mostraram que os casais estão fazendo menos sexo do que nunca, e só podemos supor que o fator-chave que mudou esse cenário nos últimos dez anos é o aumento dos smartphones usados no gerenciamento de nosso dia a dia. O britânico médio verifica seu telefone a cada doze minutos e passa cerca de três horas por dia usando-o para ficar on-line, para coisas como verificar mídias sociais, navegar na web ou checar e-mails.[18] Nós olhamos mais nos olhos de nossos smartphones do que nos de nossos parceiros.

Nossos telefones às vezes podem nos distanciar das pessoas com quem estamos, levando-nos para um outro mundo, podendo também adicionar outro elemento-tarefa em nossos dias, pois sentimos a necessidade de responder a esses e-mails de trabalho em casa ou atualizar nossas contas no Twitter, Facebook e Instagram todos os dias.

Quanto tempo eles tiram do seu dia? No entanto, acostumar-se a um nível constante de estímulo de ficar fazendo a rolagem nos feeds de redes sociais, assistir à TV e ao streaming não apenas toma uma grande parte do nosso tempo que poderíamos estar usando para nos conectarmos com outros, mas também dificulta que toleremos apenas estar vivenciando o momento sem receber os estímulos deles (quanto tempo você pode ficar sentada em um restaurante sem checar seu celular quando a pessoa foi ao banheiro?) Reflita se o tempo que você passa em seu telefone ou se a energia que ele tem para distraí-la a distancia de seu parceiro ou de sua parceira.

Claro que um impacto negativo em nossas vidas sexuais não é causado pela tecnologia em si, mas, sim, pela maneira como nos relacionamos com ela. Passar uma hora por dia no WhatsApp pode ser ótimo para você se estiver flertando e enviando imagens e promessas de coisas por vir. Fazer a rolagem pelo feed do Instagram durante três horas por semana, no entanto, pode ser um tempo que é minado e que você poderia dedicar a se conectar emocionalmente com seu parceiro ou com sua parceira, ou pode ser sua maneira de se conectar com sua sexualidade, ou trabalhar sua positividade corporal, interagindo com contas focadas em mensagens sexualmente positivas, erotismo ou imagens de diversidade corporal. A tecnologia não é o problema, mas não passar um tempo refletindo sobre como ela está ajudando ou atrapalhando sua vida sexual pode ser.

Ter filhos

Há uma infinidade de maneiras pelas quais ter uma família pode causar impactos no nosso desejo por sexo ou do nosso parceiro ou da nossa parceira. Em um nível biológico, o aleitamento materno pode reduzir o desejo devido ao impacto causado pelo aumento da prolactina, hormônio que faz diminuir o desejo, mas que pode ajudar na recuperação após o nascimento do bebê ou com os efeitos do trauma do parto. Porém, um dos fatores biológicos que talvez seja mais duradouro após o nascimento de um bebê é a privação do sono. Se você tem filhos ou não (mas será dez vezes mais aplicável a você caso tenha), o cansaço é um bem conhecido assassino do desejo. Na verdade, o cansaço é tão influente para todos nós em termos de nossas vida sexuais, a ponto de que um estudo sobre o desejo, o orgasmo e a excitação das mulheres mostrou que dormir o suficiente aumenta suas chances de fazer sexo no dia seguinte em 14%![19]

Há um bem documentado e significativo impacto negativo que ter filhos causa em nossas vidas sexuais. Estudos sobre as vidas sexuais de novos pais são uma leitura bastante deprimente, principalmente porque o sexo tende a sofrer tamanhos abalos nos primeiros cinco anos depois que um casal tem filhos, e isso pode mostrar-se em insatisfação ou problemas sexuais em níveis mais elevados do que os da população em geral.[20] O importante aqui é que não são as crianças em si que causam os impactos em nossas vidas sexuais e em nossos níveis de desejo, mas as mudanças que trazem consigo. O problema é ter uma pessoinha manuseando seu corpo o tempo todo, ou a perda de tempo para investir em atividades que anteriormente podem ter aumentado nossa confiança, nosso desejo ou nosso senso de conexão com nosso parceiro ou com nossa parceira. Mudanças em nossos corpos após a gravidez, afetando a confiança corporal, ou um aumento na administração das coisas da vida, ou o estresse impactando a dinâmica do relacionamento também são um fator, como no caso de Sandra e Mike.

> Ter filhos e a licença-maternidade que veio em seguida deram início a uma estrutura familiar "tradicional", em termos de papéis de gênero, algo que Sandra e Mike pretendiam, mas eles se entrincheiraram nesses papéis ao longo dos anos. Sandra, anteriormente atraída por Mike por sua independência e atitude igualitária em relação ao seu relacionamento, começou a se sentir ressentida com ele por ter tido que assumir toda a responsabilidade pela casa desde que saiu de licença-maternidade. Ela não só sentiu menos desejo por Mike como resultado, mas a posição em que ela se encontrava de cozinhar, limpar, e preparar e embalar os almoços para Mike também foi um papel que ela achou profundamente pouco sexy. No início, Mike não entendia como isso poderia estar influenciando o desejo de Sandra por sexo, principalmente porque ele acreditava que o sexo era um impulso que deveria acontecer com espontaneidade, independentemente do que estivesse acontecendo em suas vidas.

Em parte, é por isso que não entender como o desejo funciona pode nos impedir de encontrar soluções. Sandra e Mike não estão sozinhos neste aspecto do lado prático de seu relacionamento, ou seja, com a divisão do trabalho impactando suas vidas sexuais. Estudos constataram que, quanto mais equitativa a divisão das tarefas domésticas nas relações, maior a relação e satisfação sexual que o casal costuma relatar.[21] Infelizmente, mesmo em 2020, a política desigual de gênero se traduz no fato de que as mulheres que se encontram em relacionamentos com homens realizam o papel da leoa do fardo emocional e prático de realizar as tarefas domésticas. Pode parecer que isso não está conectado ao sexo, mas definitivamente está, e pode impactar nosso tempo para fazer sexo, nossa capacidade de priorizá-lo, nossos sentimentos em relação a nosso parceiro, ao relacionamento, ou nossos sentimentos sobre nós mesmas, como aconteceu com Sandra. Como aprenderemos à medida que formos avançando nos próximos capítulos, comprometer-se com mais equidade nesse sentido pode ser uma maneira como os parceiros podem criar as bases de que as mulheres podem precisar para cultivarem e manterem o desejo.

A boa notícia em relação a tudo isso é que os efeitos de ter filhos pequenos não afetam negativamente todos os casais, e que tais efeitos negativos, se existirem, não durarão para sempre. Na minha opinião, o que mais importa é saber que esse tipo de mudança em sua vida sexual é muito comum. Isso é crucial, pois a impede de se preocupar que se trate de um problema com você, com seu parceiro ou com sua parceira, ou com seu desejo.

Espero que o que você tenha absorvido das informações contidas neste livro até agora sobre o desejo não ser um impulso, e sim ser sensível ao contexto e que precisa ser acionado, explique perfeitamente o impacto dos filhos na sua vida sexual. Dizendo isso, vale a pena fazer o que for possível para manter o sexo tão bom quanto puder ser por enquanto, e esforçar-se um pouco para torná-lo uma prioridade – como você está lendo neste livro –, para que vocês não descubram que chegaram a um ponto em que o sexo ficou tão longe das pautas dos dias, de modo que será difícil se recuperar disso em poucos anos. Não há necessidade de que isso tome muito tempo e investimento, o que você ficará feliz em ouvir se atualmente estiver no limite, e fazendo malabarismos com trinta coisas ao mesmo tempo. Pode ser tão simples quanto usar alguns segundos ao longo do dia ou da semana em que vocês se relacionam um com o outro como *parceiros sexuais* em vez de como pessoas que dividem a mesma casa ou como pais. Eu chamo isso de "moeda sexual".

Moeda sexual

"Moeda sexual" é a terminologia da ciência sexual frequentemente utilizada para se referir ao uso do sexo como ferramenta de barganha, ou ao valor relativo da sexualidade de uma pessoa. Uso este termo em outro contexto, como forma de me referir à quantidade de carga sexual ou interação entre nós e um parceiro ou uma parceira sexual fora das experiências sexuais reais. A distinção entre o que constitui uma experiência sexual e o que pode ser mais considerado como atos de moeda sexual é arbitrária, então me acompanhe nessa. Afinal, como discutimos na primeira parte deste livro, um dos problemas que enfrentamos com relação a nossas vidas sexuais é a nossa definição do que constitui sexo suficiente ou "adequado" – e Deus sabe que não quero piorar ainda mais este conceito já estritamente definido. Mas, se você prestar atenção por um instante no que vou dizer, veja que sexo deve ser considerado como sendo qualquer ato sexual que envolva uma parte do seu corpo ou de seu parceiro (ou de sua parceira) projetada para trazer prazer a um ou a ambos; então, a moeda sexual pode ser definida como qualquer forma de se relacionar com um parceiro ou uma parceira que traga consigo tons de sexo, mas que não necessariamente inclua um ato sexual. Este pode ser um toque breve, mas sugestivo, quando você passa por seu parceiro ou parceira na cozinha, um beijo que dura segundos, mas carregado de paixão, antes de ir para o trabalho, ou apenas passar um tempo nus na cama juntos, não fazendo sexo. O teste ácido é: você faria isso com sua tia? Se não o faria, e não envolve um ato sexual de algum tipo, trata-se de moeda sexual.

Deixe-me usar a analogia da alimentação para ilustrar esse ponto (caso você não tenha notado, gosto de analogias alimentares para o sexo). Se "sexo" é equivalente a segurar comida e morder, mastigar ou engolir, e ter a sensação da comida em sua boca, e a plenitude do alimento em sua barriga, então a moeda sexual é pensar em comida, falar sobre comida com os outros, planejar refeições, olhar para a comida, lembrar-se dos alimentos que já comeu, compartilhar histórias sobre sua comida favorita, tocar na comida antes de cozinhá-la e desfrutar do processo de cozinhar. Usando essa analogia, começamos a ver a importância que a comida assume em nossas vidas, mesmo quando não estamos comendo. Também podemos ver que, mesmo quando não estamos ingerindo alimentos, temos tempos dedicados à comida quando não estamos comendo, o que, sem dúvida, aumenta a experiência quando, de fato, comemos. Pensar em comida, ficar na expectativa em relação a ela ou trocar comunicações sobre comida são coisas que aumentam nossa experiência alimentar em termos de criar animação para comer, mas também garantindo que saibamos o que queremos de nossa comida (e, em potencial, o mesmo acontece com os outros). Mas, quando se considera o aspecto relacional da moeda sexual (ou seja, precisa de pelo menos duas pessoas para acontecer), você começa a notar como ter altos níveis de moedas sexuais se torna mais do que a maneira como nós, como indivíduos, nos relacionamos com algo, mas, sim, uma forma como, sendo um casal, nos relacionamos e definimos um ao outro e ao nosso relacionamento. Nós nos tornamos um casal mais sexual, quer estejamos transando uma vez por dia ou uma vez por ano.

Nos estágios iniciais de um relacionamento, normalmente a moeda sexual aparece em níveis extremamente altos. Passamos muito tempo nos beijando, fazendo contato visual intenso, ficando de mãos dadas, elogiando um ao outro, nos tocando, afirmando nosso desejo, flertando, sendo sugestivos por meio de olhares, comentários, mensagens de texto e e-mails, e estando fisicamente próximos um do outro. Se você observar um casal nos estágios iniciais de seu relacionamento, poderá ver os altos níveis de troca de moedas sexuais acontecendo entre eles. Suas interações são sexualmente carregadas, mesmo quando não estão fazendo sexo. A relação deles é definida por uma conexão sexual. Quanto mais esse casal continua agindo assim um com o outro, mais eles se sentem sexuais um em relação ao outro, visto que esta é a natureza de seu relacionamento, é disso que se trata, é a maneira como eles se relacionam. É um círculo virtuoso que resulta em mais desejo e mais sexo.

À medida que os relacionamentos se tornam mais estabelecidos, geralmente nós nos acomodamos com outras formas mais sustentáveis de coexistir, assim como adquirimos novos hábitos. Seria rude se um casal que estivesse juntos há oito anos em um relacionamento passasse o tempo todo em que estivessem no *brunch* com um grupo de amigos se beijando, olhando nos olhos um do outro ou sussurrando coisas carregadas de erotismo para o nosso parceiro ou a nossa parceira, excluindo todas as outras pessoas dali. Além disso, após a primeira onda de tesão, a intensidade desses sentimentos iniciais diminui para abrir caminho para sentimentos menos obsessivos e enlouquecedores, e, ainda bem, pois se nos comportássemos como no início do relacionamento, poderíamos perder de vista todo o resto em nossas vidas, além de que, não teríamos amigos com quem dividir um *brunch*.

Quero reforçar para você que, se quisermos considerar a sustentabilidade de nossas vidas sexuais a longo prazo, são cruciais os hábitos em que caímos na forma como nos relacionamos uns com os outros. Continuar a nos relacionarmos com nossos parceiros ou parceiras como seres sexuais, e não apenas como colegas de casa, amigos ou pai ou mãe de nosso(s) filho(s) é uma maneira de tornar nossa relação sexual, mesmo na ausência de atos sexuais. Continuar dividindo momentos assim juntos nos lembra de que somos seres sexuais, e que estamos sendo vistos dessa forma pelo outro. Ter momentos de conexão via moeda sexual, em um dia típico ou espalhados ao longo da semana, nos proporciona oportunidades naturais e frequentes de fazer a transição para que sejamos mais sexuais juntos, se quisermos, o que nos fornece um andaime para que passemos do nível do porão (lavar a louça, falar sobre o nosso dia) para o primeiro ou segundo andar (uma zona mais sexual) com naturalidade e sem constrangimento, afinal, é *disso que se trata nosso relacionamento e é por isso que não somos apenas amigos*. Considerar a moeda sexual como parte de nossas vidas sexuais situa justamente o desempenho de nossa sexualidade dentro de um espectro, e não como se fosse acesa e apagada com o uso de um interruptor, como fazemos com a luz.

Para alguns casais, o uso da moeda sexual está sempre presente e, embora possa ter diminuído desde os primeiros meses de relacionamento, eles ainda sentem que existe uma carga sexual entre eles à qual eles gostam de ceder e que nutrem intencionalmente. Para esses casais, não importa a frequência com que fazem sexo juntos, eles se sentem sexualmente conectados, e acham fácil fazer a transição de deixar de lado a ida semanal a uma loja para ficarem se beijando apaixonadamente encostados na geladeira. Esses casais podem achar que passar um tempo sem fazer sexo faz menos diferença para sua satisfação sexual, pois a maioria de suas motivações para fazer sexo, ou todas elas, ainda está sendo atendida via moeda sexual (por exemplo, sentindo-se desejados, sentindo-se próximos, sentindo excitação).

Para outros, a moeda sexual tem se tornado cada vez mais ausente desde esses primeiros meses e essa ausência dificulta que eles vejam seus parceiros ou suas parceiras (ou relacionamentos) como especificamente sexuais. Há tamanha ausência de elogios, beijos apaixonados e olhares sugestivos que, mesmo que você quisesse fazer algo do gênero, ele ou ela poderia se sentir estranho(a), e mesmo que esses atos tenham como propósito simplesmente transmitir atração, seu parceiro ou sua parceira pode achar que se trata de uma iniciação desajeitada para o sexo. Há um círculo vicioso aqui, considerando que, quanto menos vocês se relacionam dessa forma, menos seu relacionamento parece definido como algo sexual – e acaba, de fato, sendo menos sexual. Quanto menos sexual o relacionamento for, mais difícil fica fazer a transição para que vocês se tornem seres juntos, mesmo que ambos queiram. Você verá por que isso é importante depois de ler sobre modelos de desejo no capítulo 7.

A moeda sexual tem a ver com o cultivo do nosso relacionamento, e é bom que seja fluido e que passe por mudanças, dependendo de como as pessoas agem em seus relacionamentos. Se você está lendo isso e percebendo que você e seu parceiro ou sua parceira só se beijam apaixonadamente como parte do sexo, e nunca em algum outro momento, ou se estiver notando algum outro aspecto que dê indícios de que estão principalmente se relacionando como colegas de apartamento ou pais de seu(s) filho(s), então é importante que vocês tenham a capacidade e possibilidade de mudarem esse cultivo facilmente, começando a fazer algo diferente. Outra coisa que eu gostaria de mencionar aqui é que, embora eu tenha falado sobre dois tipos de casais neste livro, um com altos níveis de troca de moeda sexual e outro em cujo relacionamento essa troca praticamente inexiste, há muita variação no espaço entre esses dois extremos, até mesmo em se tratando do mesmo casal ao longo de um mês típico.

Para refletir mais sobre isso, faça a si mesma as seguintes perguntas:

- Eu vejo meu parceiro (ou minha parceira) como uma pessoa sexual, e sinto que ele(a) me vê dessa forma?
- Nós achamos que quaisquer interações sexuais sejam um pouco artificiais, além de serem um sinal estressante de que vem mais pela frente? Ou desfrutamos de momentos fugazes de flerte ou paixão pelo que eles são em si, e não como o início de alguma atividade sexual?

- Nos sentimos confortáveis ao, às vezes, compartilhamos pensamentos, fantasias ou memórias sexuais?
- Nós conseguimos agir como seres sexuais sem que isso tenha que, obrigatoriamente, levar ao sexo?
- Alguma vez nos beijamos apaixonadamente quando não estamos em alguma situação que antecede o sexo?
- Eu me sentiria capaz de enviar uma mensagem de texto explícita para o meu parceiro ou a minha parceira se eu quisesse?
- Conseguiríamos assistir a uma cena de sexo na TV e falar sobre o que havia de quente na cena?
- Como você se sentiria em seu relacionamento sexual se houvesse mais troca de moeda sexual, mantendo a mesma quantidade de sexo? Como acha que seu parceiro ou sua parceira se sentiria?
- Se houvesse níveis mais altos de trocas de moeda sexual entre vocês, qual impacto você acha que isso teria no sexo que vocês fazem?
- Que pequenas coisas fariam diferença se você as trouxesse de volta/investisse em fazê-las mais vezes? (Isso não necessariamente tem de ser uma revisão completa de como vocês se relacionam um com o outro, pois isso seria drástico, além do que, poderia não passar a sensação de autenticidade.) Do que você realmente sente falta, mas, por qualquer motivo que seja, muito raramente faz?
- Como você se sentiria em relação a si mesma ou a seu relacionamento se fizesse mais essas coisas que lhe fazem falta?

Você se lembra das motivações para fazer sexo que discutimos no início deste capítulo? Reveja o seu triângulo por um momento. Quantas dessas motivações poderiam ser atendidas pelo aumento das trocas de moeda sexual em vez de sexo propriamente dito? E quanto a seu parceiro ou sua parceira?

Na minha experiência de trabalhar com casais que querem melhorar suas vidas sexuais, muitas vezes, a melhora nas trocas de moeda sexual acarreta mudanças drásticas na forma como as pessoas se sentem em relação a suas vidas sexuais, mesmo antes de entrarmos no assunto dos atos sexuais em si. Não sei ao certo se já trabalhei com um casal no tocante ao desejo que não tenha se beneficiado com esse tipo de mudança.

No capítulo 7, você verá como e por quais motivos a troca de moeda sexual pode ser útil em se tratando de desejo. Mas, por enquanto, se as perguntas acima a levaram a pensar, talvez esteja na hora de investir um pouco mais em suas trocas de moeda sexual. Na Parte Três, revisitaremos o quão benéfica é a moeda sexual para blindar suas vidas sexuais em relação ao futuro, a fim de lidar com alguns dos desafios inesperados da vida.

Neste capítulo, nosso foco se concentrou no fato muito óbvio de que o sexo com um parceiro ou com uma parceira acontece com outra pessoa e, por isso, se quisermos que o sexo seja tão gratificante quanto possível, e se quisermos nutrir o desejo, é importante prestar atenção em como o relacionamento está ajudando, dificultando ou sufocando nossa conexão sexual.

Muitas vezes, revistas e colunas de conselhos referem-se ao estado da relação ligado à dinâmicas cruciais, como conflitos, contentamento, comunicação e respeito, e tudo isso é muito importante e deve ser examinado. Mas é fácil confundir isso com uma suposição de que, se a relação geralmente for "boa", então sexo e desejo devem funcionar bem, o que não é necessariamente o caso. A lição que eu gostaria que você tirasse deste capítulo é que o contexto do relacionamento e sua influência sobre o sexo são mais amplos do que uma ausência de problemas entre vocês. Eu gostaria que você entendesse que, para realmente nutrir o desejo no contexto de um relacionamento, devemos considerar o quão facilitador ou restritivo nosso cultivo do relacionamento permite que nossa expressão sexual seja. Gostaria também que pensasse se a intimidade ou a distância ajuda ou dificulta seu desejo. Além disso, gostaria que entendesse que nossas motivações para fazer sexo e os complexos e entrelaçados significados que dele tiramos, tanto quando o fazemos separadamente como quando o fazemos com um parceiro ou uma parceira, podem ser responsáveis pela criação de problemas sexuais ou pela promoção de satisfação sexual.

Pontos-chave deste capítulo
- Falar sobre sexo é difícil, mas casais que falam mais sobre sexo têm níveis mais altos de satisfação sexual do que casais que não o fazem;

- Falar sobre sexo nos ajuda a lidar melhor com as inevitáveis mudanças em nossas preferências sexuais, ajuda na superação de problemas sexuais e a fazer com que nossas vidas sexuais continuem boas com o passar do tempo;
- Não é um problema em si, e é, de fato, normal que haja uma diferença nos níveis de desejo por sexo entre você e seu parceiro ou sua parceira;
- O desejo é algo que acontece *entre* pessoas, e não *dentro do corpo* de uma pessoa;
- Entender nossas motivações para fazer sexo (e aquelas do nosso parceiro ou da nossa parceira) é crucial para entender a função que o sexo exerce em um relacionamento, assim como para manter a satisfação sexual;
- Quando fazemos sexo por motivos de evasão, como, por exemplo, para prevenir uma briga ou um conflito, isso pode diminuir o nível de desejo com o passar do tempo;
- Dependendo do casal, dinâmicas de relacionamento, como o conceito de intimidade, podem ajudar ou dificultar o desejo;
- Para alguns casais, haveria uma melhoria em suas vidas sexuais se passassem menos tempo juntos e investissem em seus próprios interesses e atividades;
- Seria benéfico para alguns casais se passassem mais tempo juntos, de modo a criarem mais intimidade emocional, especialmente com atividades de autoexpansão. Dar migalhas um ao outro não conta;

- A moeda sexual pode servir como amortecedor para que o "ato sexual em si" não seja a parte mais crucial de nossos relacionamentos sexuais;
- O aumento da troca de moeda sexual em seu relacionamento atende a algumas de suas motivações para fazer sexo, faz com que vocês se sintam um casal sexual, além de prover uma transição para que passem tranquilamente a ter mais tempo sexual juntos, se for o que vocês desejam, mas muitas vezes acaba saindo de cena depois que os casais estão juntos há algum tempo.
- Para ter uma ótima vida sexual, muitos casais precisarão priorizar esses aspectos de seus relacionamentos e arrumar tempo para fazê-lo, porém, muitas vezes nossa crença de que o sexo deve acontecer fácil e espontaneamente impede que pensemos nele como uma parte de nossas vidas da qual devemos cuidar.

Exercícios

Reflexão – Compreendendo suas motivações para fazer sexo

1. Passe algum tempo refletindo sobre o último ano, os últimos cinco anos, e talvez sobre o que aconteceu em relacionamentos anteriores, caso você se lembre. Escreva uma lista de alguns dos motivos que a levam a fazer sexo, ou que você ache que podem tê-la influenciado a fazê-lo, mesmo que não se lembre, com o propósito de entender a si mesma e para entender a que necessidades, para você, o sexo precisa atender. Reveja a situação de Axa, se quiser, ou pense nas últimas vezes em que você mesma fez sexo.

2. Anote se essas motivações são principalmente de "aproximação" (para obter recompensas positivas) ou de "evasão" (para evitar algo negativo).
3. Converse sobre isso com seu parceiro ou sua parceira, e peça que ele(a) também trabalhe em uma lista semelhante. Mostre a ele(a) este capítulo, para que possa ter uma ideia do que poderiam ser tais motivações. Leve-o(a) a pensar nos momentos em que sexo não acontece e o que sente estar perdendo.
4. Depois de fazerem suas listas, defina algum tempo para conversarem sobre elas e revezarem-se compartilhando-as. O trabalho da pessoa que escuta é:
   - não julgar;
   - fazer perguntas abertas sobre a motivação, como: "Por que você não me fala um pouco mais sobre isso?" ou "Poderia descrever isso para mim? Qual é a sensação?", ou "Como você se sente em relação a nós quando tem essa motivação?".
5. Comprometa-se a não fazer sexo para evitar uma briga ou a chateação de outra pessoa, em vez disso, tente encontrar outras maneiras de atender a essas necessidades.
6. Experimente as sensações de focar-se em motivações de aproximação, pensando em coisas positivas que você, seu parceiro ou sua parceira, ou seu relacionamento pode(m) obter com o sexo e que poderia ser bom, ou talvez, em vez de apenas pensar nisso, você possa anotá-las.

Agora que você está mais consciente de suas motivações de modo geral, experimente a sensação de comunicar o que você deseja quando quiser ser sexual e encorajar seu parceiro ou sua parceira a fazer o mesmo. Desta forma, ambos darão um ao outro a oportunidade de entender aquilo de que a outra pessoa pode estar precisando, e ter ideias sobre outras maneiras de atender a essas necessidades que não seja com sexo. Também é possível que faça toda a diferença em relação ao quão aberta você se sente para explorar seu próprio desejo o fato de saber por que seu parceiro ou sua parceira deseja ser sexual (por exemplo, "ele(a) quer se sentir íntimo(a) comigo", em vez de "ele(a) só quer gozar").

Experimentando - sobrecarga de moeda sexual

Esta é uma experiência para "se fazer algo extravagante", por assim dizer, relacionada ao aumento na sua troca de moeda sexual, para ver quais as diferenças por isso trazidas para sua satisfação sexual, para como vocês se sentem em relação a si como um casal sexual, assim como para ver quais são as motivações de vocês para fazerem sexo e as motivações que os levam a sentirem desejo sexual.

Para que este exercício seja mais eficaz, vocês precisam assumir um compromisso um com o outro de que os esforços que fizerem para aumentar a troca de moeda sexual não levarão a nenhum tipo de sexo juntos (em termos de atos sexuais). Tirar o sexo da equação permite que ambos sejam livres para correrem riscos de serem criativos e receptivos um com o outro, sem expectativas de recompensa.

A partir deste capítulo, você terá uma ideia de como pode ser a sensação trazida por isso para o seu relacionamento, e talvez note uma relação com as coisas que vocês faziam mais em seus primeiros dias juntos. Faça o máximo que puder daquilo que você sabe que ambos gostam, mas também inclua nessa equação qualquer outra coisa que você ache que possam experimentar. Pode ser uma volta aos beijos apaixonados, ou beijarem-se com paixão com mais frequência, flertar mais um com o outro, enviar mensagens de texto com cunho sexual, elogiar a aparência um do outro, tocar um no outro de forma sugestiva, flertar com outras pessoas, compartilhar pensamentos, fantasias ou memórias sexuais, tocar um no outro de uma forma mais sexual enquanto assistem à TV ou conversam – qualquer coisa em que você possa pensar.

Procurem "experimentar" uma "identidade de casal" mais sexual, fazendo o máximo possível ao longo do dia. Depois de uma ou duas semanas, sentem-se juntos para discutirem os seguintes pontos:

- Quão fácil ou difícil foi a experiência? Foi ficando mais fácil à medida que vocês se se acostumaram mais com isso?
- Como essa experiência fez com que vocês se sentissem em relação a si? E a seu relacionamento? Um ao outro?
- Que impacto causou na sua intimidade ou proximidade?

- Que impacto causou em sua percepção de si como um casal sexual?
- Fez com que o sexo ou o desejo parecesse mais próximo ou mais distante?
- O que mais você notou nessa experiência?

Se foi positivo para vocês, comprometam-se a incluir mais isso em seu relacionamento sexual de agora em diante. Lembrem-se de que, de tempos em tempos, a vida será como uma pedra no sapato, mas que isso é normal. Em uma última análise, vocês têm o poder de mudar a forma como cultivam seu relacionamento sexual.

CAPÍTULO 6

Sexo em nossos cérebros

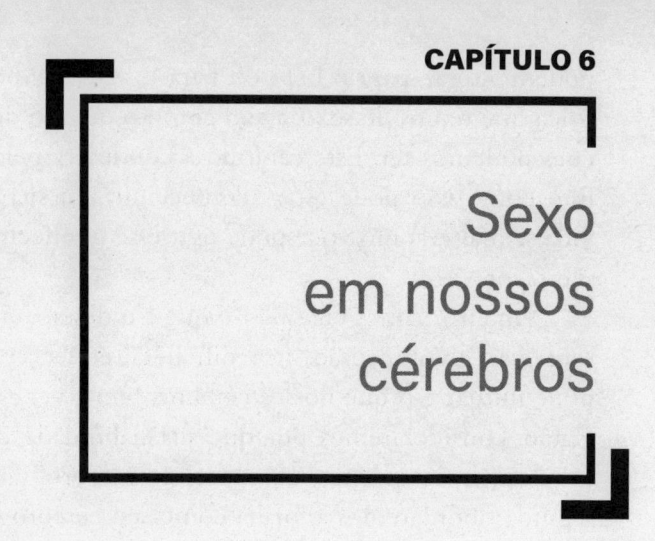

A experiência física do sexo pode acontecer em nosso corpo, mas são nossos cérebros que detêm o voto decisivo na forma como o vivenciamos. Nossos cérebros nos permitem vivenciar o momento, ou podem nos tirar completamente do que está acontecendo com pensamentos ou julgamentos perturbadores recorrentes, os quais podem afetar nosso prazer e desejo e, tragicamente, são muitas vezes baseados em nosso aprendizado, na absorção de mensagens da sociedade, em nossas experiências até agora ou na influência do mundo ao nosso redor, em vez do que poderia estar de fato *acontecendo* naquele momento.

Nas últimas décadas, os avanços na ciência do sexo nos ensinaram um fato revolucionário. Nossas mentes podem alterar, para o bem ou para o mal, a experiência física que temos de sexo, assim como o quanto de sensações podemos ter. Este capítulo a conduzirá pelo caminho como isso pode estar acontecendo em sua própria vida sexual e como você pode usar esse conhecimento a seu favor.

Primeiro, vamos entender o que é o desejo, visto que, sem essa compreensão, fica difícil entender como ele pode flutuar e o que nossos cérebros têm a ver com isso. Então, consideraremos por que sua habilidade de prestar atenção ao que está acontecendo importa tanto. Em seguida, abordaremos a forma como seu cérebro está gerando pensamentos sobre sexo e como esses pensamentos transformam seu desejo, elevando-o ou diminuindo-o. Por fim, consideraremos o papel das experiências passadas na forma como pensamos e abordamos o sexo e no quanto isso é crucial para o desejo futuro. Meu objetivo neste capítulo é levá-la a um ponto em que você entenda como seu cérebro pode ser seu melhor amigo ou seu pior inimigo quando se trata de sua vida sexual. Então, como sempre, eu a deixarei com um exercício para que você possa fazer algo em relação a isso.

"Impulso sexual"

Antes de entendermos como nossos cérebros ajudam ou dificultam o sexo, primeiro precisamos entender mais sobre os processos que influenciam nosso desejo de sermos sexuais.

Historicamente, sexólogos e cientistas sexuais conceituavam a forma como os seres humanos abordavam o sexo de forma semelhante a impulsos como fome ou sede. Ou seja, como uma necessidade humana universal que somos levados a procurar. O uso coloquial e comum da frase "desejo sexual" se enquadra nessa ideia de algo que apenas sentimos necessidade de fazer. Todos nós fomos socializados para entender o sexo desta maneira, porém, nas últimas décadas, aprendemos que a ideia de que o desejo é um "impulso" não encontra suporte na ciência.[1]

Uma das razões para isso é que, quando algo é essencial para nossa sobrevivência, como comer ou beber, e passamos algum tempo sem fazer tal atividade, experimentamos privação física e assim somos levados a realizá-la. O desejo não se comporta assim (algo com o que qualquer uma de vocês que estiver lendo isso e que não teve ou quis sexo por um tempo estará muito familiarizada). Em muitos aspectos, quanto mais tempo os seres humanos ficam sem sexo, menor é a sensação de "unidade" que eles têm. Este modelo de que "quanto menos você fizer, menos vai querer fazer" não aconteceria com nenhum dos nossos outros impulsos humanos essenciais.

Há, *de fato*, um comportamento instintivo na sexualidade humana, pois os seres humanos têm uma resposta automática de excitação quando entramos em contato com coisas que nossos cérebros codificam como sexuais (a partir de agora vou me referir a elas como "estímulos sexuais"). Essa resposta automática praticamente foge ao nosso controle consciente e nos leva a responder com algum nível de excitação fisiológica. Basicamente, há uma parte de nossa resposta sexual que compartilhamos com outros mamíferos, e que é facilmente desencadeada por sinais sexuais, às vezes sem que tenhamos consciência disso. O desejo é iniciado por essa excitação instintiva, mas tem o potencial de ser deixado de lado ou desligado completamente pelo que nosso cérebro "mais novo" – as partes do nosso cérebro que nos tornam humanos – faz com essas informações à medida que as processa.

O estímulo sexual pode ser a visão de um corpo nu, uma sensação em nossa pele, ou um pensamento sexual. Para falar a verdade, a excitação é algo que pode ser facilmente desencadeado. No entanto, nosso cérebro cognitivo (pensamento) "mais novo" serve-se de processos complexos, como atenção, aprendizado e memória, para decidir o quanto desejamos sentir. É importante notar que o conteúdo do nosso aprendizado e da nossa memória, assim como os tipos de coisas que distraem nossa atenção, estão completamente relacionados com todos os fatores que discutimos em capítulos anteriores. Por exemplo, se o sexo tem sido amplamente desagradável até agora, então nosso aprendizado pode ser de que "sexo não vale a pena". Se nossa experiência sexual tiver mais a ver com o prazer de uma outra pessoa do que com o nosso, não nos sentiremos assim tão motivadas a nos envolvermos. Se não pudermos prestar atenção aos estímulos sexuais ou à nossa própria excitação fisiológica, porque estamos muito distraídas com outras coisas na vida, ou com todas as coisas que podem dar errado, não haverá desejo. Se nossa visão de sexo for que lhe falte muito em termos de recompensa, ou se nossa dinâmica de relacionamento estiver sufocando o desejo, nossos cérebros não necessariamente avaliarão o estímulo de, digamos, o beijo de um parceiro ou de uma parceira como erótico.

Isso tudo é crucial para o seu novo entendimento sobre o desejo, pois você deve ter imaginado até agora que deveria apenas sentir vontade de fazer sexo instintivamente (como se fosse um impulso) e que, se isso não acontecer com você, é em você que reside o problema. O que realmente precisa acontecer para você sentir desejo é algo assim:[2]

COMO FUNCIONA O DESEJO

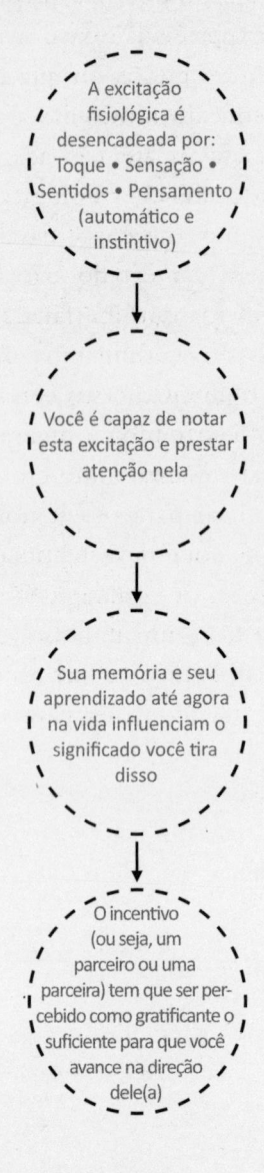

A excitação fisiológica é desencadeada por: Toque • Sensação • Sentidos • Pensamento (automático e instintivo)

↓

Você é capaz de notar esta excitação e prestar atenção nela

↓

Sua memória e seu aprendizado até agora na vida influenciam o significado você tira disso

↓

O incentivo (ou seja, um parceiro ou uma parceira) tem que ser percebido como gratificante o suficiente para que você avance na direção dele(a)

Então, seu cérebro primeiro tem que notar essa excitação (o que está acontecendo em seu corpo ou em sua mente), depois entender o significado disso, com base em uma vida de aprendizado e experiência (isso é sexual? E, se assim for, é positivo e bom para mim, ou não?). Antes de avançarem em direção a comportamentos sexuais, nossos cérebros calcularão rapidamente as recompensas esperadas por agir em relação a nossos impulsos ou nos custos previstos dessas ações (ou seja, "isso será ótimo" *versus* "isso vai encurtar meu sono em trinta minutos, e significa que estarei cansada amanhã"). Um fator-chave e parte final do quebra-cabeça é o quanto de "atração" tem o estímulo (um(a) parceiro(a) sexual). Chegaremos a esse ponto posteriormente, mas, em termos básicos, via de regra, um novo parceiro ou uma nova parceira exerce mais influência sobre nós, um dos motivos pelos quais as pessoas geralmente sentem mais desejo em um novo relacionamento, pois a falta de novidade e a previsibilidade são desincentivos à motivação sexual. Um parceiro que vemos como um "ser sexual" (visto que nossas interações com eles têm altos níveis de troca de moeda sexual) nos causará mais estímulo sexual do que aquele que começou a parecer mais um irmão/uma irmã com o passar do tempo. Dependendo de como cada um desses aspectos compete contra os outros, o resultado em relação a sentirmos ou não desejo será diferente para todos nós em dias diferentes e em diferentes cenários.

Desta forma, nossos cérebros agem como uma lupa mental para o desejo. Por um lado, eles podem amplificar a força dos pensamentos sexuais, dos sentimentos e do desejo, mas, por outro, podem facilmente minimizar pensamentos sexuais, sensações e desejo, por meio de um processo de distração, avaliação negativa e desincentivo. Esse papel que nossos cérebros desempenham como uma espécie de processador de dados significa que (mesmo em qualquer situação fora do contexto de sexo em si) nós nunca estamos vivenciando a verdadeira realidade, apenas uma versão filtrada dela, com base em nossas experiências passadas, nas influências sociais que tivemos e em nosso estilo único de pensar. É essa versão filtrada da realidade que pode comprometer nossas vidas sexuais de várias maneiras.

Para nos ajudar a realmente entender como tudo isso acontece, vamos analisar mais detalhadamente os principais processos cerebrais, elementos-chave para nossas experiências de desejo.

Excitação

Abordamos o fato de que os processos físicos que associamos à excitação sexual, como mudanças em nossos corpos, em especial em nossos órgãos genitais, são principalmente reflexos automáticos. Isso significa que acontecem com todos nós, sem que tenhamos muita consciência disso, quando nos deparamos com algo que nosso cérebro codifica como "sexual". Esse processo acontece em uma velocidade que indica que ele está contornando partes do nosso cérebro mais sugestivas à ciência consciente ou cognitiva. Quando entramos em contato com esses *estímulos sexuais*, que variam da imagem de algo sexual, o toque de um parceiro ou de uma parceira, um beijo ou o som de pessoas fazendo sexo, por exemplo, nossos cérebros instintiva e automaticamente instigam-nos a apresentarmos uma resposta de excitação. Você pode não estar percebendo, mas é isso que está acontecendo em seu corpo.

Uma pesquisa muito inovadora da Dra. Meredith Chivers e outros pesquisadores trouxe à tona novos entendimentos sobre a relação entre excitação genital e como isso combina com o que está acontecendo em nossas mentes ("excitação subjetiva"). Esta pesquisa tem uma relevância crucial para o desejo, uma vez que agora sabemos que este, muitas vezes, emerge da excitação, e não o contrário. Sendo assim, para que nosso desejo surja, devemos entender como funciona nossa excitação e o que pode interromper as obras dessa cadeia de eventos. Pesquisadores sexuais, como Chivers, se propuseram a entender exatamente isso – a mecânica da excitação. Ao longo de uma série de estudos importantes, os participantes desses estudos foram conectados a máquinas que medem a excitação genital. Para as mulheres, isso foi feito com uma sonda em forma de tampão que media a excitação física ao fazer uma leitura do fluxo sanguíneo genital. O dispositivo para os homens era usado ao redor do pênis e realizava um trabalho muito semelhante. Os referidos pesquisadores descobriram que, quando você faz isso em um ambiente de laboratório e mostra pornografia para homens e mulheres, seus corpos apresentam reações físicas, com excitação genital, conforme medição desses dispositivos. Essa resposta acontece com tamanha facilidade, tanto nos corpos das mulheres preocupadas com seu desejo quanto nos corpos daquelas que não estão preocupadas com isso. Mas como corpo e cérebro podem estar tão fora de sincronia assim?

Em um artigo de 2010, Chivers e seus colegas usaram a palavra "concordância" para descrever esse fenômeno.[3] Significa basicamente, em termos de excitação, até que ponto seu cérebro e seus genitais estão em sincronia. Suas descobertas foram que, quando conectados a esses dispositivos, em média, a concordância dos homens é significativamente maior do que a das mulheres, significando que, quando seus corpos são atiçados, muitas vezes elas relatam sentirem-se "excitadas" em suas mentes ao mesmo tempo. Para as mulheres, é típico que essa sincronicidade entre corpo e mente seja em média muito menor, com grande variação entre elas. Chivers e o resto da equipe de pesquisa apresentaram várias teorias para explicar esse fenômeno, variando da vantagem de que desfrutam os homens por terem um ciclo de feedback mais visual a vida toda (pênis duros são mais fáceis de se ver do que vulva e clitóris entumecidos), restrições sociais sobre a aceitabilidade da sexualidade feminina, levando as mulheres a serem menos sintonizadas, além de estratégias evolutivas para proteger de danos os corpos femininos.

É fascinante que mais pesquisas dos laboratórios de Chivers e outros descobriram que a resposta genital automática a estímulos sexuais (em essência, o que acontece com seu fluxo sanguíneo vaginal e sua lubrificação quando lhe mostram imagens sexuais ou pornografia) funciona de forma diferente para mulheres que se identificam como heterossexuais em comparação com pessoas de todas as outras orientações sexuais. Homens atraídos por mulheres, mulheres atraídas por mulheres e homens atraídos por homens demonstram o mesmo padrão de resposta automática de seus genitais em um grau maior ao seu estímulo sexual preferido (ou seja, gênero). Não é esse o caso com mulheres heterossexuais: seus genitais respondem a todos os tipos de estímulo, mesmo que não reportem terem se sentido excitados(as) mentalmente em relação a isso.[4] É provável que essa não especificidade esteja de alguma forma relacionada com a concordância, pois sugere que (a maioria dos) corpos femininos nem sempre respondem em sincronia com o que está acontecendo em suas cabeças. A verdade é que ainda não sabemos ao certo os motivos por trás de tamanha variação na concordância das mulheres, mas as evidências que temos sugerem que, em se tratando de sexo, é importante estarmos em sintonia com o que está acontecendo em nossos corpos.

Isso faz sentido, dada a nossa compreensão de como o desejo funciona, dependendo primeiramente que sejamos capazes de nos sintonizarmos com a excitação em nossos corpos. Se não conseguimos fazer isso, é improvável que continuemos a vivenciar o desejo. As evidências sugerem que, quanto mais o que estiver acontecendo em seu corpo corresponder aos sentimentos de estar excitada que se passam por sua cabeça (ou seja, a concordância), geralmente melhor será sua resposta sexual.[5] Portanto, quando seu corpo e sua mente estão em sincronia, isso é bom para sua vida sexual. Mas o que nos levaria a não estarmos física e mentalmente sintonizadas?

O papel da atenção no sexo

Vários estudos demonstraram o poder devastador que a distração exerce na excitação sexual. Pesquisadores de um estudo[6] conectaram a homens e mulheres os dispositivos que medem a excitação e mostraram imagens pornográficas a um grupo e, para o outro grupo, tocaram o som da pornografia em um dos lados dos fones de ouvido que estavam usando. Com outro grupo ainda, eles fizeram o mesmo, mas no outro lado dos fones de ouvido foram dadas instruções verbais, pedindo que os participantes repetissem em voz alta uma frase que estavam escutando. Em um grupo final, eles foram convidados a fazer o mesmo, mas também deveriam repetir a frase de trás para a frente depois de repeti-la normalmente uma vez (uma tarefa mais complexa para o cérebro). Suas descobertas foram que, quanto mais complexa a distração, mais ela afetava negativamente a resposta sexual. Ouvir uma frase sem sentido e repeti-la ou revertê-la é certamente perturbador, mas, como os pesquisadores observaram, no mundo real, você nunca se distrairia repetindo uma frase, mas essa distração poderia ser causada por pensamentos sobre sua própria vida ou resposta sexual. É provável que tais pensamentos tenham mais peso pessoal a eles ligado, e é provável que, por isso, sejam ainda mais perturbadores. Não ser capaz de prestar atenção no que está acontecendo é um dos principais elementos culpados por nos impedir de estar sintonizadas. Quanto mais fora do momento e envoltas no que se passa em nossas cabeças estivermos, menos excitação (e, portanto, desejo) sentiremos. Lembra-se do seu triângulo de "condições para fazer bom sexo" do capítulo 3? É aqui que estar plenamente envolvida no momento é essencial tanto para a excitação, como para o prazer e o desejo.

Isso significa que não importa o que esteja acontecendo sexualmente, por exemplo, se estamos vendo um parceiro ou uma parceira sexual se despir, tendo um pensamento sexual súbito intrusivo ou a experiência de um beijo, nossa resposta sexual física é afetada pela quantidade de atenção que somos capazes de prestar a esse estímulo. O beijo pode ser muito *caliente*, mas, se você estiver muito ocupada pensando no fato de que tem de estar acordada dentro de seis horas, seu corpo não vai responder a ele como sendo um estímulo sexual. Ver o corpo de um novo parceiro pela primeira vez pode realmente funcionar para você, mas, se de repente você sentir medo quando o vir, enquanto pensa "o que será que ele(a) vai achar do meu corpo?", sua atenção acaba sendo desviada do estímulo sexual para esses pensamentos. Tanto a quantidade de atenção que você dispensa para o sexos quanto os tipos de pensamentos que desviam essa atenção importam para sua excitação e, portanto, seu desejo.

Se você parar para pensar, isso faz totalmente sentido. Nossos cérebros têm um limite para o quanto de atenção, em qualquer dado momento, é dedicada a algo, e assim que algo mais compete por nossa atenção, ele fica dividido. É um pouco parecido com você estar em casa vendo alguma coisa na Netflix e outra pessoa na mesma casa fica on-line e sua conexão começa a travar e ficar instável – mas isso está acontecendo em *sua própria cabeça*. Geralmente, toda distração não sexual não ajuda: queremos que nossa atenção esteja focada somente nas sensações e nos pensamentos sexuais positivos.

Nossos cérebros são complexos, especialmente quando se trata de sexo. Sim, eles instintivamente desencadeiam os processos físicos de excitação genital, e prestar atenção a esse processo está ligado ao prazer que sentimos, mas as partes do nosso cérebro que nos permitem nos preocuparmos com o sexo e fazer julgamentos em relação a isso podem reduzir nossa atenção quanto ao que está acontecendo, e acabar desligando tanto essa excitação quanto esse desejo por meio de um processo de ansiedade e distração.

Claro, todos nós temos fluxos de pensamentos sobre qualquer coisa e tudo passa pelas nossas cabeças a qualquer momento, pois isso é intrínseco à natureza do ser humano. Também é completamente normal ter preocupações fugazes ou momentos de autoconsciência durante o sexo (na verdade, seria estranho se você não os tivesse). Porém, pensamentos frequentes como esses, que dominam nossas vidas sexuais, podem ser suficientes para acabar com o equilíbrio da balança, interrompendo a resposta sexual e causando impactos negativos em nossas vidas sexuais com o passar do tempo.

Outro fato interessante é que muitos dos pensamentos que temos minuto a minuto não se destacam para nós e deixamos que passem quase despercebidos, enquanto em outros nós prestamos atenção, pois são estressantes, excitantes, preocupantes ou de outra forma carregados de emoções. São pensamentos que podem nos levar a sentir emoções mais intensas e que nos distraem, tal qual aconteceu com as pessoas mencionadas anteriormente e seus fones de ouvido com mensagens de cunho pornográfico, potencialmente levando a uma maior redução de nossas respostas sexuais.

Nossos cérebros geram pensamentos como se fossem máquinas do tempo defeituosas. Em um minuto estamos no futuro, em que nos visualizamos estragando aquela grande apresentação no trabalho. Um segundo depois, estamos no passado, castigando-nos por aquela vez em que dissemos algo idiota. Nossas mentes também podem fazer isso durante o sexo, se preocupar com o que está por vir e como será, ou se lembrar daquela vez em que uma pessoa com quem estávamos transando tinha uma expressão facial que deveria querer dizer que não havia esperança para nós. Podemos nos permitir estar no momento presente de forma fugaz, notando que nosso parceiro ou nossa parceira está olhando para nós com aquele olhar que diz, sem dizer "venha para a cama e vamos fazer sexo", que age como um estímulo sexual e imediatamente aumenta nossa excitação. Mas, então, nos distraímos rapidamente com outro pensamento: "Ele(a) quer fazer sexo, mas como eu poderia, quando não me depilei?" – e sentimos ansiedade. Não estamos apenas à mercê de nossa preocupação com o futuro ou com o legado do passado. Os seres humanos de hoje também são um produto de intenso condicionamento social e também intensa comparação, do tipo que nos convence de que ter pelos púbicos (algo normal, por sinal) ou ver nossa pele tremer quando estamos em certas posições é um crime tão grande que seria melhor que sacrificássemos nosso próprio prazer para evitar essas situações constrangedoras. Em essência, o tipo de bobagem social que abordamos no capítulo 4.

Espero que você agora consiga enxergar que, para nossas respostas sexuais, é tão importante não nos distrairmos durante o sexo em si quanto o são os pensamentos que temos durante ele. De fato, pesquisas sugerem que tentar reduzir ou amplificar, de forma intencional, nossa excitação por meio de nossos pensamentos, tem um impacto em nossas respostas sexuais.[7] Isso significa que optar por se focar em pensamentos como "ele(a) está realmente a fim", "Estou tão atraída por essa pessoa" e "isso é tão quente", resultará em uma resposta sexual, ao passo que, caso você se concentre em pensamentos relacionados à imagem corporal, ao desempenho ou a outros aspectos negativos do sexo, isso reduzirá essa excitação.

Vamos falar um pouco mais sobre os tipos de pensamentos que poderíamos ter, os quais podem estar relacionados com o que a outra pessoa está pensando sobre nós ou o com que está acontecendo. Podem ser pensamentos autocríticos sobre nossas aparências ou sobre como estamos nos comportando, ou seja, "ele(a) pode ver minha celulite" ou "ele(a) acha que eu não sou boa nisso". Nossos pensamentos podem estar relacionados com o quão perto ou longe estamos do desejo ou do prazer, ou seja, "isso é estranho" ou "eu nunca vou gozar". Podem ser pensamentos sobre consequências indesejadas do sexo, como dor, gravidez não intencional e ISTs, ou, alternativamente, preocupações sobre não conseguir engravidar ou sobre o sexo ser feito apenas com o potencial de tentar engravidar. Também podemos ser atormentadas com pensamentos sobre o que estamos fazendo e se achamos tais ações aceitáveis ou vergonhosas, e se sexo geralmente é uma coisa boa de se fazer. Por fim, poderíamos nos distrair com pensamentos sobre o ambiente ao nosso redor ou preocupações com algo não relacionado ao sexo, como a possibilidade de alguém entrar no ambiente enquanto estamos fazendo sexo ou ouvir os barulhos que fazemos durante o sexo, ou podem ser, por exemplo, pensamentos sobre a reunião de amanhã.

Quase não há limite para os tipos de pensamentos que nossos cérebros são capazes de gerar durante o sexo, e alguns deles podem nos distrair ou aumentar nossa ansiedade. Dado que a relação com o sexo que temos como sociedade é de natureza vergonhosa, e que vem atada a ansiedades relacionadas a nossos desempenhos ou atributos físicos, não é surpreendente que muitas de nós tenhamos a experiência de pensar nas coisas que listei acima, acabando por causar impactos negativos em nossas vidas sexuais. Pensamentos negativos durante o sexo também estão frequentemente relacionados a muitas ideias inúteis que giram em torno do assunto e que são encontradas na sociedade em geral, em vez de você refletir sua realidade naquele momento. Isso é uma pena, não é? Você pode prever que seu parceiro ou sua parceira deixará de ficar excitado(a) ao ver sua barriga, como lhe foi vendida uma ideia de que apenas tanquinhos são sexy, e isso significa que você começa a perder a sensação sexual, quando, na verdade, seu parceiro ou sua parceira não está nem pensando em sua barriga para começo de conversa.

Reflita sobre isso por um minuto. Quando você é sexual com outra pessoa, que tipo de pensamentos percorrem sua mente com mais frequência? É muito comum, por exemplo, que as mulheres se preocupem com coisas como sua aparência durante o sexo, ou que se sintam constrangidas quando são o único recipiente de prazer. Muitas mulheres me dizem que, ao receberem sexo oral, ficam mais focadas na experiência de seu parceiro fazendo sexo oral nelas do que são capazes de se concentrar em sua própria experiência de recebê-lo. O elemento essencial em relação a esses pensamentos (e tenho certeza de que agora você já notou isso) é que podemos rastrear muitos deles e conectá-los a ideias dominantes em nossa sociedade em relação ao sexo.

No meu trabalho clínico com casais e indivíduos, percebo que os pensamentos que causam problemas durante o sexo muitas vezes se enquadram em uma das seguintes categorias:

- Sua aparência quando você fica nua;
- O que seu parceiro ou sua parceira pensa de seus órgãos genitais quando analisados de perto (particularmente sua aparência, seu gosto e seu cheiro);

- O prazer de seu parceiro ou de sua parceira e o que ele(a) acha do que está acontecendo;
- Seu prazer – se você está excitada o suficiente ou quão perto está do orgasmo;
- Preocupações com sentir dor, contrair ISTs, engravidar (ou não engravidar);
- Autojulgamento sobre desfrutar do sexo em si, ou sobre o tipo de sexo que você está fazendo ou quer fazer;
- O que outras pessoas (família, amigos, grupos culturais ou religiosos) achariam disso;
- Distrações do ambiente (e se as crianças ouvirem/entrarem, TV ao fundo);
- Preocupações com outras coisas (trabalho, filhos, privação de sono, trabalhos domésticos para fazer).

Depois de descobrir o que funciona melhor para você (sinta-se à vontade para adicionar outras categorias, caso tenha alguma), compare-as com os contextos culturais e mensagens sociais que a influenciam e que abordamos no capítulo 4. Pesquisas nos dizem que pensamentos de distração com base em sua aparência durante o sexo, redutores de atenção, excitação e, em seguida, desejo, são comuns para as mulheres, ilustrando o papel da sociedade em nossos pensamentos pessoais.[8] Nossas experiências de sermos mulheres estão tão ligadas aos conceitos ocidentais de que ser magra = ser bela, a ponto de que pode ser difícil se desligar desses conceitos e deixar seu corpo *sentir-se* bem em vez de *parecer* bom. Este é um dos principais culpados para você? É por esse motivo que, assim que alguém se aproxima de seus genitais, você sente vergonha da aparência, do paladar e/ou do cheiro deles? É por isso que você carrega nas costas a maior parte da administração dos trabalhos domésticos para sua família e assim sente o peso de todas as tarefas que precisa fazer em casa e acha difícil se desligar disso? É porque você foi criada para sentir que sexo é algo vergonhoso e você acha difícil deixar as coisas acontecerem e apenas apreciá-las?

Trabalhar isso por si mesma pode ser uma ótima maneira de abordar a raiz desses pensamentos e tentar criar uma nova realidade que se baseia em como você realmente quer se sentir sobre essas coisas em contraposição a como você atualmente se sente em relação a isso. Por exemplo, dado que sabemos o impacto que as mensagens sociais podem ter em todas as nossas ideias sobre sexo, imagine a diferença positiva que seria e como você se sentiria uma pessoa sexual com necessidades sexuais se começasse a se envolver em movimentos que têm tudo a ver com mulheres de todas as esferas da vida e que abraçam sua sexualidade sem se sentirem envergonhadas por isso. Se você se sente subconfiante em relação a seus genitais, imagine a diferença que faria caso seguisse contas de mídia social que celebram vulvas em toda a sua diversidade. Se você estiver muito distraída durante o sexo, pensando no presente que precisa comprar para a festa de aniversário a que seu caçula vai neste fim de semana, imagine como seria se você não sentisse que essa responsabilidade fosse apenas sua, e seu parceiro ou sua parceira também pensasse nessas coisas igualmente. Caso esteja interessada em rastrear esses pensamentos um pouco mais, então poderá fazer algo em relação a isso de modo a reduzir seu impacto em sua vida sexual, e eu proponho um exercício que permitirá que você explore mais esses pontos no final deste capítulo.

A essa altura do campeonato, você pode estar começando a ter uma imagem de como nossos cérebros são complexos quando se trata de sexo. Sim, nossos cérebros instintivamente desencadeiam os processos físicos de excitação, mas as partes cerebrais que nos permitem nos preocupar com sexo, fazer julgamentos sobre isso, ou não prestar atenção a ele, podem desativar essa excitação ou esse prazer e atrapalhar nosso funcionamento sexual.[9]

Uma palavra sobre bem-estar psicológico e seu impacto no sexo

Sabemos que, quando as pessoas se sentem para baixo ou deprimidas, tendem a ver o mundo através do equivalente a óculos escuros, significando que sua visão do mundo, de si mesmas e de seu futuro é negativa. Não deveria ser nenhuma surpresa ouvir isso; além de termos pensamentos negativos relacionados a todas as áreas da nossa vida, se estamos nos sentindo muito para baixo, também tenderemos a ter pensamentos muito negativos sobre nossa própria autoestima, atração e vida sexual. Se estamos ansiosas, também podemos sentir ansiedade em relação aos nossos relacionamentos e às nossas vidas sexuais. As manifestações físicas que acompanham a ansiedade ou o baixo nível de humor podem causar impactos em nossas respostas sexuais.

É normal que todos nós nos sintamos para baixo ou ansiosos de vez em quando, porém, caso você se sinta tão para baixo, ou tão ansiosa a ponto de isso estar interferindo na sua vida diária, você pode se beneficiar do entendimento de que isso vai também causar impactos em sua vida sexual, e suas experiências sexuais podem mudar caso você trabalhe em seu bem-estar psicológico. Converse com o seu clínico geral e fale a ele(a) como você está se sentindo. É possível que ele(a) a encaminhe a um(a) psicólogo(a) ou terapeuta do SUS* para considerar como os pensamentos em sua cabeça estão criando um quadro de realidade para você que não é tão positivo, e encontrar maneiras de superar isso. É importante saber que há boas evidências de que a terapia por meio de conversas pode melhorar seu humor, e a ajuda está disponível. Também é útil saber que algumas versões de medicamentos usados para tratar dificuldades de humor, como inibidores seletivos de recaptação de serotonina (SSRIs), também têm efeitos colaterais de desejo sexual reduzido e dificuldades em chegar ao orgasmo, por isso, se você estiver tomando algum desses medicamentos e estiver preocupada com sua

---

* No original, NHS – National Health System [Sistema Nacional de Saúde, no Reino Unido].

> vida sexual, converse com quem os prescreveu e obtenha sua opinião.
> Não pare de tomá-los sem discutir isso com o(a) médico(a), mas se não estiverem ajudando na situação, vale a pena saber que existem outras versões desses medicamentos que você pode tomar em substituição a eles.

Onde queremos que nossos pensamentos estejam?

Agora você deve estar se perguntando: "Então qual é meu caso? Um cérebro ajudando a excitação e o desejo, ou um cérebro que os está dificultando?". A verdade é que pode ser uma coisa ou outra, dependendo se nosso cérebro está focado em pensamentos eróticos e na excitação ou se ele está distraído por pensamentos não sensuais ou negativos. O fluxo constante de pensamentos de que falamos, relacionado a todo o aprendizado que tivemos em nossas vidas até agora, sempre e constantemente circulará por nossas mentes, mas é a quantidade de atenção que dedicamos a tais pensamentos que ditarão seus efeitos sobre o sexo.

Imagine seu cérebro como um gráfico de pizza. Você tem um máximo de 100% de sua atenção para se concentrar na situação sexual que tem à sua frente. O colapso de sua atenção pode ser algo assim:

ATENÇÃO DURANTE O SEXO – COMO QUEREMOS QUE O EQUILÍBRIO SEJA

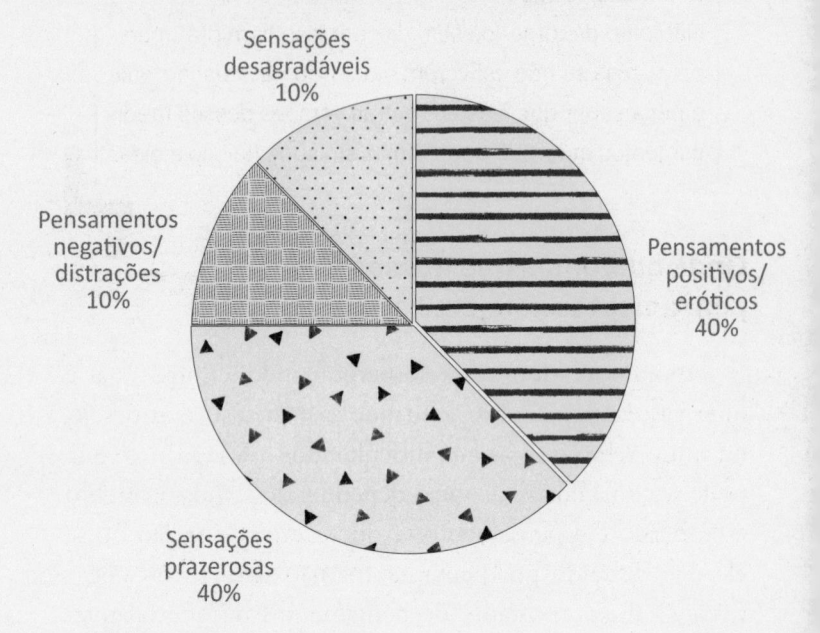

- Sensações desagradáveis 10%
- Pensamentos negativos/distrações 10%
- Pensamentos positivos/eróticos 40%
- Sensações prazerosas 40%

Pensamentos positivos/eróticos – "Ele(a) está tão sexy", "Eu amo quando fazem isso", "Ele(a) está se sentindo realmente excitado(a) em relação a mim";

Sensações prazerosas – Toque é bom, vulva latejando, sensação de pele encostada na pele, se sentir quente;

Pensamentos negativos/distrações – "Eu estou ouvindo o gato aqui do lado – será que ele está preso?";

Sensações desagradáveis – Sensação de frio, um pouco de cãibra na panturrilha esquerda.

Versus o seguinte:

ATENÇÃO DURANTE O SEXO – COMO ELA PODE REDUZIR NOSSO DESEJO

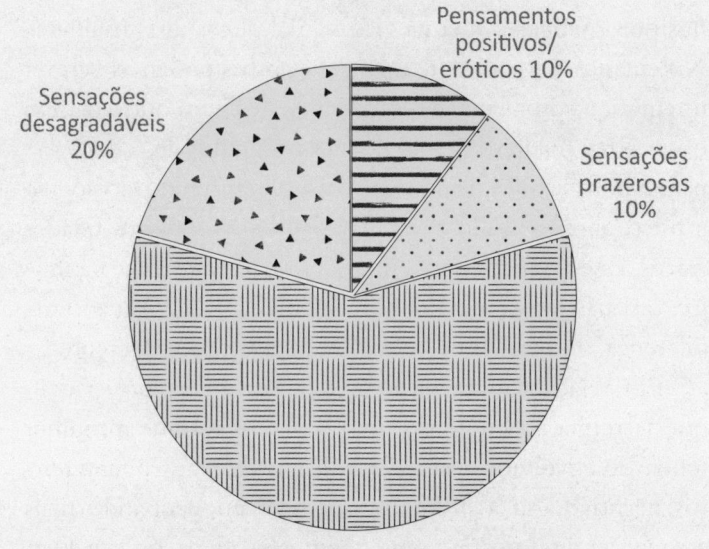

Pensamentos positivos/eróticos 10%

Sensações desagradáveis 20%

Sensações prazerosas 10%

Pensamentos negativos/distrações 60%

Pensamentos positivos/eróticos – "Ele(a) é tão quente";

Sensações prazerosas – Toque dos cabelos da outra pessoa na sua pele

Pensamentos negativos/distrações – "Ele(a) é areia demais para o meu caminhãozinho", "Eu pareço gorda", "Minha barriga está balançando", "Odeio quando fazem isso", "Eu tenho que estar acordada em breve", "Os vizinhos vão ouvir";

Sensações desagradáveis – Alguns dos toques um pouco dolorosos, secura vaginal, falta de sensação prazerosa;

Dada a importância da quantidade de atenção que você é capaz de dedicar ao sexo, imagine o impacto das diferenças nos dois gráficos acima na vida sexual dessas duas mulheres. No entanto, é importante notar que ambas podem descrever um gráfico completamente diferente em algum outro dia, em outra situação, dependendo de seus triângulos de "condições para o bom sexo" e de como estão seu bem-estar psicológico e físico, algo mediado por seus hormônios e outros estados físicos. Esses gráficos também podem não apresentar nenhuma variação para uma mulher, com dias, semanas ou anos de diferença, ou com um parceiro ou uma parceira diferente.

Em relação ao segundo gráfico, caso seja um padrão que se repita ao longo do tempo, é possível que a mulher tenha desenvolvido um hábito de priorizar os pensamentos negativos ou a distração, que acabam ocupando mais espaço cerebral do que pensamentos eróticos, ou seu foco nas sensações, tornando a excitação menos provável, o sexo menos prazeroso, e tendo um efeito devastador em relação ao quanto ela quer sexo com o passar do tempo. É uma situação um tanto quanto paradoxal, e tenho certeza de que você consegue enxergar isso. Pode valer a pena que você considere isso em relação a si, apenas para ter uma ideia de onde você sente que seu cérebro está na maior parte do tempo, e se há algo de benéfico em fazer algumas alterações na forma como você usa sua atenção durante o sexo.

Antes de começar a se preocupar demais com sua mente errante, é importante saber que a distração por pensamentos não sexuais é totalmente normal e acontece com todos nós, seres humanos, com frequência. De fato, em um estudo, 92% das pessoas relataram que têm pensamentos não eróticos durante o sexo.[10] O fator-chave é a quantidade de tempo que você passa distraída *versus* o quanto você está vivenciando o momento. Descobertas recentes da ciência do sexo nos dizem que podemos usar nossos cérebros para mudar o tamanho de cada uma dessas fatias dos gráficos e que, ao fazê-lo, alteraremos nossas experiências sexuais. Vou me aprofundar mais neste tópico no final deste capítulo.

Nossos cérebros evoluíram de modo a terem capacidades tão incríveis como, por exemplo, a criação de arte, música e movimentos sociais positivos que permitem que as pessoas se sintam conectadas em relação a um propósito abstrato comum. Mas nossos cérebros também evoluíram para fazer, em relação aos eventos de nossas vidas e para formar julgamentos e previsões futuras para nós mesmas de maneiras que, às vezes, podem fazer de nós nossas piores inimigas, por meio de ligações, associações e significados que atribuímos a esses eventos. Isso significa que a natureza de nossos pensamentos e o significado que deles abstraímos podem diminuir nossas respostas sexuais, assim como baixarmos o som na TV.

Compreendendo o papel da aprendizagem

Nosso aprendizado passado tem um papel enorme a desempenhar em nossa distração, no conteúdo de nossos pensamentos e, por fim, em nossas experiências de prazer, excitação e desejo. Mas como se dá esse processo?

Se você se lembra do resumo do que é o desejo que foi apresentado no início deste capítulo, o desejo funciona assim: primeiro precisamos ser capazes de prestar atenção ao que está acontecendo e notar nossa emergente excitação sexual. Em seguida, nossos cérebros decidem o que fazer com essa excitação, baseando-se em experiências passadas, lembranças e aprendizados sociais, o que nos ajuda a decidir se vamos nos aproximar desse estímulo, ou se nos afastaremos dele. Essa motivação para avançar em direção a algo é feita com base no que aprendemos em nossos passados, na recompensa que sentimos que trará para nós e, o mais crucial, na **atenção** que somos capazes de dedicar a esse estímulo.

No capítulo 4, apresentei-lhe o papel da teoria da aprendizagem social sobre as maneiras como aprendemos e pensamos sobre sexo e em nós mesmas em relação a ele. Neste capítulo, apresentarei processos mais individuais do que de aprendizagem social, e como estes nos influenciam quando se trata de sexo. Ambos são importantes para o seu desejo.

O advento da teoria comportamental e cognitiva precoce na psicologia foram dois movimentos essenciais que nos forneceram algumas dessas informações. A teoria comportamental surgiu de uma era da ciência associada à causa e ao efeito em testes realizados sob circunstâncias controladas. É nisso que se baseia a teoria cognitiva, explicando como nossos cérebros processam informações, constroem memórias, usam a linguagem e prestam atenção nas coisas, além de como nossos comportamentos dependem da interação entre esses processos e as consequências de um comportamento.

No estudo desse tipo de aprendizado de causa e efeito, evoluíram algumas teorias cruciais para nossa compreensão de como os seres humanos constroem relações com o mundo ao seu redor.

"Condicionamento clássico" é o nome dado a um tipo de aprendizagem na qual associamos duas coisas uma à outra. Por exemplo, depois de ver repetidamente seu dono pegar a coleira antes de levá-lo para passear, um cão aprenderá a ficar animado assim que a vir, por associá-la aos sentimentos de prazer da caminhada.

"Condicionamento operante", entretanto, é um tipo de aprendizagem na qual a recompensa pelo comportamento faz diferença para nossas chances de querermos ou não repetir esse comportamento no futuro. Por exemplo, se o mesmo cão recebe uma guloseima toda vez que para e se senta ao se aproximar de uma estrada, ele ficará mais propenso a parar e sentar-se na estrada. Quando um comportamento é recompensado com algo positivo, ficamos mais inclinados a fazê-lo, e, quando isso não acontece, ficamos menos propensos a fazê-lo (na verdade é um pouco mais complexo do que isso, mas este aspecto é tudo o que precisamos saber agora).

À medida que essas teorias progrediam, os psicólogos cognitivos estavam adicionando conhecimentos a essa mistura, demonstrando o papel da memória, aprendizagem, percepção, linguagem e atenção a esse quadro de comportamento-consequência. Essas principais teorias psicológicas básicas são importantes quando se trata de entender nossa relação com o sexo, dado que não somos instintivamente programados para buscar sexo, mas, sim, nossa motivação para o sexo é sustentada por percebermos a excitação e integrá-la a nossa aprendizagem e análise da situação.[11] Aos nos perguntarmos se o associamos com orgulho ou vergonha e se o sexo é emocional e fisicamente gratificante para nós, as respostas a essas questões fornecem-nos algumas pistas para este processo de aprendizagem em nossas vidas até agora.

O prazer (seja satisfação emocional, física ou espiritual) é um bom exemplo de uma consequência que pode nos tornar mais propensos a sermos motivados a repetir um comportamento, como o sexo. Experiências sexuais negativas, como dor, medo, constrangimento ou vergonha, podem aumentar a probabilidade de avaliarmos o sexo de forma mais negativa, levando-nos a sentir uma menor inclinação de fazê-lo (a menos que você sinta prazer com a dor, ou que, é claro, nesse caso a experiência de vergonha ou medo seja uma recompensa). Portanto, experiências repetidas de sexo em que haja falta de prazer ou recompensa, ou que tenham sido desagradáveis, reduzirão nosso desejo por sexo ao longo do tempo, por meio de um simples processo de condicionamento. A lacuna de orgasmo é crucial aqui, pois as mulheres heterossexuais simplesmente têm menos recompensas pelo sexo com um parceiro do que os homens heterossexuais quando fazem sexo juntos. O valor do incentivo (sexo) fica reduzido por associações negativas ou desfechos negativos, e aumenta com recompensas e associações positivas.

Você se lembra dessas motivações para ser sexual de que falamos no último capítulo? Elas também se enquadram na natureza gratificante do sexo (fortalecendo, portanto, nosso futuro desejo) nos seguintes termos: a experiência do sexo atendeu ou não a essas motivações iniciais? Por exemplo, se você é uma pessoa cujo objetivo de vida global é ter um relacionamento caracterizado pela intimidade e proximidade, e percebe que procura sexo quando está querendo atender a essa necessidade, a recompensa de um orgasmo pode ser positiva (e certamente será útil), mas a recompensa que pode ser mais valorosa é o quão íntima você se sentiu com a pessoa durante ou após o sexo.

Outro aspecto gratificante do sexo que pode fazer toda a diferença para nossa motivação e para o nosso desejo são os impactos causados em nosso humor. Se nos sentimos melhor fazendo sexo, se percebemos que alivia o estresse, oferece distração ou faz com que nos sintamos valorizadas, então isso será em si uma recompensa. É por isso que, para algumas pessoas, pode começar a parecer que o comportamento sexual esteja fora de controle, pois talvez seja a única ou mais eficaz maneira de fazê-las se sentirem bem a curto prazo. Se o sexo nos leva a nos sentirmos mal, desconfortáveis, entediadas, inseguras, sem livre arbítrio, ou como se o sexo se tratasse da outra pessoa e não de nós também, então isso agirá como um desincentivo ao longo do tempo.

Outras pedras angulares de teorias psicológicas também nos fornecem pistas sobre o envolvimento de nossos cérebros com nosso desejo. Por exemplo, quando o mesmo incentivo é apresentado da mesma forma repetidas vezes, desenvolvemos uma habituação a ele, de modo que cada vez mais aquilo se torna menos um incentivo, chamado de "efeito processo adversário"[12], e poderia muito bem ser uma explicação para a descoberta da equipe do Natsal de que as pessoas que fazem outros tipos de sexo sem relações sexuais como parte de suas vidas sexuais propriamente ditas relatam melhor função sexual, pois, quanto mais diferentes tipos de sexo temos em nosso repertório, mais variedade temos à nossa disposição. É também uma das razões pelas quais nosso desejo pela mesma pessoa pode diminuir com o tempo. Esses entendimentos nos fornecem a lógica do por que deveríamos abordar o sexo, especialmente em uma relação monogâmica de longa data, como um buffet em vez do cardápio definido de A, seguido de B, então C, visto que, basicamente, quanto maior a frequência com que comemos a mesma refeição e na mesma ordem, menos emocionante e interessante essas refeições ficam. Depois de um período de tempo, podemos não estar tão interessadas no alimento, pois a variedade está associada não apenas à satisfação sexual, mas também à manutenção do desejo.[13]

Em contraste com isso, o "Efeito Coolidge" é um fenômeno psicológico que descreve como nosso interesse sexual aumenta ou ressurge com a novidade.[14] Se você alimentar ratos até que eles estejam cheios, eles param de comer a mesma comida até que você os presenteie com um tipo diferente de alimento, que eles vão comer mesmo que estejam cheios. Pense nisso como o equivalente a sentir desejo por alguém além do seu parceiro. É crucial para a manutenção do desejo entender o papel da novidade – e com isso não estou necessariamente falando sobre enfeites para os mamilos (embora também, por que não?!**) –, mas, sim, novidade em termos de como vocês se relacionam um com o outro, os papéis que cada um desempenha no sexo, como podem servir-se de fantasias, e nos aspectos práticos de como o sexo acontece.[15] Basicamente, nosso apetite por algo previsível e familiar diminui ao longo do tempo, e ressurge com algo menos previsível, conhecido ou esperado.

Por fim, a interação entre teorias comportamentais detalhando como aprendemos por associação demonstra como permitir que o sexo fique fora da equação em casais pode dificultar que vejamos nosso parceiro ou nossa parceira como um ser sexual ao longo do tempo. Quanto mais ocasiões juntos tivermos com essa pessoa de uma forma não sexual, é possível que as vejamos menos como seres sexuais.

** *Nipple Tassels ou Pasties* é um termo em inglês que se refere a uma espécie de adesivo para cobrir os mamilos ou a vulva de uma pessoa, cujo tamanho pode variar, mas geralmente não é muito maior que a aréola, fixado no local com um tipo especial de cola, com cores, formas e tamanhos variados, e a versão para a vulva, quando usada em combinação com os *nipple tassels* é chamada de *strapless bikini*. Há também patches, que são geralmente usados quando se usa uma roupa muito transparente e o sutiã poderia ficar muito visível. [N.A.]

A tendência de nossos cérebros de fazerem associações dessa forma é uma explicação dos motivos para que casais que mantêm trocas de moeda sexual possam se beneficiar disso, ao passo que casais que param de se relacionar dessa forma podem não obter esses benefícios.

Isso não significa que seja não prejudicial ou perigoso não fazer sexo por um tempo, pois você corre o risco de perder sua conexão sexual. Também não significa que você tem que fazer muito sexo. Mas indica que pode ser *mais fácil* para manter uma associação sexual e ver seu parceiro como um estímulo sexual se vocês tiverem maneiras de se relacionarem um com o outro que mantenham a associação dessa pessoa como um ser "sexual", quer vocês estejam de fato fazendo sexo ou não.

Uma palavra sobre o impacto do trauma sexual

Infelizmente, muitas mulheres sofreram atos sexuais não consensuais, como abuso sexual infantil ou agressão sexual, e essas experiências podem causar impactos em seu humor e bem-estar, além de afetarem nossas aprendizagens, lembranças, avaliações de sexo e percepções de nós mesmas como seres sexuais. É importante notar que os efeitos dessas experiências podem se mostrar de formas diversas para mulheres diferentes, por isso não há uma relação de "tamanho único" entre esses tipos de experiência sexual e desejo. Para algumas mulheres, esse tipo de experiência pode afetar drasticamente seu desejo, por meio da ativação da resposta de "lutar ou fugir", quando desencadeada por atos sexuais, palavras ou memórias, ou através de uma associação aprendida de que o sexo é prejudicial, profundamente perturbador, ou que tem a ver com o abuso de poder. Outras não têm seu desejo da mesma forma afetados por experiências sexuais traumáticas. É essencial neste ponto entender qual poderia ser o caso em relação a você e, em seguida, agir de acordo com o que sente que possa ajudar. Se você não tem certeza do que vai ajudar, pode querer considerar pedir ao seu clínico geral um encaminhamento para um terapeuta que pode ajudá-la a processar o impacto da agressão e auxiliá-la no encontro de maneiras de gerenciar gatilhos, limitando a sensação de estar fora de controle ou com medo quando estiver agindo como um ser sexual.

Como podemos fazer nossos cérebros trabalharem a nosso favor e não contra nós?

Na última década, houve uma explosão de pesquisas sobre o impacto da aprendizagem para concentrar nossa atenção durante o sexo e o surpreendente impacto positivo que isso pode ter em nossas vidas sexuais. Há um corpo de pesquisa crescente e convincente nos fornecendo a solução para nossas mentes errantes e autocríticas, as quais vêm sabotando nossas vidas sexuais. Essas pesquisas residem na aplicação de práticas de meditação com *mindfulness*★★★ em relação ao sexo.

Se você ainda não ouviu falar de *mindfulness*, em qual caverna você esteve esse tempo todo?! Trata-se de uma técnica que tem suas raízes na espiritualidade oriental e foi trazida para o Ocidente por um praticante chamado Jon Kabat-Zinn.[16] A consciência da utilidade da atenção plena nas abordagens ocidentais à saúde e ao bem-estar vem crescendo desde a bem sucedida aplicação desta por Jon Kabat-Zinn nas vidas das pessoas que lidam com dor crônica, quando os tratamentos médicos não estavam ajudando.

Mindfulness não é uma prática de limpar *a mente de todos os pensamentos*, mas, sim, uma prática de *direcionar nossa atenção da maneira como queremos*, e, portanto, você não deve ser tentada a seguir pensamentos emocionalmente distrativos até entrar em um buraco de coelho quando eles aparecem. Em relação ao sexo, trata-se de prestar atenção às sensações ou aos pensamentos sexuais que nos beneficiam. Dessa

---

★★★ *Mindfulness*, do inglês, pode ser literalmente traduzido como "atenção plena" (termo que alternativamente uso aqui), focada no momento presente, no momento atual, estando em contato com o presente sem permitir que as lembranças do passado ou outros pensamentos o(a) envolva(m). *Mindfulness* é, ainda, um conjunto de técnicas práticas, possíveis e cientificamente comprovadas que ajudam uma pessoa a chegar a essa "atenção plena", tornando suas mentes mais despertas e saudáveis, sendo suas aliadas, em vez de inimigas, cujo objetivo é sair desse estado de falta de consciência e levar uma vida consciente do momento presente, atual, assim como de seus sentimentos e de suas sensações. [N.A.]

forma, os pensamentos nos quais não queremos nos concentrar naquele momento (a parte negativa de seu gráfico) têm menos influência sobre nossos corpos.

Em relação ao sexo, cada vez mais estudos têm mostrado que a atenção plena ajuda as pessoas a terem uma melhor sintonia entre seus corpos e suas mentes e, portanto, conseguem melhoras na resposta sexual. Vários estudos fundamentais na última década mostraram que mulheres que praticam *mindfulness* relatam um aumento em sua excitação, em seu prazer e desejo.[17] De fato, pesquisas nos dizem que mulheres que acham mais fácil ter orgasmos são tipicamente mais "conscientes" na vida cotidiana, e acham mais fácil vivenciar o momento do sexo.[18]

Tenho certeza de que você pode entender como isso funciona agora. Tem sido demonstrado que a *mindfulness* aumenta nossa atenção[19] para o sexo, levando-nos a nos afastarmos de pensamentos ou distrações que são menos úteis. É uma maneira de controlar nossos cérebros e fazê-los trabalhar a nosso favor, e não contra nós, o que se encaixa perfeitamente em nossa compreensão de como o desejo funciona e o que pode atrapalhá-lo.

Além de nos ajudar a desenvolver habilidades para concentrarmos nossa atenção em estímulos sexuais, a atenção plena também nos ajuda a notar quando nossas mentes estiverem errantes e redirecionar suavemente nossos pensamentos de volta para onde queremos que eles estejam nesses casos. É uma maneira prática e momentânea de mudar a porcentagem de atenção no gráfico de pizza que falamos anteriormente, aumentando suas porcentagens positivas. Se quisermos um sexo melhor, sexo em que nossos corpos se sintam ótimos, em que respondam da forma como queremos, e com nossas mentes permanecendo totalmente no momento, agora sabemos que a *mindfulness* é uma ferramenta incrivelmente eficaz que temos à nossa disposição. Nós podemos ter controle sobre nossas mentes errantes, não importando o quão autocríticas elas queiram ser.

Isso se dá precisamente porque o desejo depende da nossa capacidade de notar a excitação sexual, além da natureza de onde focamos nossa atenção, que pode estar voltada para a previsão de um resultado negativo, ou seja, "ele(a) ficará chateado(a) se eu não gozar", ou sermos totalmente absorvidas pela sensação – e tenho certeza de que agora você entende a diferença que isso faz para o sexo.

A Dra. Lori Brotto é uma das principais pesquisadoras de sexo do mundo que analisa a *mindfulness*, e ela, assim como outros pesquisadores, demonstraram ao longo de vários estudos-chave na última década que, além de ser capaz de aumentar a excitação e o desejo, a atenção plena também pode reduzir a dor sexual.[20] *Mindfulness* é uma ótima forma de entrarmos em sincronia com nossos corpos e uma ótima maneira de voltar essa lupa de atenção para nossos pensamentos e sentimentos sexuais e afastá-la da distração. Está começando a se tornar uma técnica fundamental na terapia sexual, e eu vi o poder que ela pode ter para criar sensações de excitação e desejo em pessoas que se sentiam completamente isoladas de seus eus sexuais.

Espero que agora você possa ver que benefícios você poderia obter durante o sexo com sua atenção trabalhando a seu favor, e não contra você, independentemente de quão bom o sexo esteja sendo para você agora. Também vale a pena notar, porém, que todos nós provavelmente poderíamos nos beneficiar se fôssemos mais conscientes na vida cotidiana, bem como no sexo. É claro que a atenção plena funciona em muitas áreas de saúde e bem-estar em termos de uma magnitude que estamos apenas começando a entender. Os estudos originais foram focados no manejo da dor e apresentaram resultados surpreendentes.[21] Isso porque, como o sexo, nossa experiência de dor é mediada pelo quanto de atenção e pelos pensamentos ou atribuições que damos a ela. As pessoas começaram a notar o impacto que a atenção plena poderia ter, e assim a pesquisa teve início em outras áreas de bem-estar mental e físico. Nas décadas seguintes, obtivemos evidências sólidas de que a atenção plena exerce um papel na redução da ansiedade e da depressão, no gerenciamento do controle de impulsos em comportamentos compulsivos, na melhoria do quão bem as crianças são capazes de aprender ou se concentrar, além do trabalho contra o autojulgamento negativo, entre muitas outras coisas.

Ao longo deste capítulo, é possível que você tenha se reconhecido como alguém que fique distraída ou atormentada por pensamentos não sexuais ou negativos. Considere, por um segundo, agora que você tem uma melhor compreensão de como o desejo funciona, a diferença que faria se você pudesse mudar isso. O importante aqui é que você pode aproveitar seu cérebro para dedicar mais foco à excitação e ao desejo, uma vez que saiba mais sobre o que seu cérebro está tramando e como concentrar-se. *Mindfulness* é uma habilidade que você pode desenvolver, e há fortes evidências de que isso beneficiará sua vida sexual, além de também ser extremamente acessível, de baixo custo e algo que você pode se encaixar na vida diária. Do que não deveríamos gostar nela?

No final deste capítulo, há algumas dicas na seção de exercícios sobre como aumentar suas habilidades de *mindfulness* fora do contexto do sexo, e, então, como trazê-las gradualmente para sua vida sexual também, para que você possa colher as recompensas aqui mencionadas. Há tanto a se dizer sobre *mindfulness* que, caso este capítulo tenha despertado o seu interesse, eu sugiro que leia um livro recente da Dra. Lori Brotto com título *Better Sex Through Mindfulness: How Women Can Cultivate Desire*★★★★.[22]

De que forma o jeito como usamos a linguagem influencia nossos pensamentos

No capítulo 4, discorremos sobre a importância da linguagem, como ela molda nossa visão do sexo e como entendemos as "regras" de como devemos ser sexualmente, mas a linguagem também é importante quando se trata das

---

★★★★ Em tradução livre: *Sexo Melhor por Meio da Mindfulness: Como as Mulheres Podem Cultivar o Desejo*. [N.E.]

maneiras como nós (e nossos parceiros ou nossas parceiras) falamos sobre nós mesmas, o que é importante, pois nossa escolha de linguagem é um dos modos como influenciamos nossos pensamentos sobre nós mesmas, nossas vidas sexuais e o que é possível.

Vivemos em uma sociedade onde constantemente nos referimos uns aos outros e a aspectos de nós mesmos com rótulos e categorização, o que provavelmente se baseia no nosso desejo de categorizar e agrupar a nós mesmos e aos outros, baseados em processos de psicologia social. Nós nos autorrotulamos e fazemos isso com os outros com traços fixos de caráter que nos fornecem uma forma resumida para descrever o que nós ou um ao outro podemos esperar, mas as palavras que usamos para descrever a nós mesmos e aos outros podem se tornar histórias sobre quem somos que acabam por definir quem somos, às vezes ajudando e, em outras, dificultando nossas jornadas na vida. Isso geralmente significa que, quanto mais ouvimos ou repetimos histórias inúteis sobre nós mesmas ao longo de nossas vidas, mais aprisionadas podemos ficar por elas.

É importante a forma como falamos sobre nós mesmas em relação ao sexo, especialmente porque o pano de fundo para isso é um sistema médico e psiquiátrico que criou uma linguagem de "disfunções" em torno do tópico, fornecendo-nos rótulos a serem usados para descrever o que há de errado conosco no processo. Por exemplo, a equipe do Natsal descobriu que uma pequena minoria de mulheres no Reino Unido sente que têm orgasmo mais cedo do que gostariam. O MDE nunca teve uma categoria para orgasmo precoce para mulheres, mesmo que isso aconteça, provavelmente se considerando que o orgasmo feminino nunca interrompeu o sexo com penetração do pênis na vagina. Mas o que aconteceria se tivéssemos uma disfunção chamada "orgasmo precoce" para as mulheres? Seria bem provável que mais de nós nos preocuparíamos com isso, já que então seria "um problema". Então, aquilo que o mundo médico define como um problema fornece a linguagem para que algo se torne um problema de vida real, e pode ser útil tentar não sermos sugadas para nos definirmos por tais termos.

"Eu tenho um baixo nível de desejo" é um bom exemplo de um rótulo que podemos usar para nós mesmas e que pode ser bastante limitador na história de nossas vidas sexuais, oferecendo-nos poucas pistas sobre soluções úteis, se fosse isso o que estivéssemos buscando. É usado com frequência em nossa cultura e é a razão pela qual essas cientistas pioneiras e pesquisadores sexuais de que falamos no capítulo 1 argumentaram contra as velhas definições do baixo nível de desejo feminino, pois sentiam que se tratava de um rótulo inútil, caso não estivesse situado no contexto social e relacional da mulher.

"Eu tenho um baixo nível de impulso sexual" é outro rótulo igualmente inútil. Além de implicar que o impulso sexual seja biológico, inato e fixo (e já sabemos que não é esse o caso), este rótulo situa o sexo fora do humor, contexto ou significado, o que tira nossa capacidade de entender ou mudar nossa experiência dele.

Um uso mais útil da linguagem pode ser "Muitas vezes não sinto vontade de fazer sexo quando estou cansada, estressada, ou quando sei que o tipo de sexo que estou prestes a fazer não será tão prazeroso para mim" ou "Recentemente tem sido um desafio conseguir fazer algum um tipo de sexo que me excite." Falar sobre o desejo dessa forma desliga-o de quem somos como pessoa (uma "pessoa com baixo nível de desejo") e situa-o no contexto, o que não só nos faz sentir menos problemáticas, mas imediatamente nos fornece uma pista para um caminho a seguir.

Eu mencionei no capítulo anterior que eu converso com casais sobre haver uma *discrepância em termos de desejo*, em vez de uma pessoa ter um baixo nível de desejo. A razão por trás disso não reside somente no fato de que não existe nenhuma norma para se julgar o baixo nível de desejo dessa pessoa em comparação a ela, e o desejo deve ser pensado como uma motivação responsiva, e não como um impulso, de qualquer maneira, mas também porque o uso dessa linguagem posiciona o casal como participantes iguais no desafio de superar essa discrepância.

Pode ser útil prestar atenção a esses rótulos, mas também a qualquer outro que adotamos para descrever quem somos, pois é possível que eles também, inadvertidamente, causem impactos em nossos pensamentos sobre sexo. Trabalho com tantas mulheres que cresceram com rótulos que dificultam sua expressão sexual ou experiência de desejo, que se sentem "muito tensas" como pessoas para realmente gostarem de sexo, muito "subconfiantes" para pedirem o que querem, ou mulheres que se sentem tão definidas pelo rótulo de ter um "baixo nível de desejo" que evitam relacionamentos por medo de nunca serem capazes de resolver esse "problema". Para cada uma dessas mulheres, as crenças ou os entendimentos que então deduziam sobre si como resultado do uso desse tipo de linguagem causaram comportamentos que acabaram sendo profecias autorrealizáveis.

Eu gostaria que você tirasse um minuto para considerar qualquer rótulo que você ou outros usam em relação a você, sua natureza e sua sexualidade.

- Que histórias você já disse a si tantas vezes que acredita serem verdade?
- Até que ponto essas histórias ou esses rótulos estão ligados a discursos sociais inúteis sobre cultura, raça, idade, gênero, habilidade, tamanho?
- Como histórias, rótulos ou linguagem podem estar afetando sua vida sexual?
- É possível que essas histórias sejam totalmente falsas, ou que tenham apenas mais ou menos a ver com você, dependendo das circunstâncias em que se encontra?
- Que possibilidades essas coisas abrem para você na vida em geral e no sexo, caso rejeite esses rótulos sobre você que foram como fatos definidos em pedra?

Meu objetivo neste capítulo é dar-lhe uma visão geral de como seu cérebro, como o comando de seus pensamentos e outros processos cognitivos podem estar afetando sua vida sexual de uma maneira não tão útil. Entendemos a importância da nossa atenção no processamento de estímulos sexuais que podem impulsionar o desejo. Também analisamos a influência de nossa história e do mundo ao nosso redor sobre os pensamentos ou as associações que poderíamos ter em relação a nós mesmas e ao sexo. Entendemos que o desejo sexual é como todas essas coisas se unem para nos motivar a fazê-lo, ou optarmos por tomar uma xícara de chá.

Se há uma coisa de que podemos ter certeza, é que nossos cérebros são em grande parte responsáveis pela forma como o sexo acontece, e que, apesar de nossos cérebros estarem localizados dentro de nós, os fatores que os influenciam vêm de fora. Há um motivo para este capítulo vir em seguida ao da sociedade e os relacionamentos, visto que as dinâmicas de nossos relacionamentos e os significados que abstraímos dos comportamentos de outras pessoas se tornam o combustível para nossos pensamentos sexuais em termos da maneira como sentimos o que se espera de nós.

Neste capítulo, discorremos sobre o impacto da atenção e da aprendizagem sobre os pensamentos que poderíamos ter individualmente no momento. Temos a capacidade de melhorar nossas vidas sexuais, tornando-nos hábeis em usar nossa atenção a nosso favor, e não contra nós. Temos a opção de notar temas essenciais nos tipos de pensamentos que mais nos incomodam durante o sexo e tentar encontrar maneiras de garantir que nos influenciem menos. Também temos a oportunidade, agora que entendemos que o sexo é uma motivação e não um impulso, para refletir sobre os benefícios que a novidade, a falta de previsibilidade, a recompensa positiva e a oportunidade de continuar a ver nossos parceiros ou nossas parceiras como estímulos sexuais ao longo do tempo podem trazer para nossas futuras vidas sexuais. Vamos nos aprofundar mais nisso no próximo capítulo.

Pontos-chave deste capítulo

- Nossos cérebros são cruciais para nossas experiências de excitação, prazer e desejo;
- Alguns aspectos de nossas respostas sexuais são automáticos, como a excitação física, mas nosso corpo e nossas mentes nem sempre estão em sincronia;
- Pensamentos negativos ou distrativos podem interromper nossa resposta sexual, nos distraindo do erótico;
- Nossa capacidade de direcionar nossa atenção para pensamentos negativos ou distrativos (ou nos afastarmos destes), e prestar atenção a sensações ou estímulos sexuais faz uma grande diferença em relação ao que sentimos em nossos corpos;
- Para os seres humanos, sexo não é um impulso, mas uma interação complexa de nossa fisiologia, atenção, aprendizagem e lembranças, levando a uma motivação para o sexo;

- Nossos cérebros geram pensamentos o tempo todo, mas podemos nos distrair com aqueles que nos deixam preocupadas e gastamos tempo nos focando neles;
- Quanto mais nos sintonizamos com nossos corpos, mais desejo, excitação e prazer vivenciamos, e nossa atenção pode ser aproveitada através da *mindfulness;*
- A *mindfulness* é conhecida por aumentar a excitação, o prazer e o desejo, e vem sendo uma revolução fundamental na terapia sexual mais ou menos na última década;
- A linguagem que usamos para nos descrever pode amplificar a maneira como nos vemos em relação ao sexo, e nos impedir de enxergar como podemos criar mudanças.

Exercício:

Reflexão – Que tipos de pensamentos interferem no seu prazer pelo sexo?

No início deste capítulo, falamos sobre como aquilo em que pensamos pode influenciar nosso gozo da experiência sexual. Abordamos o fato de que muitas vezes existem categorias essenciais de pensamentos que vêm à nossa mente quando estamos sendo sexuais, e que pode ser útil notar em que categoria seus pensamentos se enquadram mais, e de onde essas ideias vêm.

Neste exercício, preste atenção aos pensamentos que você tem durante sua próxima experiência sexual com outra pessoa. Depois, anote todos os pensamentos que você teve e que sente que a distraiu de seu prazer, ou os quais foram negativos de alguma forma. Assim que você tiver anotado seus pensamentos da mesma forma como eles apareceram em sua cabeça (por exemplo, "Ele(a) está olhando para minhas estrias e perderá o tesão"), tente agrupar os pensamentos que você escreveu em categorias, como fizemos neste capítulo.

Você pode fazer isso ao longo de algumas experiências sexuais, caso sinta que tem muitos pensamentos negativos durante o sexo e realmente queira entender isso por si. Não realize essa tarefa sempre que fizer sexo de agora em diante, e, por favor, certifique-se de que você também faça um acompanhamento desse exercício com alguns de *mindfulness* depois, porque, embora possa ser benéfico entender pensamentos que são menos úteis para você e questionar de onde eles vieram e como você pode desafiá-los, como você aprendeu, não é bom para sua vida sexual entrar no hábito de prestar atenção aos pensamentos menos úteis durante o sexo como se isso fosse uma coisa normal.

Uma vez que você tenha suas categorias, e talvez tenha descoberto que uma ou duas categorias de pensamentos particularmente são as que a afetam você (por exemplo, "imagem corporal" ou "o(a) parceiro(a) focando-se em seu prazer em vez do meu"), passe algum tempo escrevendo um plano de como você pode minimizar o impacto disso em sua vida sexual, levando em consideração o que aprendeu no capítulo 4. Por exemplo, você pode querer limitar sua exposição a revistas com imagens excessivamente manipuladas digitalmente e olhar para muitas contas de mídias sociais que celebrem a diversidade corporal, ou pode encontrar outras maneiras de aumentar sua confiança com seu corpo: como assistir a uma aula de desenho de nu artístico que celebre corpos em todas as suas formas ou ler livros sobre positividade corporal. Você pode alterar o roteiro a que está exposta, diminuindo sua exposição às mensagens sociais que não a estão ajudando e aumentando-a em relação àquelas que lhe são úteis.

Experimentando – *mindfulness* e sexo

Você vai se lembrar de que *mindfulness* é uma maneira de prestar atenção a algo, sem julgamentos, e de vivenciar o momento. É também uma prática de trazer nossa atenção de volta ao que é erótico, em vez de nos focarmos em pensamentos negativos ou distrativos.

A atenção plena precisa ser praticada se você quiser ser capaz de desenvolver as habilidades ao longo do tempo, e eu a encorajo a não apressar este programa de três estágios. O objetivo aqui é primeiramente se tornar hábil em termos de *mindfulness* fora do contexto de uma situação sexual, para que você se acostume a direcionar sua atenção, percebendo quando sua mente vaga e trazendo-a de volta. Quando você se sentir confiante com isso, pode então começar a incorporar essas práticas em suas experiências sexuais solo (masturbação), e, em seguida, em situações sexuais com outra pessoa.

Parte 1: Baixe um aplicativo de *mindfulness* e pratique-a diariamente fora do contexto sexual. A chave aqui é aprimorar suas habilidades de concentrar sua atenção, vivenciar o momento e, com gentileza e sem julgamentos, redirecionar sua atenção quando notar que ela está vagando. Considerando-se que a atenção plena é uma habilidade que precisa ser praticada, eu gostaria que você se sentisse confiante neste nível antes de seguir em frente. Cabe a você decidir quando se sente confiante para fazê-lo, mas eu sugiro que realize essa prática diária por algumas semanas, pelo menos, se *mindfulness* for uma novidade para você.

Parte 2: Se você vem praticando de modo geral a *mindfulness*, é possível que agora se sinta mais hábil em trazer sua atenção suavemente de volta para aquilo em que você estiver se focando. Quero que você agora passe para dois novos exercícios de *mindfulness*, caso se sinta capaz:

- Escolha ouvir exercícios de *mindfulness* centrados em exames corporais e usar o foco do corpo para prestar particularmente atenção na sensação genital (aliás, você notará a maioria dos exames corporais que você pode baixar a conduzirão pelas partes do corpo e depois pularão a pelve – fascinante a partir de um ponto de vista da sociedade sexualmente negativa).

- Leve essa mesma técnica de foco e curiosidade na sensação genital para a masturbação, além de prestar atenção às sensações em todo o seu corpo durante o auto-toque.

Prestar atenção à sensação em seus órgãos genitais e a suas sensações sexuais é algo que fortalece a conexão de mente, corpo e desejo, além de ser uma ótima prática para concentrar sua atenção onde você quer ela fique durante o sexo.

Parte 3: Depois disso, se você se sentir capaz, pode realizar essa prática durante o contato sexual de qualquer tipo com outra pessoa, usando a mesma prática de que se serve quando está sozinha, mas desta vez você pode ficar plenamente atenta a:

1. Suas próprias sensações (ou seja, quais são as sensações de seu corpo agora?);
2. Um de seus sentidos (preste atenção ao que você pode tocar, de que pode sentir o cheiro/o gosto/a quentura, ou se foque em uma imagem visual de uma parte do corpo do seu parceiro ou de sua parceira).

Como sempre, se você notar que sua mente está vagando devido a um pensamento negativo ou uma distração, parabenize-se por perceber isso e direcione sua atenção de volta para o momento presente.

CAPÍTULO 7

Lacunas em nossa compreensão do desejo

Eu acredito firmemente que um dos maiores desafios para nossas vidas sexuais seja a lacuna em nossa compreensão do desejo. Como podemos esperar saber como desfrutar de nossa própria sexualidade e das relações sexuais com os outros se não entendemos como nosso desejo funciona? Como podemos organizar nossas próprias vidas sexuais se não temos uma ideia dos contextos de relacionamentos que aumentarão as chamas ou que as apagarão? Como podemos não sentir que estamos "quebradas" se não percebemos o que é normal?

O foco deste capítulo reside na correção desses mal-entendidos, provendo-lhe as peças finais do quebra-cabeça, a fim de completar sua nova compreensão do desejo.

Fatos alucinantes relacionados ao desejo

Você deve se lembrar que no Capítulo 2 falamos sobre o fato de que, em pesquisas, muitas mulheres relatam sentir pouco, ou zero, desejo sexual espontâneo (ou seja, sentir vontade de fazer sexo "do nada") ao longo de um mês típico. Essas descobertas são importantes por várias razões. Em primeiro lugar, já vínhamos julgando anteriormente o desejo feminino pelos padrões masculinos, e os homens normalmente relatam níveis mais altos desse tipo de desejo aparentemente "do nada". Julgar as mulheres pelos padrões masculinos e ter esses mesmos padrões como linhas basais (olá, viés patriarcal!) significava que as mulheres que relatavam não sentir nenhum ou muito desejo automaticamente pareciam problemáticas em termos comparativos e eram julgadas como tal pelas próprias mulheres, por seus parceiros e por seus profissionais de saúde.

No entanto, esses novos entendimentos foram tão importantes porque nos revelaram que não sentir vontade de fazer sexo do nada é normal para muitas mulheres e, portanto, não deve ser considerado um problema. A pergunta originalmente feita, "Quantas vezes você sente vontade de se envolver em uma atividade sexual?", estava medindo um tipo de desejo que poderíamos chamar de desejo "espontâneo", que se traduz em *com que frequência você sente vontade de fazer sexo sem que haja um gatilho óbvio para isso?* Apesar de a maioria das mulheres relatar "raramente" ou "nunca", elas também relataram que ainda vivenciavam excitação durante a atividade sexual na maior parte do tempo. Isso quer dizer que é normal que as mulheres não sintam vontade de fazer sexo do nada, e que isso em si não é um indicador de algum problema com o desejo.[1] Também reafirma nossa compreensão de que muitas vezes o desejo segue a excitação em vez de ser o gatilho para ela, que é o ponto crucial para este capítulo.

Dado que os cientistas sexuais têm o conhecimento dessa variabilidade em como o desejo se mostra verdadeira e normalmente, por que tantas mulheres ainda estão preocupadas com seu desejo? A resposta é simples. A excitação e o desejo femininos funcionam perfeitamente bem para a maioria nas circunstâncias certas, mas os vãos atuais em nossa compreensão do desejo nos impedem de criar as circunstâncias certas. Ironicamente, essas lacunas em nosso entendimento até nos levam a colocar barreiras a essas circunstâncias quando elas chegam, fechando com firmeza a tampa em cima da possibilidade de nosso desejo emergir.

A história da sexologia e nossos entendimentos atuais

Então, por que essas visões ultrapassadas do desejo das mulheres persistem, levando-as a sentirem que estão perdendo algo que outras mulheres têm de sobra? No capítulo 1, apresentei a você brevemente algumas personalidades essenciais no campo da psicologia e da pesquisa sexual e as maneiras como eles e elas contribuíram para a nossa compreensão da sexologia, tanto naquela época, quanto no legado de entendimento que tivemos desde então. Você provavelmente se lembrará de Masters e Johnson – pesquisadores pioneiros que observaram em seu laboratório casais fazendo sexo. Suas observações levaram à primeira vez em que o "ciclo de resposta sexual" foi identificado e apresentado como um aspecto uniforme da experiência sexual humana.[2] Embora tenha sido desenvolvido pela primeira vez por Masters e Johnson nos anos de 1960, foi adicionado por Kaplan no final dos anos de 1970 – a adição crucial foi a inclusão do desejo como o primeiro estágio, o precursor de tudo.[3]

É assim que esse modelo funciona:

MODELO DE RESPOSTA SEXUAL DE MASTERS & JOHNSON/KAPLAN (1974)

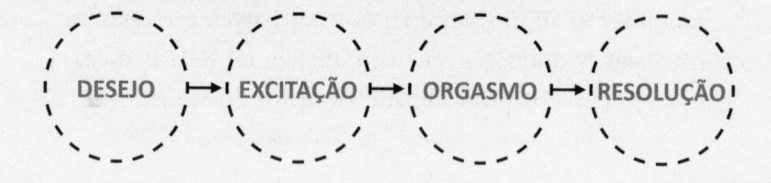

DESEJO → EXCITAÇÃO → ORGASMO → RESOLUÇÃO

O modelo propõe que primeiro vivenciamos o *desejo*, uma vontade psicológica de se envolver em uma atividade sexual. Em seguida, esse desejo pede pelo estado fisiológico de *excitação*, no qual mensageiros químicos são enviados pelo corpo todo por este estado cerebral alterado, preparando o corpo e os órgãos genitais para a atividade sexual. A próxima etapa deste modelo é o *orgasmo*, associado à contração rítmica do assoalho pélvico, do útero e dos músculos retais, produzindo sensações prazerosas, em seguida, para a *resolução*, momento em que o corpo retorna ao seu estado de não excitação.

Oras, este modelo tem sido fortemente criticado ao longo dos anos pelos seguintes motivos:

- A exclusão de qualquer coisa social, relacional e psicológica, e, portanto, sua suposição de que o sexo é um processo biológico simplista;
- A suposição de que a experiência sexual das pessoas é linear e sempre segue essa ordem (por exemplo, orgasmos sempre acontecem após a excitação);
- Esse desejo vem em primeiro lugar (mesmo que muitas pessoas descrevam fazer sexo sem desejo e agora sabemos que muitas vezes o que vem primeiro é a excitação);
- Que tenha sido projetado e baseado em grande parte na fisiologia masculina, privilegiando tanto a biologia masculina quanto a experiência masculina em detrimento às femininas.

É possível notar um aspecto deste argumento centrado no homem se falarmos sobre orgasmo. Se este modelo fosse baseado na excitação feminina, poderia ir de excitação para orgasmo e voltar à excitação, em seguida, orgasmo, continuamente, dado que muitas mulheres são multiorgásmicas. No capítulo 1, falamos sobre política de gênero e sua enorme influência em nossas vidas sexuais, mas aqui está outro exemplo disso em ação na ciência do sexo – por décadas, a experiência sexual feminina vem sendo convenientemente deixada de lado para se privilegiar um modelo que, essencialmente, serve melhor aos homens. Quando Masters e Johnson observaram casais em seu laboratório, notaram essa sequência em homens, e também observaram e documentaram variações dessa resposta nas mulheres, mas em sua proposta de modelo final, estabeleceram um modelo mais alinhado com a experiência masculina.

Na minha experiência clínica, muitos homens assinam embaixo do modelo acima e dizem que ele serve muito bem para eles. Se você tem um parceiro do sexo masculino, talvez deva mostrar isso a eles e perguntar a o que pensam sobre isso. É uma ótima maneira de entender sua experiência e uma boa forma de começar uma conversa sobre como as experiências de vocês dois podem diferir. Pesquisas descobriram que uma boa proporção de homens (e também algumas mulheres) sentem que esse modelo lhes serve também. Não há nada de errado com uma pessoa que se enquadre neste modelo.[4]

Assim sendo, o modelo de Masters e Johnson/Kaplan nos disse pela primeira vez o que era considerado normal na época. Sentimos desejo, agimos em relação a ele, nossos corpos ficam excitados, chegamos ao orgasmo, e fim. Como refletimos no capítulo 4, a linguagem que tem seu início na ciência torna-se uma compreensão social e cultural coletiva, uma "verdade" que justifica nossa realidade sem que percebamos. Nossas conceituações de desejo são o exemplo perfeito disso. O único modelo que tivemos durante décadas nos dizia que o desejo *vem primeiro*, desejo este que está presente espontaneamente, antes de qualquer outra coisa. Com base nesse modelo, a ausência desse tipo de desejo tornou-se então um dos critérios para o diagnóstico de um problema com o desejo. O que a ciência e a medicina ditam normalmente filtra as coisas, nivelando-as para baixo, e se tornam entendimento cultural e popular. Então é isso que tomamos como nossa verdade, isso é o que justifica nossos roteiros sexuais, e é nisso que sentimos que falhamos, se nossas experiências diferirem das do modelo. É a razão pela qual as mulheres sentem incorretamente que têm um "baixo nível de desejo" se não sentem vontade de fazer sexo do nada.

Apesar de uma tendência geral de que o desejo espontâneo se mostre em situações com novos parceiros ou depois de algum tempo em que os parceiros passam separados, existem algumas teorias do por que algumas mulheres podem vivenciar níveis mais elevados de desejo espontâneo em relacionamentos de longa data do que em outros.

Novas e importantes teorias de respostas sexuais, como o Modelo de Controle Duplo, sugerem que a resposta sexual é influenciada pela interação entre dois sistemas internos – "excitação sexual" e "inibição sexual" – e que, dependendo do equilíbrio destes, as pessoas são mais ou menos propensas a se envolverem em sexo.[5] Podemos pensar nisso como o que faz a diferença entre duas pessoas em termos de sua "excitação", o que, nesse contexto, significa que você pode pensar em sexo com frequência, ou se sentir mais inclinada a investir em estímulos sexuais e desejo ou notá-los mais. São processos neurofisiológicos que sustentaram esses sistemas separados, mas conectados, ou seja, os papéis dos nossos corpos, hormônios e cérebros, além do papel de toda a nossa aprendizagem e experiências passadas. Pode-se descrever a "excitação sexual" como o quão fácil é para uma pessoa se excitar em resposta a coisas como pensamentos e imagens sexuais, interações com os outros e sensações corporais. "Inibição sexual" refere-se à tendência de perder a excitação em resposta a ameaças percebidas, como reações de outros, distrações, sentimentos negativos sobre sexo, risco de gravidez ou dor não intencionais, ou percepções de transgressão de normas e valores sociais. A educadora sexual e pesquisadora Emily Nagoski fez a analogia útil da "excitação sexual" ser semelhante a um acelerador de carros e a "inibição sexual" ser o freio, como forma de conceituar esses dois sistemas.[6] Um dos aspectos da inibição sexual que tem se mostrado particularmente importante para mulheres preocupadas com sexo é chamado de "contingência de excitação",[7] o que significa o quão facilmente você se vê se distraindo do sexo, ou precisando que as condições sejam "perfeitas" para ficar excitada. Quanto mais este for o caso, mais serão interrompidas as respostas sexuais, como o desejo. Outro aspecto da inibição sexual é estar excessivamente atenta à sua própria função sexual, focando-se em preocupações de que você não ficará excitada ou não chegará ao orgasmo. Para as mulheres, altos níveis de inibição sexual são mais preditivos de preocupações com o desejo, independentemente dos níveis de excitação sexual.

Tenho certeza de que você consegue dar alguns palpites com base no aprendizado que obteve do que leu até agora a ponto de quais tipos de experiências, aprendizagem e atitudes podem influenciar sua excitação ou inibição sexual de uma maneira única. O Modelo de Controle Duplo nos diz que é a interação entre as duas que fará a diferença para o florescimento ou a extinção do desejo/da resposta sexual, com base em todos os outros fatores que discutimos até agora, bem como o resultado de processos neuroquímicos. Mais uma vez, voltamos à ideia de que o desejo não é um impulso, mas, sim, o resultado do processamento de nossa aprendizagem, de nossas recordações e de nossa atenção, uma projeção de consequências e recompensas futuras, e como tudo isso interage com nossa biologia, significando ser possível que, se você tiver um alto nível de alta excitação sexual e baixa inibição sexual, isso pode levá-la a notar um desejo mais espontâneo do que alguém com a combinação oposta à sua.

Então, seu desejo é responsivo ou espontâneo? A verdade é que, para o propósito deste livro e da sua vida sexual, provavelmente não importa qual seja a resposta a essa pergunta. O que você pode esperar é que, se estiver em um relacionamento mais recente, fazendo sexo (ou fantasiando) com alguém que não seja seu parceiro regular, ou tenha passado um tempo longe de seu parceiro ou de sua parceira, é possível que você sinta vontade de fazer sexo do nada. Mas também haverá algumas de vocês que regularmente sentem vontade de fazer sexo aparentemente do nada. Haverá também muitas de vocês que nunca (ou raramente) sentem vontade de fazer sexo do nada e cujo desejo só parece vir de motivações não sexuais (por querer sentir proximidade/ intimidade ou por outras razões de "aproximação", como um parceiro ou uma parceira querendo fazer sexo) ou como consequência de permitir-se sentir a excitação física primeiro. Para algumas de vocês, será uma mistura dos dois. O fundamental é que o contexto em que você se encontra (sociedade, cultura, seu relacionamento e as mensagens que você recebe em relação ao gênero) a influenciará.

Há uma certa ressalva a ser feita aqui, em que, segundo os pensamentos atuais na ciência do sexo, não existe tal coisa como desejo "espontâneo" ou "responsivo" e é mais provável que todo o desejo seja *tecnicamente* responsivo, mas que nem sempre podemos estar conscientes dos gatilhos que levam a nosso desejo espontâneo. É importante nesta fase entender que ambas as experiências são válidas e normais, e há muitos fatores em sua vida, relacionamentos, contextos, circunstâncias e psicologia que causarão impactos em sua própria experiência.

Um novo entendimento

Em 2000, uma médica canadense com um interesse especial em medicina sexual, Dra. Rosemary Basson, propôs um novo modelo de resposta sexual para as mulheres, o qual estabeleceu o caminho da compreensão e da pesquisa sobre o desejo feminino em uma nova trajetória.[8] O modelo circular de resposta sexual de Basson incluiu muitos aspectos que haviam sido captados por pesquisas recentes, entre eles a importância do contexto, que a motivação inicial para o sexo pode não ser sexual, o impacto da relação e a importância do prazer como recompensa. O modelo de Basson também incluiu o fato de que muitas mulheres que se encontram em relacionamentos estabelecidos sentem pouco desejo "espontâneo", por isso se deve presumir que começam de um ponto diferente. Basson questionou o quão adequados os outros modelos existentes poderiam realmente ser se eles não incluíam esses aspectos. Ela também questionou se a falta de compreensão sobre o desejo feminino foi em grande parte responsável pelas altas taxas de mulheres que relatam preocupações sobre o desejo em estudos globais.

Os pontos-chave do modelo circular são que as mulheres que se encontram em relacionamentos estabelecidos geralmente partem de um estado de neutralidade *sexual* (isto é, sem desejo). No entanto, o modelo sugere que, se as mulheres estiverem dispostas a procurar ou ser receptivas a estímulos sexuais, e se não houver barreiras psicológicas ou biológicas negativas, elas podem vivenciar excitação sexual. Neste modelo, só *então* eles passam a experimentar o desejo sexual.

Isso significa que primeiro devemos ser receptivas à ideia de desejo (que não é sinônimo de sentir desejo), então ter algo que o desencadeie, e depois que não haja nada que fique no caminho dele. Depois disso, a excitação (mudanças físicas) vem antes do desejo. Você se lembra de como esse processo acontece, de que falei no último capítulo? Se, após o desejo, o encontro sexual for vivenciado como sendo algo física *ou emocionalmente gratificante* (prazer, orgasmos, satisfação), as mulheres relatam maior intimidade emocional direcionada ao seu parceiro, e isso as torna mais propensas a serem receptivas ou a buscar estímulos sexuais no futuro. Da mesma forma, uma diminuição do prazer, da satisfação ou da intimidade emocional poderia influenciar negativamente o quadro e nos deixar menos receptivas ao sexo (o efeito da baixa recompensa).

Como você pode ver, este modelo circular deixa espaço para a existência do desejo espontâneo para algumas mulheres, ou para algumas mulheres em alguns contextos, em vários pontos. É importante lembrar que mulheres que se encontram em relacionamentos de longa data podem sentir ou vivenciar desejo sexual espontâneo por si só sim. Algumas mulheres relatam altos níveis de desejo sexual espontâneo, assim como alguns homens não. E algumas mulheres experimentam desejo sexual espontâneo de tempos em tempos, digamos, uma vez por mês, o que (para mulheres que não estão usando contraceptivos hormonais) pode estar ligado ao período em torno da ovulação e pouco antes de seu período menstrual.[9] Mas este não é o caso para todas, assim como certamente não é caso do desejo espontâneo três vezes por semana que todo mundo acha que *deveria* estar sentindo, como descrito no capítulo 4.

O modelo de Basson normalizou a experiência de motivações não sexuais para procurar ou ser receptivo a estímulos sexuais (pense na lista que você criou para suas próprias motivações no capítulo 6). Podem ser essas razões, e não o sentir desejo, que levam uma mulher a procurar ou ser receptiva a estímulos sexuais. Depois disso, e enquanto não houver barreiras para tal, vêm em seguida a excitação e o desejo.

As principais mensagens no modelo de Basson são as seguintes:

- O desejo das mulheres é com frequência vivenciado como *responsivo* e pode ser desencadeado por ser receptivo a estímulos sexuais;
- Muitas coisas vêm antes do desejo, que não vem em primeiro lugar. Na verdade, as mulheres que esperam que o desejo venha primeiramente podem ficar esperando por muito tempo;
- Existem muitas motivações diferentes para se fazer sexo além do desejo em si, e, uma vez que as mulheres decidiram investir em sexo, excitação e desejo frequentemente acompanham essa cadeia de ações.

Na minha clínica, muitas mulheres me dizem que esse modelo realmente se encaixa em sua experiência, e muitos homens também. Serve para você? Como ter experiências diferentes de desejo do que seu parceiro impactou seu relacionamento sexual até agora? O modelo de Basson é excepcionalmente útil para ajudar algumas pessoas a entenderem como o desejo aparece em suas vidas e onde podem fazer mudanças que causarão diferenças positivas no desejo. Por isso, quero me focar em cada parte do modelo um pouco mais detalhadamente, para que você possa de fato entender como ele pode se encaixar com sua experiência.

Ser/estar receptivo(a)

O aspecto da *busca ou de estar receptivo(a)* tem sido às vezes chamado de "vontade", uma espécie de "vamos começar e ver no que dá"; no entanto, o problema ocorre quando estamos esperando por desejo sexual antes de nos envolvermos em qualquer tipo de atividade sexual (e muitas vezes fazemos isso, visto que nos levaram a acreditar que é assim que as coisas devem ser), e, às vezes, fazemos o oposto de ser ou estar receptivo, colocando uma placa de "Pare!" diante de qualquer situação em que se possa esperar que o sexo aconteça. Podemos até nos tornar hipervigilantes quanto a qualquer sugestão sutil ou iniciação de um parceiro ou de uma parceira que possa querer que as coisas sigam por esse caminho. Essa etapa pode, portanto, ser o primeiro lugar no qual nosso desejo é extinto, mesmo antes de ter a chance de pegar fogo, como no caso de Tori, relatado a seguir.

> Tori sabe que Dan sempre quer fazer sexo aos sábados de manhã, já que é o primeiro dia da semana em que ambos não têm que pular da cama assim que o alarme dispara. Ela acorda antes dele para ir tomar banho, com o propósito de evitar qualquer constrangimento.

No exemplo acima, Tori é hipervigilante em relação ao desejo de Dan, não está se sentindo receptiva, e, como tal, toma decisões para evitar ativamente quaisquer estímulos sexuais. Essa pode ser uma experiência comum quando as diferenças no desejo se tornaram uma fonte de conflito. Em oposição a isso, no exemplo a seguir, Meena é mais receptiva aos estímulos sexuais, o que acaba resultando na construção gradual da excitação.

> Meena sabe que Roxy está pensando em fazer sexo quando Roxy começa a acariciar sua região lombar com os dedos enquanto assistem à TV. Meena não sente, naquele momento, vontade de fazer sexo, mas está gostando do toque e fica feliz em deixar Roxy continuar tocando-a desta maneira, visto que se sente bem com isso. Depois de um tempo, Meena começa a ter a sensação familiar de que sua excitação está se formando, e, antes que perceba, estão se beijando apaixonadamente. Em algum momento, Meena começa a sentir que gostaria que as coisas fossem mais longe.

Na minha experiência clínica, uma das maiores barreiras para que alguém seja receptivo a estímulos sexuais a ponto de permitir que o desejo surja é a pressão que vem dos roteiros sexuais – ideias como "não atice alguém (especialmente os homens) se não for seguir em frente", "é indelicado começar e depois parar", e a ideia de que o sexo deve se desdobrar de uma certa forma (terminando com a penetração do pênis na vagina). Esses roteiros nos levam a parar no primeiro obstáculo, visto que, como você conseguirá desfrutar de um beijo apaixonado como um beijo em si caso sinta que está atiçando o parceiro ou a parceira, transmitindo a ele ou ela a ideia de que você quer sexo quando você (no momento) não quer e, em um último momento, quando você se recusar? A verdade é que não tem como você conseguir fazer isso, e no jogo desses roteiros, as oportunidades de estímulos sexuais (como o beijo apaixonado) que podem desencadear excitação acabam sendo perdidas.

Na minha experiência, as mulheres e seus parceiros têm que entender de verdade a importância de serem capazes de serem realmente receptivos a vivenciarem o desejo por terem uma cultura de alta receptividade e baixa pressão quando se trata da forma como se relacionam sexualmente. Na realidade, o oposto acontece frequentemente quando há uma discrepância de desejo, com um parceiro hipervigilante em relação à possibilidade de decepcionar-se, e o outro hipervigilante quanto à possibilidade de decepcionar o outro. Adicione isso à experiência de terem menos sexo na relação do que (pelo menos) uma pessoa poderia querer, e cada beijo, toque ou momento em que estão nus juntos pode parecer carregado de pressão para chegar ao sexo "propriamente dito". Para a pessoa que vem sentindo menos desejo, pode parecer mais fácil evitar essas situações a sentir uma imensa pressão por mais. Para a pessoa que vem sentindo mais desejo, quanto mais raros são esses momentos, mais importante podem parecer para ela que tenha uma resposta ou se chegue a algum lugar. Antes que perceba, estará em uma espiral de pressão e decepção em torno de algo tão simples como um beijo.

É aí que entra a troca de moeda sexual, bem como a importância de como as mulheres têm sido sexualmente socializadas para priorizarem o prazer de outra pessoa e não as decepcionar. Se você se lembra do capítulo 5, a troca de moeda sexual é uma maneira de descrever a quantidade de ações que vocês realizam em suas relações uns com os outros como parceiros sexuais, a cultura sexual do seu relacionamento. O aumento da troca de moeda sexual promove uma cultura que permite a receptividade, porque os estímulos sexuais são frequentes e não são em si sinais de sexo. É importante ressaltar que, para que as mulheres sejam receptivas a situações que possam desencadear o desejo, elas precisam se sentir capazes de priorizar suas próprias necessidades sexuais acima daquelas de uma outra pessoa, elas necessitam não temer "decepcionar alguém", além de terem o livre arbítrio sexual para se sentirem capazes de estabelecerem limites em qualquer momento em que quiserem no encontro, sem medo de repercussões.

Estímulos sexuais

No exemplo de Roxy e Meena apresentado anteriormente, a frequência que têm desse tipo de troca de moeda sexual age como um estímulo sexual e terá um impacto na frequência com que Meena sentirá desejo. Meena nem sempre sentirá desejo quando Roxy tocar em suas costas e beijá-la dessa maneira – por exemplo, se teve um dia estressante e com preocupações na cabeça, se acabaram de ter uma briga e estiver com ressentimento ou estiver sentindo cansaço. No entanto, quanto mais tiverem esse tipo de interações, mais chances virão de que em uma maior parte do tempo, o desejo será desencadeado. Você deve se lembrar de que estímulos sexuais são quaisquer coisas que possam desencadear nossa excitação, quer pretendamos fazer isso ou não. Pensar intencionalmente em sexo ou fantasiar com sexo é um estímulo sexual, assim como pode ser a tentativa de iniciação de um parceiro usando meios indiretos. Podemos interpretar algo que alguém (um parceiro ou uma parceira, ou uma outra pessoa) faz como um estímulo sexual, mesmo que a intenção não fosse essa. Também nem sempre podemos adivinhar adequadamente que tipo de estímulos sexuais podem excitar a nós mesmas ou a nossos parceiros ou parceiras, e esses estímulos serão variados para todos nós, em momentos diversos, em relacionamentos diferentes. Além disso, às vezes estímulos sexuais podem ser eróticos para nós em uma ocasião, mas é possível que nos desliguem completamente na próxima. Lembra-se da Tori de um segundo atrás? Vamos imaginar que Tori estava se sentindo receptiva e não pulou da cama no sábado de manhã.

> Tori interpretou o comportamento de Dan na cama em uma manhã de sábado como um estímulo sexual, visto que ele muitas vezes rolou na direção dela, meio adormecido, passou as mãos sobre sua barriga desnuda e beijou seu pescoço. Ela gostou da sensação das mãos dele em seu corpo, e havia algo em torno de ele fazer isso na cama quando eles estavam meio adormecidos e quentinhos que ela achou muito sexy. Tori tinha acordado dez minutos antes de Dan, e neste tempo, havia se perguntado se eles poderiam fazer sexo, pois era sábado e eles não tinham que ir para algum lugar. Nestes dez minutos antes de Dan acordar, Tori se entregou a pensamentos sexuais e se viu sentindo excitação e algum desejo antes mesmo de ele acordar.

Neste exemplo, Tori tem os estímulos sexuais da proximidade física de Dan e da experiência de um toque agradável dele, bem como seu próprio mundo interior de pensamentos sexuais, o que agiu como um pontapé para seu desejo. No primeiro exemplo, Tori raramente vivenciava esses estímulos sexuais, pois ela já tinha saído da cama antes, sabendo o que estava por vir e cheia de dúvidas em relação a que ponto Dan queria que as coisas fossem – algo que, naquele momento, ela não queria fazer. No segundo exemplo, Tori estava se sentindo receptiva e teve a oportunidade de excitar-se e ter seu desejo acionado.

E quanto ao Dan? Existem várias coisas que poderiam estar indo mal para ele. Em primeiro lugar, talvez para ele esse toque e esse beijo fossem apenas isso; poderia ser apenas sua maneira de se conectar com ela e apreciar o corpo de Tori por cinco minutos antes que eles saíssem da cama. Também era possível que, para Dan, esse toque fosse uma maneira de estimular sua própria excitação e seu próprio desejo, se ele também quisesse sentir vontade de fazer sexo. Finalmente (e junto com o último motivo), é possível que Dan pudesse estar se comunicando com Tori via iniciação sexual indireta, que gostaria que eles tivessem relações sexuais juntos. Lembre-se também de que Dan tinha seus próprios motivos ou suas próprias motivações para ser sexual, e é provável que a reação de Tori de parecer querer evitá-lo e pular da cama ou optar por desfrutar de cinco minutos de toque ou beijo possa ter feito uma enorme diferença para que suas necessidades fossem atendidas, dependendo dos motivos pelos quais ele foi levado a se conectar com Tori dessa forma.

No capítulo 5, consideramos o papel de uma comunicação específica chamada "iniciação sexual" e que pode ser direta ou indireta. Juntamente com estímulos sexuais "acidentais" (por exemplo, ver na TV uma cena de sexo que você acha *caliente*) e o aumento da troca de moeda sexual (uma forma intencional de se relacionar sexualmente, como o restabelecimento do beijo apaixonado, que às vezes agirá como tal), a "iniciação sexual" é uma tentativa direta de usar estímulos sexuais para comunicar algo a uma outra pessoa.

Vamos usar Amy e Mark como exemplo aqui para nos ajudar. Veja esta lista de como a iniciação sexual se caracteriza como um estímulo sexual no relacionamento deles. No final da lista, poderemos ver as iniciações sexuais que não funcionam como estímulos sexuais adequados para Amy. Na verdade, ela os acha desagradáveis a ponto de fazer com que perca o tesão. No meio, estão os estímulos sexuais aos quais Amy pode ser receptiva, que às vezes funcionam para ela e, em outras ocasiões, não, dependendo do que mais estiver acontecendo. Os poucos itens no topo da lista representam as coisas que Amy nunca compartilhou com Mark e que ela acha que, se estivesse se sentindo receptiva, realmente funcionariam para ela como estímulos sexuais.

- Mark enviando mensagens de texto ou imagens explícitas sobre o que gostaria de fazer com ela naquela noite;
- Mark se esforçando para comprar uma nova cueca para si e surpreendendo-a ao usá-la;
- Mark se oferecendo para massageá-la no corpo inteiro, mas insistindo que a massagem não passe disso;
- Mark parecendo todo *caliente*, suado e esportivo quando volta de uma corrida;

- Mark passando os dedos pelos cabelos dela distraidamente enquanto eles estão assistindo à TV;
- Ver Mark flertando um pouco em uma festa e sendo confiante e divertido;
- Mark dizendo: "Já faz um tempinho... que tal hoje à noite, então?";
- Mark vindo por trás de Amy e agarrando seus seios rudemente enquanto ela está se preparando para o trabalho

Podemos querer nutrir nosso desejo responsivo e sermos receptivas aos estímulos sexuais para que possamos continuar a vivenciar a excitação e o desejo sexual, mas, além de considerar nossa exposição (e nossa capacidade de perceber ou prestar atenção) aos estímulos sexuais em um nível mais amplo, também vale a pena considerar:

- Estamos presas em uma rotina não sexy em torno da iniciação sexual?
- Hoje em dia, nosso relacionamento de fato apresenta muito poucos estímulos sexuais?
- Será que podemos até nos sentir inábeis em saber como e o que fazer para levar as coisas adiante, mesmo se quisermos?
- Algum de nós está segurando uma placa virtual dizendo "Pare!" para esses gatilhos, antes mesmo de eles começarem?
- Existem coisas que não sabemos um sobre o outro que poderiam funcionar muito bem como estímulos sexuais e iniciação sexual se pudéssemos discuti-las?

- Quais são as coisas que gostaríamos de poder dizer um ao outro sobre o que realmente gostaríamos que o outro fizesse/tentasse fazer?

Reflita sobre isso por um segundo. Existe alguma coisa que seu parceiro ou sua parceira faz quando você acha que ele(a) gostaria de fazer sexo que não funciona para você ou que, na verdade, deixa-a psicologicamente fechada em relação a ter mais intimidade sexual? Existem coisas que você gostaria que ele(a) fizesse e que você acha que funcionariam para você, mas que nunca pediu? Como você indica a ele(a) seu desejo de intimidade sexual, de forma verbal? Não verbalmente? E como você acha que ele(a) se sente em relação a isso?

> *"Meu ex costumava me beijar de uma certa maneira, mas ficou 'mais do mesmo' e, no final, acabei odiando aquilo. Ele não fazia mais nada e foi realmente o fim do sexo para nós, pois eu achava a previsibilidade um verdadeiro corta-tesão." (Amanda)*

> *"Meu parceiro simplesmente diz: 'Quer trepar?'. Isso me deixa mais irritada do que qualquer outra coisa. Na verdade, eu nunca soube como fazer com que ele soubesse que eu estava com vontade de fazer sexo – estou totalmente perdida. Só espero que ele capte as coisas." (Serena)*

> *"Não acho que meu parceiro tenha a menor ideia de que existem coisas que realmente me excitam quando ele as faz e coisas que realmente não me excitam."* (Roberta)

Um dos exercícios para você escolher fazer no final deste capítulo será considerar isso por si e discutir o assunto com seu parceiro ou com sua parceira. Trata-se de um aspecto realmente importante do modelo, visto que, se você estiver se sentindo receptiva, mas as coisas que qualquer um de vocês estiver fazendo ou dizendo atualmente estiverem impedindo sua excitação e desejo de virem à tona, é crucial lidar com isso.

Também é vital que não consideremos que nós mesmos ou nossos parceiros ou parceiras tenhamos falhado ou feito algo errado nesse ponto. O fato é que ambos têm a responsabilidade de encontrar uma maneira de comunicar o que funciona quando se trata de sexo e, se não estivermos fazendo isso com eficácia, não podemos esperar ler a mente do outro e descobrir do que cada um de nós pode gostar ou não. Lembre-se de que também refletimos que pode ser difícil falar sobre sexo, então não é de se admirar que às vezes possamos estar fora de sincronia com essas coisas, especialmente porque nossos desejos e nossas preferências podem mudar com o tempo. Sarah e Clio, sobre quem falarei a seguir, são exemplos de como ações destinadas a serem estímulos sexuais por um parceiro ou uma parceira podem, na verdade, tornar-se desestimulantes com o tempo, ou virarem barreiras ao desejo, se não forem abordadas.

Sarah estava em um relacionamento com Oli. Quando Oli estava com vontade de fazer sexo, ele vinha por trás de Sarah e colocava as mãos entre as pernas dela, por cima de suas roupas. Ele havia aprendido a fazer isso em um relacionamento anterior, quando uma ex--parceira costumava reagir positivamente a essa ação. Sarah achava isso muito desagradável, mas nunca disse nada sobre isso a Oli por medo de ferir seus sentimentos. Em vez de servir de estímulo sexual para ela, era algo que atrapalhava ativamente seu desejo.

Clio tinha um relacionamento com Abi. Clio e Abi tinham muito afeto físico, mas muitos poucos beijos ou contato sexual nos meses entre aqueles em que elas eram sexualmente ativas. Uma das coisas que Clio achava difícil é que ficou claro para ela quando Abi queria iniciar o sexo, pois ela começava a falar com uma voz diferente. Clio achava essa voz de "bebê" bastante infantil e nada sexy, mas concordava com ela, pois não queria chateá-la, e sabia que Abi estava apenas tentando comunicar algo que era difícil para as duas falarem diretamente. Muitas vezes elas superavam esse constrangimento inicial e acabavam se sentindo sexualmente conectadas, mas nunca foi a iniciação mais confortável.

Os estímulos sexuais não dizem respeito apenas a outra pessoa e ao que ela faz ou deixa de fazer. Sabemos que, para muitas mulheres, fantasiar ou pensar em sexo age como um estímulo sexual, assim como assistir a pornografia, ler ou ouvir literatura erótica ou falar sobre sexo com outras pessoas.

Algumas mulheres relatam que pode haver certos tipos de toque, cheiro, música ou memórias que atuam como gatilhos para elas. Refletir e experimentar descobrir isso por si pode ser uma informação útil no que diz respeito a compreender seu próprio desejo. Também pode ser revelador ver o que acontece com sua excitação e com seu desejo se você se expuser a um estímulo sexual, como ler ou ouvir erotismo ou assistir a pornografia, pois, na minha experiência, tais coisas ajudam as mulheres de duas maneiras. Em primeiro lugar, a entender que seu desejo responsivo está funcionando como deveria e que, portanto, elas são normais. Em segundo lugar, a entender que, se for o caso, há algo acontecendo com um parceiro que está atrapalhando o sexo. Pode ser a noção de não ter sido previamente receptiva pelos motivos que mencionamos; pode estar relacionado à falta de estímulos sexuais por passarem pouco tempo juntos ou por falta de hábito; também é possível que essa parte do modelo corra conforme o planejado e, em seguida, alguma outra coisa entre em ação para interromper o desejo.

Barreiras psicológicas

No último capítulo, vimos em detalhes como o que está se passando em nossas mentes afeta o que está acontecendo no momento com o sexo. Você deve se lembrar de que existem várias barreiras psicológicas principais, com base na atenção que somos capazes de dar à nossa excitação ou à nossa capacidade de estar vivenciando o momento, o conteúdo dos pensamentos que temos relacionados ao sexo e como contribuem para ele, além do aprendizado ou das associações que temos sobre sexo e que estão relacionados a cada elemento de nosso histórico sexual e relacional até hoje.

A esta altura, você deve ter uma boa ideia do impacto causado pelo que está acontecendo em sua mente durante o sexo. Você também entenderá como pensamentos negativos sobre nós mesmas, o sexo e nossos corpos, ou como não sermos capazes de prestar atenção às coisas boas acabam por diminuir a intensidade sexual e até a interrompem (e, portanto, nos impedem de sentir desejo). No exemplo de Andie, que relatarei a seguir, havia altos níveis de receptividade, troca de moeda sexual e, portanto, estímulos sexuais, mas havia barreiras psicológicas que ameaçavam abafar seu desejo.

> Andie muitas vezes se sentia aberta à ideia de fazer sexo, e ela e seu parceiro criavam muitas oportunidades para estímulos sexuais em seu relacionamento – eles frequentemente se beijavam por causa do beijo em si, e era frequente passarem muito tempo na cama conversando, rindo e com momentos de intimidade e

> contato físico. No entanto, assim que Andie pensou que ela ou seu parceiro poderiam querer ir mais longe, ela se sentia atormentada por uma série de preocupações sobre si mesma e seu corpo. Tais pensamentos eram com frequências focados em sua imagem corporal de uma forma ou de outra. Ela se preocupava por não estar usando a calcinha certa, que já fazia um tempo desde que havia tomado banho, como poderia estar "peluda" agora e como seu corpo seria visto sob essa luz. Às vezes, ela notava que quase teria que lutar contra esses pensamentos até o ponto em que percebeu que sentia a excitação e o desejo entrarem em ação. Quando isso acontecia, de repente ela vivenciava a experiência de que esses pensamentos haviam desaparecido e o desejo, assumido.

Uma barreira psicológica essencial que não abordamos em detalhes até agora, e para a qual eu gostaria de chamar sua atenção neste estágio, é a expectativa e a pressão. Não há nada como sentir que temos de fazer algo ou que alguma coisa seja esperada de nós para que se torne menos atraente, e com o sexo não é diferente. Se acharmos que todo beijo tem de levar ao sexo, e se sentirmos que, em toda vez que fazemos sexo, um determinado tipo de sexo tem de acontecer, o desejo sofre um golpe. Na minha experiência, a expectativa e a pressão devido a uma conclusão precipitada são dois dos ingredientes-chave para uma vida sexual nada satisfatória. O fenômeno cultural de "bolas azuis" que discutimos no capítulo 4 é crucial aqui, já que sentir que, "se começamos algo, então temos que ir até o fim" (especialmente se isso for privilegiar as necessidades de uma pessoa em detrimento de outra) simplesmente não é o ideal para o desejo a longo prazo. Da mesma forma, noites de núpcias, noites de encontros, fins de semana fora e noites em hotéis podem ter um efeito semelhante.

O outro lado da moeda é que a expectativa pode gerar desejo e não deve ser subestimada como uma ferramenta à sua disposição para acioná-lo, e falamos sobre isso quando discutimos o agendamento da intimidade física.

A principal diferença aqui é que a pressão e a previsibilidade se referem a uma conclusão precipitada; a expectativa está criando entusiasmo por algo que pode ou não acontecer. Reserve um minuto aqui para considerar como a pressão, a previsibilidade ou a expectativa aparecem em sua vida sexual, junto com quaisquer outros pensamentos problemáticos ou distrações que você identificou no último capítulo. A maneira de superar essa potencial barreira psicológica é criar uma cultura de baixa pressão entre você e seu parceiro ou sua parceira, o que significa criar situações de intimidade física ou emocional que despertem o desejo, mas ter um acordo sólido de que isso não precisa levar a uma conclusão certa. Costumo explicar aos casais que gostaria que eles adotassem uma ideia "trivial e frequente" de se relacionarem sexualmente, em vez de "raramente e crucial". Creio que isso possa, muitas vezes, exigir uma mudança completa na compreensão da maioria dos casais, no entanto, assim que eles são capazes de ver os resultados trazidos por esta forma de relação sexual de baixa pressão/alta frequência, muitas vezes pode ser notável o impacto avançando em suas vidas sexuais.

Barreiras circunstanciais

No capítulo 2, apresentei o fato interessante de que estamos fazendo menos sexo do que antes. Na minha opinião, os casais muitas vezes não dão crédito suficiente ao impacto das circunstâncias de suas vidas individuais em suas vidas sexuais. É muito importante examinar essa questão, que é uma das mais fáceis de mudar. Barreiras circunstanciais como essas não são nomeadas explicitamente como parte do modelo de Basson, mas caberiam sob o título de barreiras psicológicas, ou como parte do contexto mais amplo do relacionamento. Eu incentivo os casais a pensarem explicitamente sobre os aspectos práticos de sua vida que abafam o desejo.

Não há nada mais poderoso e libertador do que um casal que antes achava que suas vidas sexuais estavam condenadas devido a algum tipo de problema de desejo incompatível, e agora percebe que simplesmente não prioriza o sexo e que a situação poderia ser diferente caso priorizassem o sexo. As informações que isso traz para uma mudança significativa e relevante podem mudar o relacionamento. Eles podem não ter chegado a esse entendimento antes, pois acreditavam que o desejo e o sexo deveriam acontecer de forma espontânea e "naturalmente", sem esforço.

Você deve se lembrar de Alexandra e Gregory, do capítulo 5, cuja programação de dieta e exercícios os impedia de terem qualquer tempo para dispensarem a seu relacionamento sexual. Katy e Ryan, conforme relato a seguir, chegaram a uma conclusão semelhante.

> Katy e Ryan perceberam que em suas agendas não havia espaço para sexo, e notaram a expectativa de que o sexo acontecesse de forma aleatória e espontânea, quando não ficavam sozinhos juntos, o que provavelmente não era lá muito realista. Eles decidiram sacrificar uma noite a cada duas semanas, a qual costumava ser aquela em que Katy fazia ioga e Ryan costumava passar um tempo com amigos para que o casal realmente se conectasse emocional e fisicamente, de modo a criarem o tipo certo de ambiente, espaço, tempo e condições para o sexo. Eles nem sempre faziam sexo nessas noites, mas na maioria das vezes acontecia. Abrir espaço na agenda significava que outras coisas tinham de ser feitas, mas eles sentiram que valia a pena fazer esse sacrifício. Essa solução não era aparente para eles até que entenderam como funcionava o desejo.

Quando há fatores práticos, como o tempo, que atrapalham o surgimento do desejo, as opções são escolher priorizar o sexo em sua vida e dedicar tempo regular ao relacionamento de uma forma que funcione para vocês dois (chegar a um meio-termo pode também ser necessário aqui), ou aceitar que sua vida sexual pode não acontecer da maneira como você gostaria que fosse, pois a vida fica como uma grande pedra no caminho, e sinta-se segura sabendo que isso não significa que haja algo errado com qualquer um de vocês, ou que seu relacionamento está condenado.

Barreiras físicas

Debatemos as barreiras físicas na forma de uso de medicamentos prescritos, cansaço e mudanças hormonais nos capítulos 5 e 6, quando discutimos o impacto de ter filhos, bem como o baixo nível de humor e a ansiedade.

No entanto, outro fator físico sobre o qual ainda não falamos muito é a experiência do sexo doloroso. Sexo com penetração pode ser desconfortável para todas nós de vez em quando, se não estivermos excitadas o suficiente, se a posição não for boa para nós, ou se não usarmos lubrificante suficiente para a penetração vaginal ou anal e, caso seja uma ocorrência rara, não há nada com que se preocupar. No entanto, cerca de 7,5% das mulheres no Reino Unido sentem dor pela penetração ou pelo toque na vulva, e isso pode afetar drasticamente sua satisfação sexual e o desejo de fazer sexo.[10] O impacto da dor está relacionado às associações e ao aprendizado que fazemos e temos, conforme discutido no capítulo anterior. Se algo não é recompensador, é menos provável que o façamos, mas se levar a uma consequência negativa, como a dor, essa probabilidade fica ainda menor do que se simplesmente não fosse recompensador. Sexo não deve machucar nem doer e, se isso estiver acontecendo com você, converse com seu clínico geral e peça que ele a encaminhe para que seja feita uma investigação das possíveis causas, e para que você possa ter acesso a suporte (normalmente, uma vez que as causas médicas para a dor tenham sido descartadas, tal suporte seria terapia sexual e fisioterapia do assoalho pélvico) para ajudá-la na superação.

Excitação e desejo

No último capítulo, aprendemos que, quando nossos cérebros e corpos estão em sincronia em termos de excitação, isso é chamado de "concordância", e há evidências de que a concordância está associada a uma melhor função sexual. Um dos principais aspectos do modelo circular é que a excitação vem antes do desejo. Na verdade, o processo de perceber nossa própria excitação genital e as outras mudanças corporais e sensações de prazer que vêm com ele muitas vezes pode ser o que desencadeia nosso desejo psicológico.

Isso significa que é possível que as mulheres não estejam percebendo sua própria excitação, o que pode, para algumas, ser uma oportunidade perdida de estimular o desejo. Este conceito é ainda evidenciado por algumas pesquisas vindas do laboratório da Dra. Lori Brotto e seus colegas, que, como você sabe, descobriram que mulheres que prestam atenção à sensação genital pelo uso da *mindfulness* têm níveis mais altos de concordância, excitação e desejo após praticarem-na regularmente.

Outro aspecto interessante da excitação genital é que, quando trabalho com mulheres em terapia em questões relativas a suas preocupações com "baixo impulso sexual" e pergunto se elas notam algum formigamento genital, latejamento e umidade ao longo de um mês típico, talvez em resposta a algo que viram, leram ou pensaram, elas costumam dizer que, na verdade, isso aconteceu sim. Caso não estejam certas disso, às vezes eu lhes atribuo uma tarefa na qual peço que prestem atenção a isso nas próximas semanas, e muito raramente voltam dizendo que não perceberam nada disso, o que, de modo geral, leva a uma conversa sobre como elas comparam essas ocorrências com suas percepções de terem pouco ou nenhum impulso sexual, conversas estas que podem ser muito úteis, pois muitas vezes se transformam em uma percepção de que o problema pode não ter a ver com o vivenciar excitação ou mesmo desejo, mas, sim, vivenciar excitação e desejo voltado(a) para seu parceiro ou sua parceira, ou em resposta a ele(a), em momentos convenientes do dia ou sentindo-se confiantes ou motivadas a transformarem seus próprios impulsos físicos na ação de fazer sexo com outra pessoa.

Também é interessante quando as mulheres entendem que seu desejo muitas vezes responde a essa excitação, para ver se elas querem fazer uma ou mais tentativas de ativá-la, de modo a reconhecer e aprender a confiar nesse processo em ação. Elas poderiam fazer isso assistindo a pornografia, usando fantasias sexuais ou ouvindo ou lendo histórias eróticas, por exemplo. Pode ser incrivelmente reconfortante, além de crucial, para o desenvolvimento de uma maior compreensão de seu próprio desejo perceber que este é acionado com facilidade quando se investe tempo para que isso aconteça, e as circunstâncias são favoráveis.

Realizar essa prática sozinha também pode ser uma ótima maneira de entender como sua excitação e seu desejo funcionam, com estímulos sexuais que funcionem para você e sem a interferência de nenhuma barreira psicológica.

No final deste capítulo, você encontrará exercícios para fazer experimentos relacionados à geração e amplificação da excitação, para que possa aprender mais sobre esse processo e, em seguida, fazer com que funcione para você de uma forma que beneficie sua vida sexual.

No modelo circular, o estado psicológico que poderíamos chamar de desejo responsivo surge com mais frequência nesse estágio, depois que todas essas outras coisas aconteceram. Isso significa que pode não ser tão útil para muitas mulheres ficar esperando que o desejo aconteça primeiro, como uma forma de controlar suas vidas sexuais. Também pode significar que, para muitas mulheres, a espera pelo desejo espontâneo seja longa demais.

Somente quando todas as outras circunstâncias estiverem presentes (estímulos eróticos, ausência de barreiras psicológicas ou físicas), devemos realmente começar a nos preocupar com nossa falta de desejo e excitação, se for esse o caso. Só conheci algumas mulheres em minha carreira que se enquadraram nessa categoria, ao contrário de várias centenas delas que não tiveram problemas para despertarem o desejo assim que os outros aspectos foram considerados.

Satisfação emocional e física

Sexo não tem tudo a ver com orgasmos e Basson enquadra a "satisfação física e emocional" como uma definição mais ampla de ter gostado da experiência. Porém, como você aprendeu no capítulo anterior, sentir menos prazer durante o sexo, ou não desfrutar do sexo por outros motivos limitará as consequências positivas e reduzirá o desejo com o tempo. No capítulo 3, falamos sobre a lacuna do orgasmo entre mulheres e homens quando fazem sexo juntos, que é crucial para o desejo e, assim esperamos, quando analisarmos a importância do aprendizado e da memória para nos sentirmos incentivadas a ser sexuais, tal análise explica o porquê. Simplificando, nosso desejo floresce ou é inibido pela quantidade de prazer ou satisfação que vivenciamos.

Tornar o sexo mutuamente satisfatório não é uma meta inalcançável para NENHUM casal, e aqueles que permitem que suas vidas sexuais avancem em direção a algo que beneficie a biologia e o prazer do homem em vez da biologia e o prazer da mulher devem esperar que o desejo decline com o tempo. Isso é mais comum do que você pensa em relacionamentos entre mulheres e homens, pelos motivos que mencionamos anteriormente, na forma como vemos o sexo e nos papéis de gênero a ele relacionados. Tal declínio é menos comum em relacionamentos entre mulheres, e isso é apoiado pelos dados dos níveis mais elevados de satisfação sexual para mulheres em relacionamentos com alguém do mesmo sexo.

Se o sexo se tornou menos frequente e menos prazeroso, isso precisará ser tratado para evitar um potencial declínio no desejo ao longo do tempo. Sexo que nem sempre termina em penetração pode parecer uma grande mudança cultural para a maioria dos casais heterossexuais, especialmente se você faz sexo da mesma maneira há muito tempo. Isso significa que a forma como fazemos sexo, ou o que vemos como sexo, é crucial para a satisfação sexual, especialmente para casais compostos de um homem e uma mulher. É necessária uma mudança significativa na compreensão e, em última análise, uma maior consciência, para se afastar de algo que se tornou rotina para vocês. Sem essa mudança, porém, corre-se o risco de que sua vida sexual perca seu encanto com o tempo devido à habituação, previsibilidade e falta de novidade, reduzindo as recompensas que o sexo tem a oferecer.

Outros aspectos gratificantes do sexo, além do orgasmo, podem incluir, por exemplo, sentirem-se atraentes, acharem--se eróticas, sentirem-se conectados, sentirem proximidade, divertirem-se juntos ou sentirem-se livres para expressarem suas sexualidades. Quanto mais essas coisas estiverem acontecendo, como pode ser visto no modelo, é maior a probabilidade de satisfação com a experiência, reforçando o desejo futuro. Reflita sobre suas "condições para um bom sexo" do capítulo 3. É a presença dessas condições que fará a diferença aqui.

Porém, na ausência do atendimento dessas condições, e se o sexo geralmente carece de recompensa, não apenas de orgasmos, então isso precisa ser resolvido.

Intimidade emocional

O modelo circular sugere que a consequência positiva da atividade sexual com satisfação emocional e física é o aumento da intimidade emocional com o parceiro ou com a parceira, levando a uma sensação de proximidade e bem-estar. Por comparação, pode-se presumir que a falta de satisfação emocional e física com a atividade sexual é capaz de resultar em um menor senso de intimidade sexual e conexão com o passar do tempo.

Isso é importante para o modelo, já que o nível de intimidade emocional aumenta a probabilidade de a mulher se sentir receptiva ou não a estímulos sexuais futuros, permitindo assim que as mulheres estejam abertas à ideia de sexo por motivações não sexuais, como aconteceu com aquelas mencionadas nos capítulos anteriores. No entanto, uma versão menos gratificante dessa resposta circular pode levar a uma situação em que a neutralidade sexual fica mais difícil e pode se tornar mais desafiador, portanto, sentir-se motivada a ser sexual ou receptiva a estímulos sexuais ao longo do tempo. Considere por um momento quando você se sente mais íntima emocionalmente de seu parceiro ou de sua parceira, e o que facilita esse sentimento. Para algumas de vocês, será o momento de realmente se conectarem, para outras, será uma boa comunicação e se sentir ouvida, para outras ainda, terá a ver com se divertirem juntos. É fundamental maximizar esses aspectos de seu relacionamento, reservando tempo para criar oportunidades para eles ou simplesmente tratando a nutrição destes como importantes e essenciais.

Como funciona o seu desejo?

Nesse estágio, você provavelmente pode ver que, ao longo de sua vida, pode ter existido uma série de maneiras pelas quais você vivenciou o desejo (com base no que sabemos sobre o desejo via ciências sexuais). A primeira são pensamentos frequentes e inesperados sobre sexo e, embora isso seja mais comum nos estágios iniciais de um relacionamento, e mais comum também para os homens, algumas mulheres certamente identificam que essa seja uma forma como seu desejo funciona. O mais provável, talvez, pode ser um padrão de raramente se notar pensando em sexo ou sentindo-se com vontade de fazer sexo do nada, mas se você ler, ver ou pensar em algo erótico, notará a excitação em seu corpo, em relação à qual você pode ou não agir. Ou talvez você muito raramente pense em sexo, mas observe que, uma vez que você se permitiu estar aberto a ele e deu início a algum tipo de contato sexual, beijo ou ato com um parceiro ou uma parceira sexual, geralmente o desejo vem em seguida. Para algumas pessoas, pode ser uma mistura de momentos em que sentem vontade de fazer sexo do nada, ocasiões em que são motivadas a fazerem sexo por outra razão e procuram ativamente os estímulos sexuais na ausência de desejo, e momentos em que são receptivas a estímulos sexuais e em que ficam felizes de ver o desejo aumentando. Todas essas manifestações de desejo são normais.

> **Reunindo tudo isso – Amy e Mark**
>
> Amy sentia que era alguém com baixo impulso sexual e muitas vezes estava ciente de que não sentia vontade de fazer sexo três vezes por semana como achava que deveria. Ela muito raramente pensava em fazer sexo com Mark, mas quando o fazia, o que acontecia a cada dois meses, ela agia mostrando a ele algum tipo de sinal de que queria ser sexual (como não vestir nada para dormir) ao que ele geralmente respondia. Quando ela fazia isso, e eles faziam um sexo satisfatório, ela frequentemente pensava depois: *Isso foi ótimo - deveríamos fazer mais*.
>
> No restante do tempo, se Mark a beijasse, o tipo de beijo que é mais do que um selinho nos lábios, seu pensamento imediato seria *Ah, não! Ele quer sexo e eu não estou com vontade! É melhor eu me fechar agora para que ele não tenha uma ideia errada*. Ela começou a usar mais roupas para dormir e evitava qualquer conversa sobre sexo, principalmente porque se sentia estranha ou queria evitar uma briga.
>
> Por causa disso, eles tiveram muito menos estímulos sexuais em sua vida do que antes. Eles pararam de se beijar apaixonadamente, a menos que fosse parte

do sexo, e ela não deixava mais Mark passar as mãos sobre seu corpo na cama quando eles acordavam, como ele costumava fazer, pois ela podia sentir que ele estava ficando com o pênis ereto e isso a deixava preocupada. Mark percebeu tudo isso e parou de tocar em Amy dessa maneira ou de dizer que gostava dela, devido à forma como ela reagia.

Amy e Mark tinham filhos pequenos e estavam quase sempre exaustos. Quando colocavam as crianças para dormir, arrumavam as coisas, preparavam o jantar e organizavam tudo para o dia seguinte, eles estavam acabados e só pensavam em ir dormir. Se tentassem fazer sexo nessas horas, Amy se via distraída por pensamentos do tipo *será que estou com tudo pronto para as crianças amanhã?* ou *preciso acordar em seis horas*, o que tornava difícil para ela sentir muita excitação e desejo. Às vezes, ela ficava feliz em fazer sexo de qualquer maneira, mais para o prazer de Mark do que para o dela (e também porque ela achava que não era gentil recusá-lo depois que ele ficava excitado), e essas experiências sexuais mais superficiais careciam de prazer para ela. Mark gozava e então eles iam dormir, sem nem mesmo discutirem seu prazer ou sua satisfação.

Amy percebeu que sentia excitação de vez em quando, ao ver uma cena de sexo na TV ou quando estava lendo um livro com descrições de *sexo quente*. Ela disse que o problema era que parecia difícil traduzir isso em ação com Mark, pois nem sempre ela sabia o que

> dizer, ou isso acontecia quando as crianças estavam acordadas ou ela estava sozinha. Às vezes ela preferia se masturbar em vez de se aproximar de Mark, fosse por ser mais conveniente, mais rápido, ou porque seu prazer era mais garantido, sem a pressão de agradá-lo. Com o tempo, eles começaram a fazer cada vez menos sexo, e isso se tornou um assunto delicado. Quanto menos sexo eles faziam, mais estranho parecia iniciá-lo, e mais pressão havia para que tudo desse certo e tivesse mais a ver com o prazer e com as preferências de Mark que de Amy. Ela começou a evitar ainda mais os estímulos sexuais, e quanto mais longos os intervalos entre o sexo que eles faziam, mais pressão havia para que um beijo apaixonado se transformasse em algo mais.

Amy e Mark são, em muitos aspectos, um casal muito típico. Nesta fase, minha esperança é de que, com este exemplo, você consiga identificar todos os diferentes aspectos das imagens que discutimos em cada capítulo até agora e como elas estão afetando sua vida sexual.

Quais das seguintes opções você observou no exemplo de Amy e Mark? O que é normal na experiência do desejo de Amy em relação ao que você aprendeu até agora?

- Educação sexual positiva para o sexo e aprendizagem precoce para mulheres sobre sexo, política de gênero e apaziguamento dos outros;

- O impacto da lacuna do orgasmo e do prazer sexual feminino no desejo;
- A expectativa de como o sexo deveria ser, o desejo dos homens e os roteiros sexuais em torno de como o sexo deve ser;
- As motivações deles para fazerem sexo e por que isso é importante;
- Mitos sobre a facilidade do sexo espontâneo e sobre fazer sexo cerca de três vezes por semana;
- Dinâmica de relacionamento e comunicação sexual, iniciação, ter filhos, moeda sexual, prioridades e tempo que passam juntos;
- O papel da atenção, da distração e dos pensamentos negativos;
- O uso inútil de rótulos;
- O papel da aprendizagem e do incentivo ao sexo;
- Reduções na troca de moeda sexual;
- Motivações de abordagem ou para evitar fazer sexo;
- Previsibilidade, novidade e pressão.

Então, o que Amy e Mark podem fazer a respeito da situação deles?

Bem, Amy e Mark podem fazer alterações relacionadas a quaisquer dos pontos acima ou a qualquer um dos fatores que discutimos neste livro até agora. Como mencionei no início do livro, compreender as coisas de maneira diferente, além de fazer um ajuste, por exemplo, na compreensão do desejo responsivo e no aumento da troca de moeda sexual, às vezes é tudo o que se faz necessário para que haja uma mudança significativa para alguns casais. Para outros, mudanças em várias áreas são necessárias e é possível que tais mudanças tenham de acontecer para que eles quebrem os hábitos de relacionamento que têm e encontrem um novo caminho a ser seguido que se adapte muito melhor ao desejo. Na terapia, eu provavelmente me focaria em todas as áreas identificadas de uma forma sistemática, certificando-me de que estaria fazendo isso de forma que os casais vissem as mudanças sendo realizadas rapidamente, para ajudá-los a permanecerem motivados a fazer as coisas de modo diferente. Para o propósito de Amy e Mark agora, vamos usar o modelo de Basson como uma estrutura para mapear onde está o espaço para mudança no futuro da vida sexual deles.

No final deste capítulo, vou encorajá-la a desenvolver um entendimento semelhante para si mesma e ver se há alguma mudança que você acha que poderia ser útil em sua própria vida sexual. E, na Parte Três, levaremos essas ideias adiante.

Seguindo em frente

A nova compreensão de Amy sobre o desejo significaria que ela se sentiria mais receptiva ou disposta a buscar estímulos sexuais, embora seja importante notar que ela precisaria estar se sentindo emocionalmente íntima como base (por isso, seria útil para ela refletir sobre como anda o relacionamento de modo geral). Ela também precisaria se sentir confiante de que essa receptividade nem sempre seria como um sinal de luz verde de semáforo para o sexo.

Como casal, eles se beneficiariam em ressuscitar as coisas de que ela gosta, mas não deixa Mark fazer por medo de que isso se transforme em algo mais. Pode ter a ver com o restabelecimento do beijo apaixonado pelo beijo em si, ou da massagem, permitindo que Mark a toque na cama novamente pela manhã, ou sempre vestindo pouca roupa para dormir, não apenas quando ela sentir vontade de fazer sexo. Isso traria uma mudança na troca de moeda sexual entre eles.

Na verdade, se eles estivessem fazendo terapia comigo, eu recomendaria que eles usassem um período de algumas semanas para completarem o exercício de "sobrecarga de moeda sexual" (contido no final do capítulo 5), para que pudessem ver em primeira mão que diferença faz desejar encher sua relação de estímulos sexuais, mas sem pressão. Um exercício como este oferece aos casais a oportunidade de se familiarizarem com o flerte, restabelecendo ou fortalecendo o relacionamento entre eles como um relacionamento sexual, criando mais uma associação de seu parceiro ou de sua parceira como um ser sexual, além de criar mais muitas oportunidades de despertar o desejo. Novamente, para que isso fosse útil para a vida sexual deles, Mark precisaria se comprometer com essas coisas, sem que houvesse a necessidade da realização do ato sexual em si, para que, de fato, não houvesse pressão nem expectativa de que algum deles sentisse desejo. Muitos casais descobrem que, ao fazerem essa mudança sutil, sua satisfação sexual começa a melhorar imediatamente, mesmo na ausência de sexo. Por exemplo, uma das razões de Mark fazer sexo era para sentir-se querido, e era por esse motivo que ele estava tão preocupado com a evasão de Amy.

Imagine o efeito que teria em Mark se Amy lhe enviasse algumas mensagens de texto sugestivas ou se ela flertasse com ele ao longo do dia.

Amy e Mark podem querer tentar passar mais tempo juntos para realmente se conectarem, sem as crianças, tanto emocional quanto fisicamente, o que não tem necessidade de ser feito fora de casa, se contratar uma babá não for uma opção. Pode envolver uma noite preparando o jantar um para o outro, por exemplo, conversando sem a distração da TV ou de nenhum aparelho, celular ou outro, tomando banho juntos ou indo para a cama cedo para conversar, nus debaixo das cobertas.

Melhor ainda se eles puderem reservar algum tempo para realizarem atividades de autoexpansão, como aprender uma nova habilidade juntos, experimentar um novo esporte ou ir a algum lugar diferente e divertido. Criar espaço para intimidade física que possa desencadear o desejo também é importante se quisermos estimular nosso desejo responsivo, de forma que eles queiram se beijar, deitar nus na cama e conversar, ou passar uma noite uma vez a cada duas semanas em que eles se massageiam. Lembre-se de que a excitação e o desejo podem precisar ser acionados. Passar um tempo juntos pode não ser suficiente sem mais estímulos físicos/sexuais.

Em última análise, Mark e Amy precisam decidir qual prioridade o sexo deve ter nas vidas deles, e tratá-lo como tal, reservando tempo e espaço regulares para terem mais gatilhos de desejo sem pressão para que isso leve a algo mais. Frequentemente me perguntam o que penso sobre programar o sexo como estratégia para casais em relacionamentos de longa data. A resposta é que programar sexo raramente é uma boa ideia, pois cria pressão para ter que sentir/fazer algo, mas programar a intimidade física pela intimidade física em si é sempre uma boa ideia, já que é agradável por si só, mantém essa parte de um relacionamento no topo da lista de prioridades e fornece o ambiente perfeito para que surja um desejo responsivo.

Talvez Amy consiga identificar que gostaria de se sentir mais confortável com seu corpo e possa trabalhar nisso, evitando qualquer mídia que retrate formas corporais irrealistas ou "perfeitas". Ela também pode encontrar maneiras de reduzir seus níveis de estresse de uma forma mais geral. Ambos estão atolados e podem descobrir que, se a hora de dormir for realmente a única em que consigam programar a intimidade física, podem adiantar a hora de dormir em uns trinta minutos, na esperança de reduzir o cansaço geral. Melhor ainda, passarem esse tempo juntos assim que as crianças dormirem, em vez de deixar isso para a última coisa da noite. Amy luta com a distração, e os pensamentos negativos são uma grande característica de sua vida sexual atual. Ela se beneficiaria em iniciar uma prática de *mindfulness* fora do sexo em si, com o objetivo de levá-la ao sexo com o tempo, bem como reduzir seus níveis gerais de estresse.

Amy carrega todo o fardo psicológico das tarefas domésticas e das tarefas administrativas da família, sem que isso jamais tenha sido discutido e acordado por ambos. Eles poderiam decidir compartilhar essas tarefas de forma mais igualitária, para que Amy não fosse para a cama preocupada com tudo o que teria de concluir em relação às crianças no dia seguinte, sabendo que, se ela não fizer isso, ninguém o fará. É importante para Mark entender que essa é uma das barreiras dela para o desejo, mesmo que não seja para ele. De certa forma, é aqui que os roteiros de responsabilidade com base no gênero podem precisar ser descritos como estando em operação de modos diferentes para mulheres e homens.

O ideal seria que Amy passasse a acreditar que não é aceitável que Mark aprecie o sexo mais do que ela, e que não aceite sexo com baixa recompensa todas as vezes como sendo o *status quo*. Amy nunca se sentiu confiante pedindo o que ela queria na hora do sexo e, principalmente agora, sua diversão é muito importante. Mark pode fazê-la gozar facilmente? Ele sabe como fazer isso? Se não for esse o caso, Amy precisa ensiná-lo e Mark precisa se comprometer com o aprendizado. Amy e Mark se beneficiariam de ter quantidades iguais de sexo que priorizassem o prazer de Mark (como penetração vaginal) e o prazer de Amy (como sexo oral), em vez de sua vida sexual sempre seguir um padrão definido e previsível terminando em sexo vaginal com penetração. É importante que eles considerem o papel da previsibilidade e da novidade em sua expressão sexual, no tipo de sexo que fazem e na liberdade que ambos têm para a expressão sexual de diferentes tipos.

Amy às vezes está fazendo sexo por motivos de evasão, o que significa que ela está fazendo sexo para evitar conflitos e não porque quer ou para o prazer de Mark. O desejo de longo prazo de Amy se beneficiaria se ela não continuasse fazendo sexo por esses motivos. Se Mark quiser ser sexual e Amy não se sentir "receptiva" para ver se sua excitação pode ser desencadeada, então eles se beneficiariam se falassem mais sobre o que está por trás das motivações de Mark para fazer sexo naquele dia e se há outras maneiras de fazer isso. Caso Mark esteja se sentindo inseguro, Amy poderia usar essa oportunidade para tranquilizá-lo.

Poderíamos continuar discorrendo sobre o caso deles, mas, felizmente, você consegue ver que existem muitas maneiras de Amy e Mark começarem a mudar agora que entendem melhor o desejo. Trabalhei com centenas de casais ao longo dos anos que fizeram grandes mudanças em suas vidas sexuais, primeiro entendendo isso e depois fazendo alterações práticas nas formas como eles são sexuais juntos. Uma pequena mudança em qualquer área geralmente tem um impacto positivo, mas um punhado de mudanças, como as sugeridas acima, podem ter um impacto imenso na vida sexual de um casal ao longo do tempo.

Então, em que ponto você se encontra? Considere os pontos abaixo para refletir sobre isso antes de prosseguirmos para a Parte Três.

- Antes de ler este livro, quanto você acreditava que deveria sentir de desejo sexual espontâneo (avalie-o como

uma porcentagem, se quiser, com 100% sendo que você acreditava completamente nisso)?
- Como essa crença impactou sua disposição de ser receptiva a estímulos sexuais da maneira como aconteceu com algumas das mulheres nos exemplos?
- O que você se pegou fazendo/deixando de fazer para não dar ao seu parceiro a "ideia errada" em resposta a isso?
- O que seu parceiro parou de fazer ao longo do tempo como resultado disso?
- Qual seria o efeito em sua vida sexual se você começasse a estar mais disposta a despertar a excitação e o desejo? (Observação: se você vai fazer isso, converse com seu parceiro ou com sua parceira sobre a importância de não ser necessário que haja pressão para que isso se transforme em algo mais.)

Minha esperança é de que sua compreensão de como o desejo pode funcionar para você seja diferente agora que este livro lhe proporcionou algumas ideias sobre como o desejo tem a oportunidade de florescer, ou ser inibido, em sua própria vida sexual.

Geralmente, na maioria das áreas de nossas vidas em que desejamos criar mudanças, pode ser útil primeiro entender o que está acontecendo e, em seguida, colocar em prática um plano que sabemos que minará o que nos mantém presos. Com o desejo não é diferente. Para algumas pessoas, simplesmente ouvir sobre como o desejo funciona *é* a solução rápida, pois saber que são normais e compreender seu corpo é tudo de que precisam para tirarem o estresse da situação ou saberem como agir. Para outros, a etapa adicional de fazer um plano para minar quaisquer padrões anteriormente menos úteis, conforme descrito nas ações que Amy e Mark poderiam realizar, os levará a chegarem mais perto de uma vida sexual mais gratificante.

Se você estiver interessada, pode ser realmente útil começar a construir sua própria imagem visual personalizada de como o desejo se apresenta em sua vida sexual, incluindo ideias de tudo que você leu até agora. As principais características devem incluir: seu histórico sexual, mensagens sociais, o contexto de seu relacionamento e o que está acontecendo em sua mente, bem como aspectos do modelo circular apresentado neste capítulo, como receptividade, estímulos sexuais, barreiras ao desejo e os efeitos de recompensas positivas ou negativas. Isso a ajudará a identificar o que você pode fazer para criar uma mudança positiva em sua vida sexual, caso sinta (como é o caso da maioria de nós) que sua vida sexual precisa de melhorias.

Não restam dúvidas de que todos nós temos nossa própria relação individual com o sexo, que se baseia em nossos históricos, contextos e em nossas experiências de vida singulares até agora, e que isso influencia nosso desejo. Também é verdade que essas experiências atuam de forma consciente e inconsciente no que está acontecendo em nossas mentes e em nossos relacionamentos. Mas não termina aí. O desejo é uma unidade fluida que é cultivada ou extinta minuto a minuto, dia a dia, entre nós e um parceiro ou uma parceira, com base em como o alimentamos. Definir o nosso desejo e o de nosso parceiro ou de nossa parceira como fixo, estático e não passível de mudança, com base em nossas experiências passadas, é o primeiro obstáculo que criamos para a satisfação sexual de longo prazo, pois forma uma percepção de que nada do que fazemos ou dizemos faz diferença, e que é um problema para nós. Enquadrar o desejo dessa forma não apenas nos impede de fazer qualquer esforço para guiar nossas vidas sexuais da maneira como queremos, mas também nos impede de ficarmos curiosos para aprender algo sobre como o desejo *realmente funciona*.

Pontos-chave deste capítulo

- O desejo das mulheres é mais frequentemente *responsivo* em vez de *espontâneo* em relacionamentos de longa data;
- Esperar pelo desejo sexual antes de ser receptivo(a) a estímulos sexuais, como um toque, um beijo ou estar nus juntos, pode resultar em cada vez menos contato sexual com o passar do tempo;
- As mensagens sociais nos dizem o oposto (com base em um modelo de resposta sexual desatualizado e voltado para os homens), mas isso nos leva a nos sentirmos mal, pois nos perguntamos o que há de errado conosco e em nossos relacionamentos;
- Nossos parceiros também se fazem essas perguntas, e podem se perguntar também por que, levar isso para o lado pessoal, ou avaliar a situação como sendo um problema;

- Na pior das hipóteses, isso pode levar a conflito, na melhor, ao constrangimento, e pode fazer com que o sexo seja o "elefante na sala" ou um ponto sensível em nosso relacionamento;
- Podemos fazer tentativas de evitar o conflito tentando não dar aos nossos parceiros ou nossas parceiras a ideia errada, sendo menos receptivas aos estímulos sexuais ou nos fechando a quaisquer avanços dos nossos parceiros ou das nossas parceiras, dando pistas verbais ou não de "não estou interessada";
- O desejo sexual feminino é facilmente desencadeado, mas não podemos ver isso ou nos beneficiar disso, pois impedimos qualquer oportunidade para o surgimento do desejo com as estratégias acima;
- Beijos, toques e outras formas de flerte saem cada vez mais da agenda e podemos perder a sincronia com o que funciona para excitar um ao outro, ou coisas que seriam consideradas estímulos sexuais nos primeiros anos de nosso relacionamento se tornam tão infrequentes a ponto de nos sentirmos estranhos fazendo isso juntos, o que vem a se tornar algo como um grande letreiro em néon sobre nós dois, dizendo que "sexo está na agenda" (o que é, claro, incomodativo);
- Quando sentimos pressão para sentir desejo, como quando passamos um fim de semana fora, isso atua como uma barreira psicológica que, paradoxalmente, inibe o desejo;
- A chave é compreender como o desejo funciona e mapear maneiras de incentivá-lo a prosperar-se com base nesses entendimentos.

Exercício:

Reflexão – Estímulos sexuais, calientes ou não?

Faça uma lista como a de Amy no início deste capítulo. Tente pensar em algo que seu parceiro faça e que não necessariamente funcione, em algo que funcione e você queira que ele continue fazendo e em algo que você nunca mencionou, mas gostaria que ele tentasse em algum momento do futuro. É bom ser honesta, mas tenha cuidado na forma como você expressa coisas que podem ser levadas para o lado pessoal ou interpretadas por seu parceiro ou sua parceira como se ele ou ela não fosse bom ou boa o suficiente. Por exemplo, Amy poderia dizer a Mark: "Não aguento quando você pega nos meus seios do nada, é horrível!". Em vez disso, ela pode dizer: "Às vezes, acho que áreas sensíveis, como meus seios, não são o melhor lugar para você tocar primeiro – pode ser um pouco demais! Eu realmente gosto quando você me toca em volta dos meus ombros e no pescoço primeiro". Se vocês estão juntos há muito tempo e nunca discutiram essas coisas, saiba que pode ser doloroso ouvir que você nunca gostou de algo que seu parceiro ou sua parceira vem fazendo há muitos anos.

O que tornaria este exercício ainda mais eficaz seria explicá-lo ao seu parceiro ou sua parceira e fazer com que ele ou ela criasse sua própria lista, para dar-lhe também algumas dicas.

Reservem um tempo para compartilhar suas listas e lembrem-se dos princípios de:

1. Ouvir bem;
2. Não ridicularizar as listas um do outro;
3. Fazer uma tentativa de contornar argumentos bem praticados e familiares sobre isso;
4. Ter cuidado com as palavras que usa para discutir o assunto: vá com cuidado.

Experimentando – um experimento para impulsionar o desejo

Este é um experimento apenas com o modelo circular, para ver o que você percebe em seu corpo. Encontre algum tempo para ficar sozinha em um local privado e escolha um filme ou livro que você sabe que contém cenas de sexo, literatura erótica ou histórias de áudio ou pornografia com que você se sinta confortável ouvindo ou vendo. Observe as sensações que sente em seu corpo, especialmente em seus órgãos genitais. Se não notar nada, pergunte a si mesma: A cena que você está vendo/lendo é excitante para você ou é corta-tesão? Se a cena é excitante, mas você não está percebendo nenhuma sensação, pode haver alguma barreira psicológica, situacional ou física em particular no caminho (por exemplo, cansaço, estresse, preocupação em serem interrompidos, sentir vergonha do que a excita etc.).

Faça esse experimento várias vezes. É provável que você sinta excitação genital, e isso pode se transformar em desejo psicológico. O que isso lhe diz sobre aquilo de que você pode precisar mais em sua vida sexual? O que isso lhe mostra sobre como você se encaixa no modelo circular? O que aconteceria se você começasse a inserir mais dessas dicas em sua vida, no dia a dia, ou como parte do investimento em passar algum tempo fantasiando de vez em quando?

Parte três

Como blindar sua vida sexual para o futuro, pela vida toda!

CAPÍTULO 8

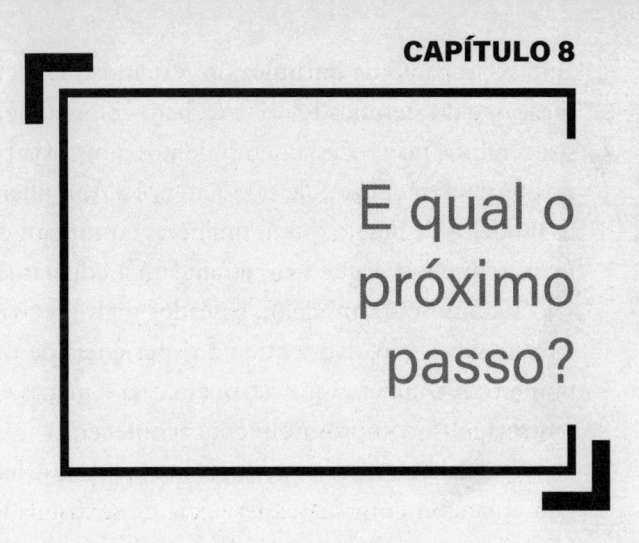

E qual o próximo passo?

Na Parte Um, eu preparei o terreno para as razões pelas quais a sexualidade feminina ocupa o lugar que ocupa na história, cultura, política e ciência. Compreendemos a importância de entender nossas preferências e nossa anatomia e de refletirmos sobre como todas as lacunas que temos atualmente em nossas vidas sexuais ou em nossa compreensão do sexo inibem, ou representam erroneamente, o desejo sexual das mulheres.

Na Parte Dois, apresentei o impacto que a sociedade teve sobre a forma como socializamos as mulheres no modo como devem agir sexualmente, mas também mostrei o impacto de como ensinamos as mulheres a ver seus corpos e seu lugar na sociedade de forma mais ampla. Observamos ainda o impacto da dinâmica do relacionamento, da comunicação e do significado do sexo, bem como aquele de nossos cérebros no processamento de nossa história passada, de nossos pensamentos e de nossa atenção. Aprendemos sobre os modelos de desejo que as mulheres costumam sentir com mais frequência e que mais as ajudam a conceituar seu desejo, e como esses modelos, baseados mais precisamente na ciência do desejo, dão sentido à experiência de um grande número de mulheres que ficam em casa sentadas, esperando sentir algo que improvavelmente acontecerá.

A essa altura, espero que você sinta que o que leu até agora a conectou com sua experiência de sexualidade de uma maneira que você nunca havia considerado antes. Quando comecei a escrever este livro, queria que fosse aquele que gostaria que todas as mulheres leriam, visto que minhas clínicas estavam cheias de mulheres pensando que estavam "quebradas" quando não estavam; mulheres e casais se sentindo impotentes para resolverem questões conflituosas relacionadas ao sexo, mesmo quando seus relacionamentos eram de outra forma fortes. Durante anos, imaginei o impacto que poderia ser causado se algumas dessas informações fossem conhecidas em uma escala mais ampla do que são atualmente, e aquele que poderia ser causado na satisfação com a vida e nos relacionamentos das pessoas, bem como em suas vidas sexuais. Nesta parte final do livro, meu objetivo é encorajá-la a olhar para o futuro, tanto em termos de como você pode criar mudanças com base no que aprendeu, quanto em como pode tornar sua vida sexual mais segura para o futuro, orientando-a na direção que deseja, em vez de deixar que fique à deriva, seguindo um rumo que você não deseja.

Como a mudança acontece?

A mudança pode acontecer de várias maneiras. A nova compreensão que você adquiriu pode ser a única de que você precisa, e agora talvez você seja capaz de responder e reagir à sua vida sexual de algumas maneiras importantes com pouco esforço, mas que causarão um grande impacto em sua satisfação sexual. Para algumas pessoas e alguns relacionamentos, pequenas mudanças têm consequências de longo alcance. Por outro lado, talvez você esteja vendo as coisas de maneira diferente, mas haja um pouco mais de trabalho que precisa ser feito para que você sinta que realmente verá a mudança acontecer, o que pode ser especialmente provável se você se pegou caindo em algum dos hábitos menos úteis que já abordamos, e muitos dos exercícios que você já completou serão os facilitadores de uma mudança neles, para começar a mudar o rumo das coisas.

Neste capítulo, vou ajudá-la a pensar em como colocar este plano em ação e como você pode fazer outra pessoa embarcar com você nessa ideia. É claro que a questão do sexo muitas vezes envolve mais de uma pessoa, e às vezes não importa o quanto nossa percepção ou compreensão mude; se essa outra pessoa não estiver na mesma sintonia, ela não conseguirá prosseguir junto com nosso movimento de revolução sexual.

Conseguindo fazer com que os parceiros ou parceiras entrem no jogo

Quando se trata de parceiros ou parceiras, a coisa mais simples que você pode fazer é levá-lo(a)s a ler este livro. Ou, pelo menos, peça-lhes que leiam as partes que fizeram mais sentido ou tiveram maior impacto para você. Na ausência disso, ou se lerem e ainda se sentirem com um pé atrás, aqui estão as minhas dicas importantes para integrá-lo(a)s de uma forma que pode ajudá-la a fazer alterações:

1. Declare como você sente o impacto que poderia ser causado pelas mudanças;
2. Fale sobre o efeito que você sente que isso terá sobre você/seu parceiro ou sua parceira/no relacionamento;
3. Especule que deve ser difícil para eles ouvirem fatos e ideias que contradizem tudo o que entenderam sobre sexo até agora na vida, especialmente porque as mensagens atuais parecem estar a seu favor;
4. Sugira que, embora uma mudança na maneira como você pensa ou "faz" sexo possa parecer que está se afastando das preferências dele(a)s em favor das suas, na verdade está beneficiando o casal, pois está protegendo o futuro de sua vida sexual com o tempo;
5. Diga a seu parceiro ou sua parceira que não precisa acreditar que seja verdade tudo que está contido neste livro, mas peça apenas que concorde em suspender o julgamento para testar as mudanças sugeridas, com a intenção de reunir evidências para ver se dá certo.

Aqui está um exemplo de como essa conversa pode ser, entre Jamelia e Adam.

Jamelia: Oi! Venho querendo comentar com você sobre este livro que estou lendo, que fala tudo sobre sexo e a vida sexual feminina. Ele contém algumas informações sobre coisas chocantes relacionadas ao fato de que a vida sexual das mulheres no sexo heterossexual sempre foi posta de lado em favor da dos homens. Você sabe, por causa do patriarcado e tudo o mais, e que, na verdade, embora existam toneladas de mulheres sentindo que há algo errado com seu desejo, não há realmente nada de errado com o desejo delas, exceto a maneira como estão fazendo sexo e a forma como estão entendendo o desejo e outras coisas. Isso me levou realmente a pensar sobre nossa vida sexual e creio que deveríamos fazer algo diferente.

Adam: O que há de errado com nossa vida sexual?

Jamelia: Bem, nada demais. Você sabe que é ótimo quando fazemos sexo, mas eu sei que você sempre sente que quer mais do que eu, e eu sempre sinto que há, sabe, pressão para eu sentir vontade, e eu só acho que poderia ser melhor, sabe?

Adam: Hum... Eu nunca ouvi você dizer isso antes...

Jamelia: Para ser honesta, eu nunca disse nada, pois sempre pensei que havia algo errado comigo, como em todos os relacionamentos que tive, me apaixonei muito por sexo nos primeiros meses ou no primeiro ano e então comecei a ficar realmente desinteressada. Desde que li este livro, tenho pensado que me preocupar com minha aparência o tempo todo, ou a forma como minha família falava sobre sexo ser realmente algo sujo, provavelmente esteja influenciando o sexo, mas agora descobri que essa experiência de desejo é normal, e que eu – nós – podemos fazer algo diferente a respeito. Eu acho que seria ótimo. Você não acha?

Adam: Eu apenas achava que estava tudo bem como estava, para ser honesto, mas acho que foi a coisa sobre a qual mais discutimos ultimamente.

Jamelia: Sim. Eu só fico pensando como seria sair desse ciclo de você falando sobre sexo como se fosse meu dever e eu me sentindo pressionada para fazer isso e então nós dois acabamos ficando estressados e nervosos com isso. Eu acho que se fizéssemos isso, nós dois poderíamos nos sentir um pouco mais iguais e relaxados, sabe? E também pode significar que nos sentiremos ainda mais conectados dessa forma. Acho que seria muito bom para nós. Eu gostaria de pensar mais em sexo e ter mais vontade de fazer sexo, sabe? Isso me faria me sentir normal e me levaria a sentir que somos realmente constantes em nosso relacionamento.

Adam: Eu também gostaria disso, para falar a verdade. Às vezes, gostaria de sentir que nem sempre sou eu quem menciona o assunto, já que às vezes me faz sentir que você não me quer, ou que não gosta muito disso. Que tipo de coisas há neste livro, então?

Jamelia: Ah, provavelmente é melhor se você o ler, mas há coisas em torno do fato de que o desejo das mulheres é mais responsivo do que espontâneo, ele precisa ser desencadeado e não é algo que simplesmente acontece, mas, como muitas vezes esperamos que o desejo venha primeiro, não tentamos acioná-lo, apenas esperamos até que aconteça, o que geralmente não é o caso. Também há coisas sobre como o sexo entre homens e mulheres não é realmente o tipo de sexo fisicamente que funciona melhor para as mulheres, e que isso faz com que o sexo nos cause menos prazer do que poderia, e ah, coisas sobre como o melhor tipo de sexo na vida é muito variado, e nem sempre termina no sexo com a penetração do pênis na vagina como, tipo, o "cardápio principal" do sexo.

Adam: Isso parece drástico e um pouco estranho.

Jamelia: Ok... bem, não tenho certeza se realmente precisamos que você acredite em tudo, na verdade... e eu sei que deve ser difícil porque, sem que nenhum de nós dois percebesse, o sexo pode ter sido inclinado para os tipos de sexo que se encaixa nas suas preferências e na sua anatomia e não nas minhas, então esse novo conceito, digamos assim, deve soar menos atraente para você. Mas se você concorda que, se pudéssemos nos sentir mais iguais e discutir menos sobre sexo, talvez possa suspender seu julgamento

> por alguns meses e encarar isso como um experimento, e depois decidir o que você acha disso? Você terá que realmente tentar; eu não posso fazer isso sozinha, porque não vai funcionar. É um trabalho para duas pessoas. O que você acha? Vamos fazer isso?!
> **Adam:** Ok. Não vou julgar antes de tentar. Vamos tentar.

Jamelia empregou os pontos de 1–5 em sua conversa com Adam (embora, infelizmente, se ele agora leu o livro, ele provavelmente percebeu que era isso que ela estava fazendo). Ela se manteve longe de qualquer crítica pesada em torno de suas vidas sexuais, em vez disso, vendeu uma imagem de como seriam as coisas se fossem diferentes. Ela se concentra não em mudar seu entendimento neste estágio (já que a força é forte quando se trata de roteiros e normas sociais), mas apenas pede sua participação em uma tentativa de fazer as coisas de maneira diferente. Jamelia só precisa do comprometimento de Adam de tentar ser um participante ativo e permitir que as mudanças que acontecem como resultado de suas ações influenciem sua compreensão e, potencialmente, causem uma mudança permanente na forma como ele vê as coisas.

Em meu trabalho clínico, se estou trabalhando com um casal heterossexual, às vezes pode ser que o parceiro do sexo masculino se esforce para aceitar todas as ideias sobre as quais conversamos, e outra pequena lacuna se abre, na qual a mulher, a parceira do sexo feminino, de repente se sente compreendida e revitalizada, pode ver qual o impacto de fazer as coisas de maneira diferente e é impelida para a ação. Ele, por outro lado, às vezes pode achar esta nova forma de se relacionar com sexo e desejo difícil de entender, principalmente visto que não se enquadra em sua experiência (por exemplo, ele é alguém com altos níveis de desejo espontâneo, e é realmente "casado" com a ideia de que isso é preferível, "certo" e "normal"). Também é justo dizer que, embora não seja uma resistência consciente, o movimento da localização do problema em sua mente de que "há algo errado com o impulso sexual dela" e que me afeta, para "como casal, precisamos administrar nossas vidas sexuais de forma diferente para nos mantermos interessados e realizados" pode ser uma jogada difícil de se fazer. Afinal, o parceiro do sexo masculino pode ter iniciado o processo sentindo que não havia nenhum problema, e ele está lá para apoiar a outra pessoa, e ele termina o processo entendendo o papel que está desempenhando, sem saber, e que está causando e mantendo. Ele também é agora um agente ativo que precisa ser "trabalhado". Dizendo tudo isso, trabalhei com muitos homens que no início se sentiram bastante resistentes à ideia, mas ficaram felizes em fazer algumas mudanças para testá-las, e que vivenciaram esse processo, uma vez que investiram nele, como algo revelador e extremamente recompensador.

Para casais do mesmo sexo, o cenário pode ser o mesmo, em que uma pessoa vivencia altos níveis de desejo espontâneo e a outra, não, mas, na minha experiência, o processo de aprendizagem social e cultural que as mulheres compartilham significa que, quando eu falo sobre essas coisas com duas mulheres, muitas vezes as duas conseguem embarcar nisso, mesmo que uma delas tenha uma experiência ligeiramente diferente daquela da outra.

O que você tem a perder ou ganhar?

Neste ponto, também sugiro que pode valer a pena parar um momento para refletir sobre a trajetória futura de sua vida sexual, caso decida não fazer nada para mudá-la. Considere como as coisas estão agora e há quanto tempo vocês estão juntos. Considere quaisquer desafios de vida que vocês possam vir a enfrentar (como tornar-se pai ou mãe, problemas de saúde, envelhecimento e mudanças corporais). Agora imagine como será sua vida sexual em cinco, dez, vinte anos, com base no que você aprendeu. Faça a si mesma as seguintes perguntas sobre sua trajetória de vida sexual atual (ou futura):

- Como seria se o padrão atual com o parceiro ou com a parceira com quem dividimos a cama se ampliasse com o tempo?
- Até que ponto sinto que o prazer mútuo, a aventura e realização sexuais são importantes para nossa satisfação sexual a longo prazo?
- Como minha sexualidade evoluiu nos últimos quinze anos? Minha vida sexual atual é um terreno fértil para permitir que ela evolua tanto novamente nos próximos

quinze? Ou será sufocada pelo hábito, pela expectativa e pela rotina?
- Quão capazes seremos de suportar o impacto de mudanças significativas em nossa vida sexual?
- Quão capazes seremos de negociar mudanças mutuamente satisfatórias quando precisamos?
- Se algo acontecesse que significasse que não poderíamos mais fazer sexo da maneira como fazemos atualmente, que impacto isso teria sobre a nossa satisfação com o relacionamento?

Essas perguntas são um ponto de partida para você considerar sua vida sexual agora, mas também para pensar de forma realista sobre para onde ela está rumando em sua forma atual. Nossa sexualidade é uma jornada ao longo da vida para todos nós, e sofre alterações como resultado de mudanças na identidade, em nossas circunstâncias, em perspectivas e em nossos corpos. Os contextos de nossas relações sexuais precisam ser capazes de permitir espaço para esse crescimento e essa adaptação, de modo que cada um de nós possa experimentar mais satisfação sexual à medida que envelhecemos, e não menos.

Trabalhando em sua própria sexualidade

Visto que nossa sexualidade é uma jornada para toda a vida, também é importante notar que estamos no controle dela. Sim, as influências de nossas vidas até agora, incluindo aprendizagem social, vergonha, experiências sexuais indesejadas ou abusivas, isso tudo pode tê-la feito tomar rumos com os quais não estamos totalmente felizes até agora, mas, desse momento em diante, cabe a nós criar situações e contextos que ampliem nossa confiança sexual e facilitem nossa exploração sexual de uma forma que beneficie a vida sexual que temos com outras pessoas. Abordamos como o relacionamento que temos com nosso eu sexual é uma parte fundamental de como nos relacionamos com o sexo com os outros, e esse relacionamento é algo sobre o qual todos temos controle direto.

As mulheres que se masturbam têm níveis mais altos de satisfação sexual do que as que não o fazem.[1] A masturbação não apenas nos ajuda a explorar o que gostamos sem a pressão das preferências de outra pessoa, mas também nos permite ultrapassar os limites de forma privada, explorar uma fantasia exuberante ou um mundo erótico, e ter experiências sexuais positivas e gratificantes que aumentam nosso desejo e mantêm o sexo em primeiro plano em nossas mentes. Também há pesquisas que sugerem que mulheres que se masturbam com mais frequência apresentam maior nível de concordância.[2]

Não restam dúvidas de que a masturbação é uma ótima maneira de ficar confortável e continuamente evoluir e construir uma associação positiva com nossa sexualidade, mas esta é muito mais do que o físico, e pode ser útil explorar nosso eu sexual de *qualquer* maneira, seja por meio da arte, da leitura, da música, da conversa com os amigos, da forma como você se veste, da dança – há inúmeras maneiras de nos envolvermos com o nosso eu sexual de um jeito que construa confiança em quem somos e do que precisamos.

A confiança sexual é apenas um aspecto de quem somos, mas se estivermos lutando contra ela, isso pode realmente afetar nossa vida sexual com outras pessoas. Sabe-se que nos focarmos no desenvolvimento de nossa própria sexualidade e confiança sexual é bom para o desejo a longo prazo.[3] É importante lembrar que estamos todos em uma jornada em relação a isso e ninguém está totalmente resolvido ou se sente plenamente confiante o tempo todo. A maioria de nós só precisa trabalhar os contextos de nossa vida que constroem ou abalam nossa confiança (no sexo, nos relacionamentos, com amigos, no trabalho, nas redes sociais) e prestar atenção em como eles fazem isso e, em seguida, agir de acordo.

- Quais contextos aumentam sua confiança sexual e quão acessíveis são para você agora?
- Que coisas você acha que precisa trabalhar ou com que necessita se conectar sozinha para o benefício de sua sexualidade com outras pessoas?
- Em quais aspectos da sua sexualidade você gostaria de investir e atualmente não investe?

Se há coisas que você identificou que fariam diferença na forma como você se sente em relação ao sexo ou à sua sexualidade e na maneira como você acha que poderia investir nessa parte de si mesma fora do relacionamento, isso é algo a se considerar como parte do investimento em sua vida sexual a longo prazo.

Maximizando o sucesso – aonde você quer chegar?

Um dos fatores que lhe dará mais chances de sucesso com a proteção para o futuro de sua vida sexual (ao lado de novos entendimentos e de ter um compromisso compartilhado de fazer isso acontecer) é ter uma ideia clara e construída em conjunto, de aonde você quer chegar. O mesmo acontece na terapia sexual cara a cara, e nunca começo um trabalho com um indivíduo ou com um casal sem ter o destino final mapeado clara e explicitamente. Há várias razões para isso: saber o rumo que você está tomando fornece uma indicação a todos os envolvidos sobre as principais etapas necessárias para chegar lá; começar falando sobre onde você quer estar cria uma visão compartilhada que os leva a sentirem mais conexão uns com os outros e com o plano; e falar sobre o ideal em vez da versão problemática de sua vida sexual é o que os psicólogos chamam de "conversa desprovida de problemas" e cria esperança e otimismo que beneficiam sua jornada.[4] Também fornece um tipo *diferente* e muito necessário de conversa sobre sexo, que é especialmente útil se as mesmas conversas sobre sexo, do tipo: "Você sempre faz isso, nunca faz aquilo etc. etc." acontecem tão regularmente que vocês conseguem até prever quem vai começar, quem vai dizer o quê e quando, quem vai ficar na defensiva, quem vai ficar com raiva e que formato tomaria a conclusão insatisfatória. Na verdade, todo o objetivo da terapia, especialmente com casais, é ter uma experiência diferente de falar sobre algo que é muito familiar para vocês dois. Afinal, se os mesmos diálogos fossem úteis, as pessoas não ficariam presas a eles.

Costumo explicar aos clientes que um bom terapeuta é como um Uber. Quando você entra no carro, ele não faz a mínima ideia sobre para onde você vai, detém apenas o conhecimento, os meios e a experiência para chegar lá da maneira mais eficiente e eficaz. É muito comum na terapia que as pessoas sejam extremamente hábeis em explicar a você aonde elas não querem ir. É muito comum que as seguintes respostas surjam quando se pergunta às pessoas em que ponto elas querem estar no final do trabalho da terapia sexual: "Não quero mais me sentir assim", "Quero que ele pare de falar sobre isso", "Não quero que nossa vida sexual seja assim". O fato é que essas respostas não dão nenhuma pista sobre para onde ele(a)s querem ir, apenas para onde não querem ir. É o equivalente a entrar no carro de seu motorista particular e dizer: "Eu não quero ir até a Catedral da Sé*. Eu me sinto um lixo indo para aqueles lados". Um motorista particular ruim diria "Ok, ótimo", e simplesmente começaria a dirigir sem destino pela cidade,

---

* Adaptação do original para lugares no Brasil, especialmente em São Paulo, para maior clareza, pois a autora mencionava locais de Londres. [N.T.]

evitando a Catedral da Sé, na esperança de que em algum momento vocês chegariam ao lugar certo. Um motorista levemente mais eficaz poderia dizer algo como: "Ok, ele(a) não quer ir até a Catedral da Sé, então, vou levá-lo(a) até uma outra catedral", e talvez decidisse por si para qual (este é um exemplo em que a preferência do motorista entra em cena – ele achou que a pessoa queria ir a outra catedral, mas, é claro, essa é apenas a perspectiva dele, que poderia muito bem estar errada). Um bom motorista particular diria algo assim: "Ok, entendo que você não queira ir até a Catedral da Sé, mas aonde exatamente você quer ir?". A boa terapia é um pouco similar ao caso do bom motorista particular, mas o problema é que somos socialmente condicionados pela mídia a acreditar que a terapia trata apenas de falar sobre o que está acontecendo de errado, e não sobre o que você gostaria que acontecesse em vez disso, então esses destinos alternativos geralmente precisam de muito incentivo nas primeiras sessões, a fim de serem plenamente desenvolvidos.

Gosto especialmente de passar um tempo com indivíduos ou casais no início do nosso trabalho, conversando não apenas sobre o rumo que querem tomar (e chegar a um destino que seja adequado para ambos), mas também qual será o impacto de chegar ao seu destino em termos individuais e para o relacionamento. Isso é útil porque a) seus objetivos são geralmente muito alcançáveis e é útil ter uma conversa esperançosa, trazendo ânimo a essa vida sexual futura mais satisfatória, especialmente se eles já se preocupam com isso há algum tempo, e b) perguntando por que o local de chegada é importante para eles e a diferença que fará se lá chegarem nos diz muito sobre o que é realmente importante para eles e por quê. É aí que geralmente o verdadeiro trabalho tem início, pois se pode chegar a um nível de profundidade para falar sobre sexo que nunca foi alcançado por eles antes, já que muitas vezes as pessoas ficam presas no mesmo nível superficial de queixas sobre coisas como a frequência do sexo, por exemplo, com os mesmos resultados insatisfatórios.

Vamos usar esses mesmos conceitos de terapia para considerar como você pode maximizar o sucesso para obter a vida sexual que deseja seguindo em frente. Não importa se sua vida sexual parece desesperadamente destruída ou se é maravilhosamente satisfatória e você só quer reservar um tempo para priorizá-la e nutri-la. Em qualquer um desses cenários, uma conversa que siga a estrutura a seguir será útil.

Escolhendo seu momento

A melhor hora para ter uma conversa sobre sexo é quando você se sente conectada, próxima e contente. Começar a partir de um ponto de irritação, raiva ou distanciamento não é inerentemente ruim, mas pode tornar mais difícil para qualquer um de vocês se sentir aberto(a), honesto(a) e transparente em relação a como se sentem e escutar e realmente ouvir o que outra pessoa pensa. Às vezes, as pessoas podem sentir que levantar questões sobre coisas que gostariam que fossem diferentes em um momento em que as coisas estão indo muito bem, como em um fim de semana muito divertido juntos, é uma má ideia, já que "balançaria o barco" e arruinaria um ótimo momento. Isso é especialmente verdadeiro para aqueles cujas preocupações com sexo podem estar conectadas a uma história de ressentimentos ou discussões, ao contrário daqueles que não têm grandes preocupações, mas desejam criar espaço em suas vidas sexuais para expansão e crescimento. Mas é importante lembrar que uma boa conversa, em que vocês dois se sintam ouvidos e compartilhem ideias de para onde querem ir, pode ser uma experiência muito positiva e tornar ainda melhores os momentos que já são felizes. Da mesma forma, falar sobre coisas que você quer que sejam diferentes não significa que você vá passar uma hora falando sobre o quanto você odeia a Catedral da Sé. Você pode passar aquela hora falando sobre todos os lugares em São Paulo (ou qualquer outra cidade) aonde adora ir e, em vez disso, sentirá falta de visitar. A última forma de conversa em relação à sua vida sexual geralmente deixará vocês dois se sentindo muito mais positivos do que a primeira, mesmo que estejam, em essência, falando exatamente sobre a mesma coisa.

Como ter esta conversa

Existem quatro aspectos essenciais nesta conversa que você pode usar como princípios orientadores.

1. O que você gosta/o que costumava gostar; diga que você sente falta disso/quer isso;

2. O que você gostaria de construir/que rumo gostaria que as coisas tomassem;
3. Que diferença você acha que faria para você/para o relacionamento se chegasse lá;
4. Convidar o parceiro ou a parceira a mostrar sua perspectiva e resposta a isso e ser capaz de escutar a ele ou ela e realmente ouvi-lo(a).

Esta é uma versão ligeiramente diferente da conversa que Jamelia e Adam tiveram antes, com base no conceito de local de chegada, deixado mais explícito. É nesse ponto que a conversa deles chegou:

Jamelia: Tenho pensado em nossa vida sexual e como ela mudou um pouco recentemente e estava me lembrando de todas as coisas que costumava adorar e que não fazemos mais tanto. Tipo, você se lembra de quando ficávamos animados para termos tempo para ficarmos juntos e fazer sexo? Você costumava me enviar mensagens de texto ao longo do dia, dizendo o quanto gostava de mim e todas as coisas que estava pensando em fazer. Era algo que eu adorava.
Adam: Ah, sim, eu sinto falta disso também. Mas também sinto falta de quanto parecia que você estava na minha, como saber que você estava tão ansiosa por isso quanto eu, e que não podia esperar para me ver.
Jamelia: Sério? Eu não percebi. E quando passávamos um tempo juntos, eu costumava sentir que você

realmente passava seu tempo comigo, realmente passando um tempo estando perto de mim, me beijando, tocando em todo o meu corpo e outras coisas. Costumávamos ter muito mais tempo, mais tempo para realmente aproveitar. Sinto falta disso, pois parece que não demoramos mais tanto, não parece? Eu estava pensando que é um pouco mais difícil ser assim agora que estamos morando juntos. Não há realmente uma oportunidade de sentirmos falta um do outro e ficarmos animados por nos ver como antes... além disso, muitas vezes temos outras coisas para fazer, então o sexo fica um pouco em segundo plano.

Adam: Sim, acho que você tem razão. Eu também sinto falta disso, mas suponho que muitas vezes me apresso um pouco mais agora, pois não sinto que você esteja tão interessada quanto antes, então sinto que estou lhe fazendo um favor ao ser mais rápido e ir direto ao ponto.

Jamelia: Ah, é mesmo? Isso é irônico! Seria ótimo se pudéssemos trazer de volta aqueles dias, não acha? Tipo, nem sempre ou toda vez em que fazemos sexo, pois eu sei que as coisas são diferentes em nossas vidas agora, mas se pudéssemos ter algum tempo diferente, como uma vez por mês, em que chegássemos a algum acordo e fossemos nos animando com isso ao longo do dia. Eu gostaria de ter essa expectativa de volta. Acho que me faria sentir mais a fim, e que poderia levar você a sentir que estou mais a fim de você, não?

> **Adam**: Sim, isso parece bom. Só não tenho feito essas coisas porque achava que você sentiria que eu a estaria incomodando por causa disso. Eu adoraria se fosse você quem sugerisse também, então nem sempre sentiria que dependeria apenas de mim e você estaria apenas concordando...
>
> **Jamelia**: Ok, vamos fazer isso. Eu acho que realmente vai trazer de volta um pouco de excitação em nossa vida sexual e vai nos fazer sentir próximos novamente. Também acho que fazer sexo assim seria muito bom para o meu desejo.

O problema e a solução para ter a vida sexual que você deseja está entre você e a pessoa (ou pessoas) com quem você está fazendo sexo e, de muitas maneiras, isso é tanto a maldição quanto a alegria do sexo. Falamos até agora neste livro sobre todas as formas como você se relaciona com o sexo e como elas afetam sua vida sexual, mas seria uma grande omissão presumir que você pode fazer essas mudanças sem trazer a pessoa com quem está fazendo sexo a bordo com você. Quanto mais conversas desse tipo você tiver, mais chances haverá de que consiga mover-se em direção a uma vida sexual que lhe dê espaço para satisfação, prazer e desejo, mas que também defina o cenário para uma vida sexual que permitirá a existência de espaço para crescimento, adaptação e expansão.

Pontos-chave deste capítulo

- Fazer mudanças com base em seu novo entendimento pode vir de entender ou fazer as coisas de maneira diferente;
- Fazer as coisas de maneira diferente funciona melhor com a compreensão e o comprometimento de quem quer que esteja envolvido;
- Fazer mudanças como as contidas e sugeridas neste livro vai contra a natureza de como fomos educados para pensar sobre sexo e pode ser desafiador;
- Os parceiros podem achar isso difícil de aceitar, mas eles precisam estar abertos à ideia de testar (em vez de comprarem totalmente a ideia de imediato);
- Não fazer nada também é fazer alguma coisa, pois sua vida sexual já está em uma trajetória que a levará eventualmente a um destino, seja esse destino o seu preferido ou não;
- Investir em sua própria sexualidade é uma parte crucial dessa jornada e envolve muito mais do que apenas masturbação;
- Serem claros aonde vocês dois desejam chegar e que diferença vocês acham que isso faria torna mais fácil chegarem lá.

CAPÍTULO 9

Como blindar sua vida sexual para o futuro, pela vida toda

Considerando tudo o que abordamos neste livro até agora, não deve ser surpresa para você que sua vida sexual (assim como seu desejo sexual) não seguirá uma trajetória fixa, previsível ou definida de agora em diante. Isso não quer dizer que não possa haver uma "tendência de alta" geral em sua satisfação sexual a partir de agora até você dar seu último suspiro – acredito que sim. Mas, em vez disso, esse aumento geral na satisfação que você pode alcançar *propositalmente* e *agindo*, como descrevi neste livro, verá altos e baixos, baixos e altos e fluxos, à medida que você, seu corpo, sua mente e seu relacionamento se adaptam aos desafios e às circunstâncias que surgem em seu caminho. São as bases que você estabelece para sua vida sexual, as crenças que você tem sobre sua vida sexual e a maneira como responde e se comunica em relação a esses desafios que resultarão em satisfação sexual a longo prazo.

Neste capítulo final, consideraremos o que constitui uma "boa" vida sexual ao longo do tempo e descobriremos o que isso significa para você. Refletiremos sobre os tipos de eventos que ocorrem em nossas vidas e que podem resultar neste fluxo e refluxo e podem requerer adaptação. Veremos o que as pesquisas nos dizem sobre os comportamentos e as qualidades associados à satisfação sexual a longo prazo, e como você pode aplicá-los à sua própria vida sexual de uma maneira adequada e conveniente. E o que é crucial, considerando que uma boa vida sexual para muitos casais não é acidental, veremos as ações e estratégias que você pode implementar para preparar e blindar sua vida sexual para o futuro, para o resto da vida.

O que queremos dizer com uma boa vida sexual?

Às vezes, quando as pessoas falam sobre uma boa vida sexual, elas usam isso como sinônimo de frequência. Avaliar a vida sexual com base na frequência é um dos maiores obstáculos que temos à nossa disposição como sociedade quando se trata de "sexo bom". A frequência não nos diz nada sobre conexão, prazer, variedade, intimidade, aventura, paixão, expressão ou novidade. Ela nos diz que o sexo está acontecendo, sim. Mas, como aprendemos até agora, se o sexo está acontecendo com frequência, todavia falta uma recompensa emocional ou física a isso, geralmente não só não se trata de bom sexo, mas contém o potencial de diminuir nosso desejo e nossa satisfação sexual de forma lenta, porém certa, com o tempo.

Então, qual é a definição de bom sexo? Bem, a verdade é que ninguém pode fazer essa definição além de você, mas posso lhe oferecer algumas ideias para ajudá-la a pensar nisso. Você se lembrará de que, no início deste livro, falamos sobre suas "condições para um bom sexo", que foi um guia para considerar como sua excitação psicológica, o toque físico e estar vivenciando o momento são importantes para permitir que você realmente desfrute do sexo. É provável que uma possível definição de sexo bom para você não tenha a ver com frequência, mas, sim, com a presença ou ausência dessas coisas. Minha esperança é que este livro possa ter lhe fornecido a justificativa e a confiança para buscar ou insistir no avanço dessas condições, mesmo que restrições culturais/religiosas/de gênero baseadas em mensagens sociais a tenham impedido de fazê-lo até agora.

Estabelecer o que sexo bom significa para você também pode ser entender a função que o sexo exerce para você e em seus relacionamentos, e descobrir se a motivação original que você teve para fazer sexo está sendo satisfeita quando você o faz. Se você faz sexo para sentir proximidade, por exemplo, e descobre que seu parceiro ou sua parceira está distante ou absorto(a) em seu próprio prazer e em seu próprio corpo de uma forma que faz com que você se sinta desconectada dele(a), talvez isso não pareça "sexo bom" para você, mesmo se parecer superficialmente que está atendendo às suas condições. Felizmente, você passou algum tempo refletindo sobre a função que o sexo desempenha em sua vida e em seu relacionamento, e está mais perto do que antes da compreensão desse desempenho. Crucialmente, se você discutiu isso com um parceiro ou com uma parceira, também terá um maior entendimento das motivações dele ou dela para o sexo, o que pode ter lhe fornecido uma perspectiva completamente diferente sobre o que é importante para ele(a) e por quê.

Sexo bom para você pode significar mudar o roteiro sexual em seu relacionamento, incluindo mais novidades, mais variedade e mais prazer obtido em atos sexuais sem penetração do que você jamais teve antes. Como você sabe agora, essa mudança não está apenas relacionada a um prazer mais consistente para as mulheres (embora definitivamente leve a isso), mas, sim, de uma maneira de fazer um sexo mais lúdico, menos chato, e manter o desejo vivo ao longo do tempo.

Por fim, sexo bom para você pode significar fazer menos sexo do que agora, mas sentir-se conectada sexualmente de outras maneiras (usando moeda sexual), e ter confiança para saber disso é algo com que você não precisa se preocupar. Sexo uma vez por ano pode ser apenas o bilhete premiado se for o tipo de sexo que atende às suas necessidades e faz com que você se sinta viva.

Gostaria que você refletisse sobre tudo o que abordamos neste livro até agora, para descobrir qual é a sua definição de "sexo bom" neste momento.

Considere o seu triângulo de "condições", os grilhões dos roteiros sociais e as crenças restritivas sobre sexo de que falamos, aspectos de seu relacionamento de forma mais ampla, os hábitos que você adquiriu e dos quais gostaria de se livrar, o impacto de sua mente sobre o sexo, a ênfase em seu prazer e sua nova compreensão de como o desejo funciona.

Quão importante é a frequência? Quão importante é a conexão? Intimidade? Prazer? Variedade? Igualdade? Paixão? Confiança? Exploração? Se puder, faça uma anotação em algum lugar detalhando a definição de sexo bom para você neste momento de sua vida. Tente ser o mais meticulosa possível e, se puder, caso tenha um parceiro ou uma parceira atualmente, peça que ele ou ela faça o mesmo. Conhecer os principais aspectos da versão um do outro de uma "boa" vida sexual agora é uma parte crucial para proteger o futuro de sua vida sexual ao longo do tempo, pois permite que você lide com sua vida sexual em torno do que é importante, em vez de um parâmetro social arbitrário, como a frequência.

O que a ciência diz sobre o que torna o sexo bom a longo prazo?

Agora que você já descobriu isso em relação a si, vejamos também o que a ciência nos diz sobre a satisfação sexual em relacionamentos de longa data. Uma recente pesquisa inovadora nos revelou que existem várias qualidades da vida sexual associadas a casais que relatam fazer "sexo bom", e que não são necessariamente as que você pensa. Ter conhecimento de tais qualidades poderá ajudá-la a promovê-las ou aspirar a fazer mais delas para ver a que diferença que isso pode fazer para você.

Responsividade

"Entrega comunal" é um termo usado para descrever dar aos outros quando não esperamos receber nada em troca,[1] e "força comunal" é um termo usado para descrever como podemos estar inclinados a atender às necessidades de um parceiro.[2] O princípio básico da força comunal é que damos valor ao atendimento das necessidades de um parceiro ou de uma parceira por si, e não para nosso próprio ganho pessoal. Atendemos a necessidades que estão dentro de nossa capacidade ou nossos recursos, e que sejam razoáveis, e confiamos que em algum momento futuro, nosso parceiro ou nossa parceira atenderá às nossas necessidades em troca. A força sexual comunal foi definida por Amy Muise e colegas como a capacidade de ser receptivo(a) às necessidades sexuais de um parceiro ou de uma parceira (fazer ou não fazer sexo e como), com base nos desejos e preferências dele ou dela, e não no impacto que isso pode ter sobre eles.[3]

Isso pode incluir coisas como concordar em fazer sexo quando não estão realmente com vontade, experimentar coisas nas quais nossos parceiros estão interessados ou ser compreensiva em relação ao desejo de um parceiro ou de uma parceira de não fazer sexo.*

A pesquisa descobriu que, em relacionamentos de longa data, as pessoas que relatam níveis mais elevados de força comunal em seu relacionamento também reportam níveis mais elevados de satisfação e desejo sexual.[4]

Há, é claro, uma nuance interessante aqui nos relacionamentos heterossexuais, nos quais a igualdade de gênero se cruza com a força comunal sexual. Por exemplo, como essa responsividade funciona quando há um roteiro de gênero em que se considera que o prazer seja concedido, pendendo na balança para a expectativa do prazer dos homens como prioridade?

Pode ser útil para todos nós considerarmos o quão empáticos somos em relação às necessidades e aos desejos de nosso parceiro ou de nossa parceira em termos sexuais, e a mudança positiva no desejo ou na satisfação que ambos poderíamos notar se estivéssemos preparados para às vezes colocar as necessidades sexuais de nosso parceiro ou de nossa parceira antes das nossas, sem esperar nada em troca. Ficar excessivamente fixado em suas próprias necessidades, em seus desejos e em suas preferências, em oposição aos de

---

* Há limites para isso. Ter experiências repetidas de sexo indesejado consensual não é útil para o desejo sexual a longo prazo. Concordar em fazer sexo quando você não está com vontade, em termos de força sexual comunal, refere-se a se sentir sexualmente neutra, mas estar disposta a fazer sexo de vez em quando, com a ideia de que desejo e prazer responsivos podem ocorrer em vez de sexo por motivações de evitar algo, como, por exemplo, uma briga. [N.A.]

uma outra pessoa, ou ter um forte senso de direito sexual pessoal (chamado de "narcisismo sexual") diminui a satisfação sexual e o desejo de *ambos* os parceiros ou de *ambas* as parceiras durante o curso de um relacionamento.[5]

Diligência

Os pesquisadores do sexo deixaram os domínios deste para examinar as características da personalidade e como elas impactam a satisfação sexual nos relacionamentos de uma maneira mais geral. Foi fascinante que, em um estudo publicado em *The Journal of Sex Research*, um traço de personalidade encontrado para predizer a satisfação sexual foi a diligência.[6]

Diligência, normalmente descrita como ser bom/boa no planejamento, ter atenção aos detalhes, ser organizado(a) e confiável, não é necessariamente o único traço de personalidade dos "Cinco Grandes Pontos" (os constructos que geralmente pensamos como elementos que definem as pessoas – sendo os outros quatro: a abertura para a experiência, extroversão, afabilidade e neuroticismo) que seria de se esperar ver conectado a um sexo melhor. Ou talvez não antes de ler este livro. A diligência parece uma surpresa devido à nossa ênfase social em sexo bom ter a ver com *espontaneidade* e *paixão*. No entanto, é provável que a diligência seja tão boa para nossas vidas sexuais, pois as pessoas que têm traços mais conscienciosos são mais propensas a levarem em consideração o tempo para serem íntimas, para considerarem as necessidades de seus parceiros ou de suas parceiras, esforçarem-se para agradar, lembrarem-se do que os parceiros ou as parceiras gostam e passarem algum tempo considerando a definição do contexto e superação de obstáculos, tudo que tenho certeza de que você pode a essa altura enxergar como boas para o desejo a longo prazo, e particularmente boas para se programar intimidade física e emocional.

Atividades de autoexpansão

Outro estudo importante e influente acrescentou ao que sabemos sobre como passamos o tempo que passamos com nossos parceiros ou com nossas parceiras e o impacto causado por isso na satisfação e no desejo sexual.

A pesquisa já mostrou que os casais que se envolvem em atividades que são empolgantes, inspiradoras ou desafiadoras são capazes de revisitar ou regenerar alguns dos sentimentos do início de seu relacionamento muito procurados um pelo outro,[7] e Muise e seus colegas queriam ver o impacto causado por isso no desejo sexual.

Descobriram que uma injeção de novidade e "autoexpansão" em nós ou em nosso relacionamento fora do quarto pode afetar o que acontece dentro dele, e que os casais que passam mais tempo fazendo atividades novas, interessantes e desafiadoras individualmente ou juntos veem, como resultado, uma melhora em suas vidas sexuais.[8] Descobriram que os casais que dedicam algum tempo a essas atividades de autoexpansão (em vez de apenas ficarem juntos, como de costume) têm uma maior probabilidade de sentirem desejo sexual e de fazer sexo do que os casais que não o fazem.

As atividades de autoexpansão podem incluir coisas como fazer uma viagem juntos, aprender a dançar, desenvolver uma nova habilidade juntos ou empreender algum tipo de desafio, como cozinhar uma nova refeição do zero ou escalar. Essas experiências refletem algumas das dinâmicas de relacionamento anteriores, quando os casais ainda estão aprendendo um sobre o outro e tendo experiências novas juntos. O raciocínio por trás disso é que as atividades de autoexpansão trazem consigo uma mudança na intimidade e novas informações ou perspectivas sobre um parceiro ou uma parceira que, de outra forma, poderia parecer bem conhecido e familiares demais, o que pode trazer consigo um ressurgimento ou uma injeção de desejo. Felizmente, você pode identificar a ligação entre esta pesquisa e algumas das dinâmicas de relacionamento em torno da familiaridade excessiva, da intimidade e de dar uns aos outros as migalhas que discutimos no capítulo 5.

É importante aqui notar que, nessa pesquisa, não foi a quantidade de tempo que os casais passaram juntos, mas, sim, as maneiras como eles passaram esse tempo juntos que resultaram em um relato de um nível maior de desejo e atividades sexuais. Casais que encontraram maneiras de "animarem-se, inspirarem-se e conectarem-se" uns com os outros dessa forma podem ter criado algum espaço para aprenderem coisas novas sobre si ou uns sobre os outros, criando assim condições de novidade, distância e animação, semelhantes às dos primeiros meses e anos juntos, abanando as chamas do desejo. Uma outra descoberta crucial deste estudo foi que, quanto mais tempo os parceiros sexuais estavam juntos, ou mais pressionados pelo tempo eram (pensem em novos pais), maior era o impacto de atividades de autoexpansão como essas em suas vidas sexuais.

O que isso significa para nossos relacionamentos sexuais de longa data? Significa que, se quisermos manter nossas vidas sexuais *calientes*, talvez esteja na hora de priorizar o tempo para realmente se conectar, tendo conversas exploratórias e significativas com a intenção de descobrir coisas novas um sobre o outro – não apenas sobre o que comemos no almoço ou quem disse o que na empresa. Para alguns de nós, pode ser tão simples quanto olhar um para o outro pelos olhos de outra pessoa, ou em um ambiente diferente, como ver nossos parceiros ou nossas parceiras encantarem os novos vizinhos em uma festa. Para outros, pode ser planejar uma aventura juntos, tentar algo novo e emocionante, ou aprender algo novo.

A questão é: o desafio de criar tempo juntos que envolva algo novo e excitante talvez requeira um pouco de pensamento e planejamento, mas pode beneficiar seriamente nossas vidas sexuais.

Nossas experiências de desejo e satisfação sexual são complexas e há muitos elementos que se somam a esse quadro (o que está acontecendo em nossos corpos, nossa relação pessoal com o sexo, nossa relação com nossos contextos culturais e sociais), mas há um enorme e tangível valor na vida real em estudos como este, que removem os mitos que cercam os passos que podemos dar para melhorarmos as coisas em termos de como blindar nossas vidas sexuais para o futuro.

Como lidar com o fato de ser desviada do curso

No início deste capítulo, mencionei que, no decorrer de nossas vidas sexuais, haverá mudanças em nossos corpos, em nossas mentes, em nossos relacionamentos e em circunstâncias que impactam nossa vida sexual, exigindo uma parada temporária, uma mudança de curso ou mesmo um repensar total quanto ao que o sexo é/parece ser. Essas mudanças são normais e não necessariamente devem ser temidas. Na verdade, elas nos fornecem oportunidades para novidades e recalibragem.

O impacto das transições da vida, como estar grávida, ter filhos pequenos, problemas de saúde, períodos de intenso estresse, ansiedade, mudanças físicas, estresse nos relacionamentos, envelhecimento, mudança de casa, tristeza e muito mais, trará consigo desafios para o sexo e o desejo, o que pode acarretar a perda do ímpeto no sexo por um tempo, que se torne menos satisfatório ou que saia completamente da agenda. Isso é normal e não é algo com que se preocupar. Na verdade, a pesquisa nos mostra que a compreensão de que o desejo sexual sobe e desce como uma maré é um indicador chave da satisfação sexual a longo prazo, e que aderir a essa visão é, em si, uma barreira para a queda do desejo.[9] Uma das razões para isso é que muda a interpretação que fazemos do baixo nível de desejo de nosso parceiro ou de nossa parceira se o atribuirmos aos seus níveis de estresse e não a algo que tenha a ver conosco ou com nosso relacionamento. Também significa que é mais provável que nos esforcemos para recolocar as coisas nos eixos. Portanto, a primeira coisa que você precisa fazer para manter sua vida sexual boa a longo prazo é entender que ela sofrerá altos e baixos em resposta a esses eventos, e que isto *é esperado*. De certa forma, é aí que entra a compreensão do sexo como uma motivação fluida e responsiva, em vez de um impulso, pois isso ajuda a dar sentido a essas mudanças quando elas acontecerem, ao contrário da ideia fixa de uma pulsão inata, inflexível e inabalável. Espero que, depois de ler este livro, você agora enxergue isso de forma diferente e entenda que, devido à natureza do desejo, ele irá aumentar e diminuir à medida que sua vida e seu relacionamento se desenvolverem, pois ter essa crença é por si só bom para sua vida sexual.

É nesse fluxo e refluxo normal que a moeda sexual pode ser tão vital. Relacionar-se como pessoas sexuais é algo que não apenas atende a algumas das motivações que cada um de vocês pode ter para o sexo (se sentir atraente, sentir conexão), mas permite que mantenham uma conexão sexual, não importando o que esteja acontecendo com vocês ou o quão "pouco tempo" têm. Um bom exemplo disso é a experiência de se tornarem pais pela primeira vez. Sabemos por meio de pesquisas que quase 90% dos novos pais relatam pelo menos uma preocupação com sexo no primeiro ano após terem um bebê,[10] e no capítulo 6 mencionei que a satisfação sexual pode ser mais baixa durante a vida de um casal no primeiros anos, quando têm filhos pequenos. Ser novos pais é algo que cria desafios óbvios para o sexo de todas as maneiras que abordamos (cansaço, aumento das tarefas domésticas, mudanças na imagem corporal, menos tempo juntos como um casal, estresse, aumento da distração etc.), mas também nas formas biológicas que mencionamos (especialmente o cansaço). Quando se tem filhos pequenos, portanto, é uma fase em que muitos casais podem esperar que haja várias barreiras à sua vida sexual pré-existente, de uma forma que pode exigir a aceitação de que isso é normal e de que não há nada com que se preocupar, mas também que eles deve encontrar formar de manter a conexão sexual na ausência (ou redução) do sexo.

É importante ressaltar que a criação de uma cultura de troca de moeda sexual, mesmo fora de uma "vida sexual" ativa (com isso quero dizer participando de atos sexuais juntos) mantém aquele andaime que permite uma escalada mais fácil para a atividade sexual quando for o momento certo. Não manter uma cultura de troca de moeda sexual, ou de conexão sexual, em tempos de baixa atividade sexual não significa apenas que há o risco de que algumas das necessidades que o sexo atende não sejam atendidas, mas pode deixar os casais com a sensação de que reiniciar o sexo novamente seja algo estranho ou que fiquem abalados. Quando vejo casais assim na terapia sexual, eles geralmente descrevem seu relacionamento em termos de um sentimento não sexual (como "irmão e irmã"; ou "irmã e irmã", se for um casal de mulheres). O que querem dizer com isso é "nós não nos relacionamos sexualmente por tanto tempo que começou a parecer estranho até mesmo contemplar essa ideia". É essa dinâmica que a manutenção da troca de moeda sexual evita.

Ser novos pais não é o único estágio nem a única transição da vida em que um casal pode desfrutar dos benefícios de considerarem o papel que o aumento da troca de moeda sexual pode ter na manutenção de uma boa conexão sexual. Qualquer situação que coloque o tempo ou a inclinação para manter o sexo uma prioridade em perigo se encaixa aqui. Isso pode girar em torno do estresse no trabalho, mudança de casa, sentir-se pressionado pelo tempo devido às demandas da família, por problemas de saúde, menopausa ou ao cuidar de outra pessoa. O erro que os casais muitas vezes cometem é perceber que é o próprio ato sexual que importa, a liberação física — ainda mais: sexo com penetração. Mas, como falamos no capítulo 5, raramente é o próprio ato sexual que nos motiva a passar para o sexo com outra pessoa, mas, sim, a necessidade que ele atende. Essas necessidades, se você lembra, podem ter a ver com proximidade, excitação, intimidade, sentir-se querido(a), resolver conflitos, expressar atração ou "sentir-se vivo(a)", por exemplo. Em um período de baixa interação sexual por qualquer motivo, compreender e nutrir essas necessidades de outras maneiras pode ajudar os relacionamentos a sobreviverem quando o sexo está fora do cardápio. Vejamos o caso de Anna e Doug, cuja vida sexual foi afetada pela experiência de um acontecimento significativo em suas vidas.

> Anna e Doug estavam juntos havia quinze anos quando vieram se consultar comigo devido a discrepâncias em níveis de desejo, o que estava causando problemas em seu relacionamento. Anna vinha sentindo menos vontade de fazer sexo nos últimos anos. Em parte, ela achava que era por estar passando pelos primeiros sintomas da menopausa e notou uma mudança em seu humor e no sono, o que a fazia não se sentir ela mesma. Em parte, porque estava cuidando de sua irmã, que recentemente havia recebido um diagnóstico de câncer. Anna sentia que fazer sexo era a última coisa em que queria pensar e estava se sentindo menos receptiva a fazer sexo com Doug. Isso estava se mostrando na redução dos estímulos sexuais entre eles, às vezes porque ela considerava os apelos de Doug por sexo irritantes e ela queria evitá-los. Assim que começamos a conversar, descobriu-se que Anna percebia os repetidos pedidos de sexo por parte de Doug, ou as "piadas" sobre quanto tempo havia se passado desde a última vez como insensíveis e dolorosos. Afinal, ela sabia que os homens podiam ser "loucos por sexo", mas sentia isso como frivolidade e desrespeito quando havia muito mais coisas acontecendo.

Anna estava fazendo suposições sobre as motivações de Doug para o sexo com base em visões sociais do desejo masculino (ou seja, "os homens sempre querem sexo", "os homens precisam de liberação física") e interpretando-as como algo sem importância e insensível. Durante o curso da terapia, passamos algum tempo entendendo suas motivações para fazer sexo e a função que o sexo desempenhava no relacionamento deles. Ficamos sabendo que Doug estava realmente motivado para fazer sexo quando queria se sentir próximo de Anna e que, durante o diagnóstico e a doença de sua irmã, ele ficou cada vez mais preocupado com a possibilidade de ela ficar doente. Ele ansiava por proximidade com Anna mais do que nunca, numa época em que ela restringia sua afeição por ele, por medo de excitá-lo ou "dar-lhe uma ideia errada". Anna ficou chocada ao saber como Doug realmente se sentia, e entender o que o sexo significava para ele mudou totalmente seus sentimentos em relação a ele quando ele expressava como sentia falta de sexo ou quando o sugeria. Doug assegurou a Anna que estarem fisicamente íntimos juntos — fosse fazendo sexo ou não — o faria se sentir melhor, e Anna ficou muito feliz em trazer isso de volta, devido a seu novo conhecimento. Anna e Doug descobriram que a nova compreensão de Anna das motivações de seu parceiro, mudando suas crenças arraigadas de "ele só quer satisfazer um desejo físico" para "ele me adora e também tem medo do futuro", reacendeu seu relacionamento sexual, conforme o sexo assumia um significado importante e de afirmação da vida em uma época de alta mortalidade e estresse.

A lição de tudo isso para casais que desejam manter uma boa vida sexual, apesar dos desafios que sem dúvida surgirão em seu caminho, é entender exatamente o que está faltando na ausência de "sexo" e encontrar outras maneiras de atender a essas necessidades até que as coisas voltem ao normal.

Como lidar com as necessidades de mudanças

Nossa sexualidade não permanece estática ao longo de nossas vidas. Nossa confiança sexual, nossos gostos, desgostos, preferências, o que consideramos erótico, nossa função corporal e capacidade de experimentar sensações físicas estão mudando constantemente. Como sociedade, faríamos bem em manter isso em mente quando pensamos sobre sexo ao longo de nossos anos sexualmente ativos no planeta. Certamente, os problemas sexuais de algumas pessoas em qualquer fase da vida são uma consequência direta de seu relacionamento sexual não ser capaz de se adaptar com sucesso a essas mudanças, e não devido às próprias mudanças em si.

A suposição de que sexo e sexualidade são estáticos pode nos desencorajar de termos conversas úteis sobre que rumos gostaríamos que nossas vidas sexuais seguissem, que mudanças gostaríamos nas formas como fazemos as coisas ou como mudanças em nossas identidades podem ser indicativas de novas possibilidades para o sexo. Por exemplo, as mulheres geralmente relatam menos preocupações com a imagem corporal quanto mais tempo estão com um parceiro.[11] As mulheres também relatam níveis mais elevados de afirmação sexual e, portanto, de satisfação sexual, conforme envelhecem.[12] Para algumas mulheres, isso pode se manifestar em uma confiança sexual recém-descoberta e na sensação de querer mais variedade de expressões sexuais à medida que avançam pela vida. O mito das mulheres atingindo seu "pico sexual" em uma idade mais velha em comparação com os homens não tem relação com a função sexual em si, mas, sim, com a ciência de que (infelizmente) as mulheres podem levar décadas para se livrarem das amarras da opressão da imagem corporal, da falta de conhecimento sobre seus órgãos genitais, da aceitação da lacuna do orgasmo e das restrições à assertividade para poderem saber e exigir os tipos de sexo de que precisam. Esse aumento na confiança e na satisfação sexual deve ser comemorado, mas o relacionamento em que as mulheres se encontram precisa ser capaz não apenas de suportar essa mudança, como também de se adaptar a ela.

É normal desenvolver novas preferências no toque sexual, querer experimentar coisas novas ou de repente desenvolver um novo interesse e querer experimentar algo diferente. O perigo surge quando desenvolvemos uma cultura de relacionamento que não apoia isso, seja porque a maneira como definimos o sexo se tornou previsível e fixa, então não há espaço para mudanças, ou porque a parte com a qual nos acostumamos a representar sexualmente tornou-se previsível, ou porque não alimentamos um conceito de sexo tão flexível e sempre mutável, e, assim, sugerir uma mudança parece algo como "surgido do nada" demais ou algo que exige muito da pessoa.

Uma das maneiras como costumo falar com casais que criam essa cultura de mudança e crescimento previstos em seus relacionamentos sexuais é pela criação de um ritual de revisão e conversas regulares sobre sexo que seguem três linhas principais de investigação:

- O que está indo bem em nossa vida sexual que queremos continuar fazendo?
- O que gostaríamos de fazer mais em nossa vida sexual e como podemos evitar barreiras que possam atrapalhar isso?
- Que novas direções podemos querer explorar em nossa vida sexual? O que gostaríamos de experimentar juntos ou sozinhos ou sobre o que gostaríamos de saber mais?

É útil adquirir o hábito de ter esse tipo de conversa regularmente, em conexão com alguma outra data ou algum outro evento, por exemplo, como parte de uma conversa de "expectativa" em relação ao Ano Novo, ligada a um aniversário de casamento, ou como um ritual anual de férias de verão. Construir esse tipo de verificação e conversa focadas no futuro sobre sexo evita a necessidade de falar sobre sexo apenas quando há um problema, que geralmente é o momento mais difícil de se responder e reagir ao *feedback*. Também é provável que isso signifique que as conversas sobre sexo se tornem mais positivas, pois, devido à natureza desse tipo de discussão, é mais provável que os problemas sexuais tenham sido evitados por meio de conversas preventivas sobre a construção de novas necessidades e desejos em relação ao sexo.

Além da mudança de preferências, gostos e identidades sexuais, também existem mudanças físicas acontecendo ao longo de nossas vidas. Frequentemente pensamos nas mudanças nas funções corporais, saúde e habilidade como sendo negativas para a função sexual, mas não precisam ser.

Na verdade, modificações forçadas em nossas vidas sexuais como resultado de mudanças físicas podem ser uma época de oportunidades de ouro de muitas maneiras. Elas fornecem uma oportunidade de nos libertarmos de roteiros e hábitos sexuais previsíveis e ditados pela sociedade, ou das rotinas que podemos cumprir facilmente com a mesma pessoa ao longo do tempo. Essas mudanças podem permitir que tenhamos a oportunidade de experimentar novas sensações, novos modos de ser ou de trazer à tona diferentes definições do que sexo significa. Esses aspectos dos desafios da vida não recebem a atenção que deveriam, na minha opinião, em termos do potencial impacto que poderiam causar na revitalização da expressão e satisfação sexual.

Considere a gravidez, por exemplo. A gravidez é um momento de intensa transição física, psicológica e relacional. É também uma época de mudanças bem documentadas na função sexual. O desejo pode aumentar ou diminuir, o sexo com penetração pode ser mais ou menos bem-vindo, os orgasmos podem mudar em termos de seus gatilhos, sua intensidade ou sensação. Essas experiências podem fornecer grandes oportunidades para novas experiências de prazer, expressão e desejo, se as recebermos bem. Se não o fizermos, podem apresentar problemas sexuais (que são muito comuns na gravidez). A adaptação a novas posições sexuais que não pressionem o abdômen a partir do segundo trimestre pode ser um desafio para casais que apenas praticam sexo na posição conhecida como "papai e mamãe" (com o homem em cima da mulher). Da mesma forma, a adaptação a uma súbita antipatia por sexo com penetração poderá ser difícil se você reduziu sua vida sexual a muito pouco além disso. Para algumas pessoas, entretanto, a experimentação na gravidez pode levar ao surgimento de novas preferências sexuais que, de outra forma, não teriam sido descobertas. Ter que se comunicar e se adaptar em tempos de mudanças físicas abre portas em torno do sexo que, de outra forma, permaneceriam fechadas. Os benefícios dessa adaptação também se aplicam ao impacto do envelhecimento e às mudanças sexuais relacionadas à saúde, como declínios, ligados à idade, na sensibilidade genital, dificuldades com a função erétil conectadas a problemas de saúde ou alterações na mobilidade. Como acontece com muitos outros aspectos de nossas vidas sexuais, é a maneira como respondemos a esses desafios, e não os desafios em si, que dita nossa satisfação sexual futura.

É importante notar que, para algumas mulheres, passar pela menopausa pode ter um impacto negativo sobre o desejo, e este é um bom exemplo de como nossa vida sexual pode precisar se adaptar temporária ou permanentemente às nossas necessidades de mudança. O impacto físico e psicológico da menopausa – afrontamentos, dificuldades para dormir, secura vaginal, sexo dolorido e baixo-astral – estão bem documentados e, por razões óbvias (com as quais você já estará super familiarizada a esta altura do livro), reduzem o desejo. Quem quer ser tocada quando sente como se estivesse no forno e pingando de suor? Quem quer continuar a ter uma vida sexual com o seu parceiro, se há quinze anos eles faziam apenas sexo com penetração vaginal e o sexo com penetração agora dói? Uma boa notícia em relação a isso é que não acontece com todas e, para muitas mulheres, não ter que pensar em contracepção ou menstruação traz consigo uma nova sensação de liberdade sexual.

A outra boa notícia é que as pesquisas sugerem que o modo como sua vida sexual era antes da menopausa e seus sentimentos em relação ao seu parceiro ou sua parceira são indicadores mais confiáveis de como será sua vida sexual após a menopausa do que seus níveis de estrogênio.[13] Isso faz sentido quando se pensa sobre o assunto, pois os hormônios são essenciais para o processo de excitação e desejo, mas, como o desejo é um evento amplamente psicológico, relacional e social, esses outros aspectos são fundamentais para a facilidade com que o desejo pode emergir. Quando se somam às outras mudanças de vida que podem estar acontecendo para as mulheres na mesma época, como a possibilidade de ter pais idosos para cuidar, vivenciar a situação de ser vista como "menos sexual" pela sociedade, estar em um relacionamento de longa data, e a maior probabilidade de também ter um parceiro ou uma parceira de idade aproximadamente semelhante com um problema sexual, podemos ver como esses fatores também podem contribuir para o sexo e o desejo. A menopausa é certamente um momento de mudança física para as mulheres que pode trazer consigo transições no sexo e no desejo, mas é importante lembrar que existem tratamentos físicos eficazes para esses sintomas, como terapia de reposição hormonal (TRH), estrogênios de uso local e o uso de hidratantes e lubrificantes vaginais que podem realmente ajudar a aliviar os sintomas. As pesquisas nos dizem que muitas pessoas na meia-idade ou mais velhas não se sentem à vontade para falar com seu médico ou profissional de saúde sobre suas vidas sexuais.[14] Isso é lamentável e um subproduto do impacto das preconceituosas (e imprecisas) ideias etaristas de que as pessoas na meia-idade são menos sexuais, assim como o desafio de ter levado uma vida inteira sendo socializada para não falar de sexo. Por favor, converse com seu médico se estiver sentindo sintomas que estejam afetando sua vida desta forma, para que você possa ser apoiada de forma eficaz durante esta transição.

Sexo é uma prioridade?

Para algumas pessoas, o sexo é o mais importante, ou um dos elementos mais importantes em um relacionamento; para outras, nem tanto. É possível que você esteja lendo este livro por ser alguém que considera o sexo importante, e fazer isso é uma das maneiras de tratá-lo como tal. Também é possível que você esteja lendo este livro porque a sociedade *lhe diz* que sexo é importante, mas, de fato, para você não é grande coisa. Não importa a forma como você veja isso, não restam dúvidas de que, para muitos casais, as pesquisas mostram que a satisfação sexual é boa para a satisfação do relacionamento, mesmo que não seja o elemento mais importante nele.

Acredito firmemente que, se achamos que o sexo é importante, devemos tratá-lo como tal, tomando medidas propositadas e intencionais para priorizá-lo. Também sinto que a forma como o sexo e o desejo são enquadrados para nós na sociedade como algo que dita que ele "não deveria precisar ser trabalhado" e que "deveria simplesmente acontecer" nos impede de saber como priorizá-lo. Você não se mantém saudável sem tomar medidas propositadas e intencionais em relação à sua dieta e seus exercícios, e com o sexo não é diferente, exceto que possivelmente seja ainda mais desafiador, pois envolve a compreensão, comunicação e o comprometimento com a ação por parte de uma outra pessoa. Portanto, faz-se necessária uma mudança de mentalidade para entender o que precisa ser feito e optar por fazê-lo.

Levamos vidas ocupadas, mas estamos constantemente fazendo escolhas sobre como passar nosso tempo e precisamos considerar o impacto que isso terá em nossas vidas e em nossos relacionamentos. O problema de como talvez tenhamos encarado o sexo até agora é que não pensamos nele como algo a que precisamos dedicar tempo. Talvez, agora que identificamos a infinidade de razões e maneiras pelas quais podemos priorizá-lo mais, é possível que tenhamos de considerar outros sacrifícios ou outras mudanças em nossas rotinas para tornar isso praticável. Afinal, não tenho certeza se há muitos de nós que rotineiramente ficam sentados sem fazer nada e têm tempo de sobra.

Essas decisões sobre priorização são difíceis, mas geralmente há espaço para algum meio-termo. Por exemplo, pode ser difícil arranjar tempo para atividades de autoexpansão como casal, especialmente se você tem filhos pequenos e não pode pagar uma babá. Mas é possível que você se comprometa a fazer isso uma vez por mês. Se não for, não há motivos que a impedem de trocar uma noite vendo TV por semana por uma noite dedicada a uma nova diversão juntos, ou outros tipos de conexão, em casa. Comprem algumas tintas e tentem pintar o retrato um do outro, tentem cozinhar uma receita complexa juntos, joguem um jogo de tabuleiro, planejem um projeto futuro, conversem sobre suas esperanças e seus sonhos. Outras mudanças úteis, como o aumento da troca de moeda sexual, não exigem nenhum tempo extra no dia da pessoa, mas requerem esforço e consideração intencionais. A criação de momentos de maior intimidade emocional ou gatilhos físicos para o desejo, como dedicar uma noite por semana para ir para a cama cedo depois do jantar e deitarem nus para conversar - falar de verdade – e ouvir exigirá a decisão de priorizar isso em vez de passar um tempo com amigos, fazendo a rolagem pelo feed do Instagram, indo para a academia ou qualquer outra coisa.

É claro que a decisão é sua, mas eu gostaria que você considerasse que *não* agir para priorizar o sexo *é* em si agir, apenas de uma maneira diferente. Sua vida sexual está acontecendo e se desdobrando em sua própria trajetória; a questão para você é o quanto você deseja guiá-la em vez de ver que rumo ela tomará sozinha.

Conclusão

Eu espero que, ao ler este livro, você tenha aprendido que a sexualidade, a satisfação e o desejo femininos foram historicamente apresentados a nós de uma forma que prejudica o florescimento da vida sexual das mulheres e que o problema do "baixo nível de desejo" não reside dentro dos corpos ou das mentes das mulheres individualmente. O que espero que você entenda é que muito desse discurso inútil em torno da sexualidade feminina está situado em nossas sociedades e nas políticas de gênero (incluindo as formas como esses preconceitos influenciaram a ciência), e que a verdade real do desejo feminino pode nos libertar. A essa altura, espero que você tenha entendido que o desejo das mulheres, embora seja uma resposta complexa a um conjunto de fatores, e que pode exigir que alguma ação proposital seja tomada, é muito mais do que aparenta e está intimamente relacionada com o nosso comportamento social, político, nossas circunstâncias culturais e relacionais do que muitas vezes nos é apresentado em frases de efeito na imprensa. O desejo das mulheres não está "quebrado", só precisa ser entendido.

Também espero que você tenha absorvido o fato de que a experiência sexual das mulheres, desde o aprendizado precoce sobre autonomia corporal, segurança e prazer, é fortemente influenciada pela política de gênero em torno de quais necessidades ou prazer são privilegiados. Da mesma forma, as mensagens sociais sobre a sexualidade e o sexo das mulheres em geral, além da objetificação dos corpos femininos, podem prejudicar o desejo de uma forma da qual nem sempre estamos conscientes, mas temos o poder de agir em relação a isso. Pode ser um movimento pessoal, como na forma como decidimos nos relacionar com o sexo ou com nossos corpos por meio de ao que escolhemos nos expor em revistas/mídias sociais, ou participando de movimentos sociais mais amplos, fundamentados no feminismo, como o #MeToo. Espero que você sinta raiva das forças que afetam a sexualidade das mulheres, não apenas para que possa rejeitar mais facilmente algumas das forças menos úteis em sua própria vida sexual, mas para que tenha a inclinação de contribuir para facilitar mudanças para as gerações mais jovens e futuras.

Espero que este livro a tenha conduzido em uma jornada para entender como você se relaciona com o sexo e o que você precisa dele para que seja reconfortante para sua vida sexual, independentemente do fato de que, para você, talvez uma boa vida sexual seja deixar de lado a importância do sexo ou focar mais atenção sobre isso. Meu objetivo é fornecer-lhe o conhecimento e as habilidades para preparar e blindar sua vida sexual para o futuro e espero que, não importa o quão boa ou em crise sua vida sexual pareça estar no momento, você tenha aprendido coisas que não só farão com que se sinta capacitada para que seja melhor agora, mas que também forneça as informações e a ciência necessárias para que você crie uma vida inteira de bom sexo, não importando o que a vida jogue para cima de você.

Afinal, a chave para a satisfação e o desejo sexual ao longo de sua vida é entendê-los, e então tomar a decisão de buscar o que vai ajudar, com base nesses novos entendimentos. É assim que nossas vidas sexuais podem continuar a melhorar com o tempo, em vez de ficarem estagnadas ou declinarem. Espero que este livro tenha lhe proporcionado novas compreensões e ideias de como você pode fazer isso por si.

O resto é por sua conta.

À sua revolução.

NOTAS

1. Uma breve história de sexo, ciência e política de gênero

1. Goodman, Dena; Marriage Calculations in the Eighteenth Century: Deconstructing the Love vs. Duty Binary. *Journal of the Western Society for French History*, p.146-162, v. 33, 2005.

2. Dabhoiwala, F. *The Origins of sex:* A history of the first sexual revolution. London: Allen Lane, 2012.

3. Forde, K.; Beddard, H.; Angel, K. *The institute of sexology*. London: Welcome Collection/Prestel Publishing, 2014.

4. *Diagnostic and statistical manual of mental disorders*. 3. ed. Washington, DC: American Psychiatric Association, 1980).

5. Ellis, H. *Sexual inversion* (1896); republished in *Studies in the Psychology of Sex*, v. 2, Sexual Inversion. CreateSpace Independent Publishing Platform, 2014.

6. Kaplan, H. S. Hypoactive sexual desire. *Journal of Sex & Marital Therapy*, p. 3, v. 3–9, 1979.

7. Jaspers, L.; Feys, F.; Bramer, W. M.; Franco, O. H.; Leusink, P.; Laan, E. M. Efficacy and safety of flibanserin for the treatment

of hypoactive sexual desire disorder in women: a systematic review and meta-analysis. *JAMA Internal Medicine*, v. 176, p. 453–62, 2016.

8. Working Group for a New View of Women's Sexual Problems. *The new view manifesto: a new view of women's sexual problems*, 2000. Disponível em: http://www.fsd-alert.org/manifesto5.asp. Acesso em: fev. 2019. Kaschak, E.; Tiefer, L. (eds.) *A new view of women's sexual problems*. New York: Haworth Press, 2001.

9. *Diagnostic and Statistical Manual of Mental Disorders*. 5. ed. Washington: American Psychiatric Association, 2013.

2. Cuidado com o vão – estatísticas sobre sexo e desejo

1. Consulte todas as descobertas fundamentais e todos os artigos em http://www.natsal.ac.uk/home.aspx.

2. Wellings, K.; Palmer, M. J.; Machiyama, K.; Slaymaker, E. Changes in, and factors associated with, frequency of sex in britain: evidence from three national surveys of sexual attitudes and lifestyles (Natsal). *British Medical Journal*, 365, 1525, 2019.

3. Mitchell, K. R.; Mercer, C. H.; Ploubidis, G. B. *et al.* Sexual function in britain: findings from the third national survey of sexual attitudes and lifestyles. *The Lancet*, 382, 2013.

4. Mitchell, Kirstin R.; Jones, Kyle G.; Wellings, Kaye; Johnson, Anne M.; Graham, Cynthia A.; Datta, Jessica; Copas, Andrew J.; Bancroft, John; Sonnenberg, Pam; Macdowall, Wendy; Field, Nigel; Mercer, Catherine H. Estimating the prevalence

of sexual function problems: the impact of morbidity criteria. *Journal of Sex Research*, 2015.

5. Taylor, P.; Funk, C.; Clark, A. Generation gap in values, behaviors: as marriage and parenthood drift apart, public is concerned about social impact. Pew Research Centre, 2007.

6. Burleson, M. H.; Trevathan, W. R.; Todd, M. In the mood for love or vice versa? Exploring the relations among sexual activity, physical affection, affect, and stress in the daily lives of mid-aged women. *Archives of Sexual Behavior*, 36, p. 357–68, 2007.

7. Muise, A.; Impett, E. A.; Desmarais, S.; Kogan, A. Keeping the spark alive: being motivated to meet a partner's sexual needs sustains sexual desire in long-term romantic relationships. *Social psychological and personality sciences*, 4, 267–73, 2013.

8. Fallis, E. E.; Rehman, U. S.; Woody, E. Z.; Purdon, C. The longitudinal association of relationship satisfaction and sexual satisfaction in long-term relationships. *Journal of Family Psychology*, 30, p. 822–31, 2016.

9. Mitchell, K. R.; Mercer, C. H.; Ploubidis, G. B. et al. Sexual function in britain: findings from the third national survey of sexual attitudes and lifestyles. *The Lancet*, 382, 2013.

10. Sprecher S. Sexual satisfaction in premarital relationships: associations with satisfaction, love, commitment, and stability. *Journal of Sex Research*, 39, p. 190–96, 2002. Heiman, J. R.; Long, J. S.; Smith, S. N.; Fisher, W. A.; Sand, M. S.; Rosen, R. C. Sexual satisfaction and relationship happiness in midlife and older couples in five countries. *Archives of Sexual Behavior*, 40, p. 741–53, 2011.

11. Brezsnyak, M.; Whisman, M. A. Sexual desire and relationship functioning: the effects of marital satisfaction and power.

Journal of Sex and Marital Therapy, 30, p. 199–217, 2004. Hinchliff, S.; Gott, M. Intimacy, commitment, and adaptation: sexual relationships within long-term marriages. *Journal of Social and Personal Relationships*, 21, p. 595–609, 2004.

12. Regan, P. C. The Role of sexual desire and sexual activity in dating relationships. *Social Behavior and Personality*, 28, p. 51–9, 2000.

13. Traeen, B. When sex becomes a duty. *Sexual and Relationship Therapy*, v. 23, n. 1, p. 61–84, 2008.

14. Revicki, D. A.; Fisher, W.; Rosen, R. C.; Kuppermann, M.; Margolis, M. K.; Hanes, V. The impact of hypoactive sexual desire disorder (HSDD) on women and their relationships: qualitative data from patient focus groups. *Journal of Sexual Medicine*, v. 7, n. 3, p. 124–125, 2010.

15. Muise, A.; Impett, E.A. Applying theories of communal motivation to sexuality. *Social and Personality Psychology*, 455–67, p. 2016.

16. Mitchell, K.R., King, M., Nazareth, I. and Wellings, K., 'Managing Sexual Difficulties: A Qualitative Investigation of Coping Strategies', *Journal of Sex Research*, 48:4, 325–33 (2011).

17. Klusmann, D. Sexual motivation and the duration of partnership. *Archives of Sexual Behavior*, 31, 275–87, 2002. Sims, K. E.; Meana, M. Why did passion wane? A qualitative study of married women's attributions for declines in sexual desire. *Journal of Sex and Marital Therapy*, v. 36, n. 4, p. 360–80, 2010.

18. Velten, J.; Margraf, J. Satisfaction guaranteed? How actor, partner, and relationship factors impact sexual satisfaction within partnerships. *PLoS ONE*, 12, e0172855, 2017. Acevedo,

B. P.; Aron, A. Does a long-term relationship kill romantic love? *Review of General Psychology*, v. 13, n. 1, p. 59–65, 2009.

19. Both, S.; Everaerd, W.; Laan, E.; Janssen, E. Desire emerges from excitement: a psychophysiological perspective on sexual motivation. *In*: Janssen, E. (ed.). *The psychophysiology of sex*. Bloomington: Indiana University Press, 2007. pp. 327–39.

20. Murray, S.; Milhausen, R. Factors impacting women's sexual desire: examining long-term relationships in emerging adulthood. *Canadian Journal of Human Sexuality*, 21, p. 101–15, 2012.

21. Herbenick, D.; Mullinax, M.; Mark, K. Sexual desire discrepancy as a feature, not a bug, of long-term relationships: women's self-reported strategies for modulating sexual desire. *Journal of Sexual Medicine*, 11, p. 2196–206, 2014.

22. Dawson; Chivers, M. L. Gender differences and similarities in sexual desire. *Current Sexual Health Reports*, 6, p. 211–19, 2014.

23. Basson, R.; Brotto, L. A.; Petkau, J. A.; Labrie, F. Role of androgens in women's sexual dysfunction. *Menopause: The Journal of the North American Menopause Society*, v. 17, n. 5, p. 962–71, 2010.

24. Hyde, J. S.; Bigler, R. S.; Joel, D.; Tate, C. C.; van Anders, S. M. The future of sex and gender in psychology: five challenges to the gender binary. *American Psychologist*. Advance online publication, 2018.

25. Murray, S.; Milhausen, R. Sexual desire and relationship duration in young men and women. *Journal of Sex & Marital Therapy*, 38, 28, 2012.

26. Martin, Wednesday. *Untrue:* why nearly everything we believe about women and lust and infidelity is untrue. London: Scribe Publications, 2018.

27. Laumann, E. O.; Nicolosi, A.; Glasser, D. B.; Paik, A.; Gingell, C.; Moreira, E. *et al.* Sexual problems among women and men aged 40–80 years: prevalence and correlates identified in the global study of sexual attitudes and behaviors. *International Journal of Impotence Research*, 17, p. 39–57, 2005.

28. Cawood, E. H.; Bancroft, J. Steroid hormones, the menopause, sexuality and wellbeing of women. *Psychological Medicine*, 26, p. 925–36, 1996. Cain, V. S.; Johannes, C. B.; Avis, N. E.; Mohr, B.; Schocken, M.; Skurnick, J.; Ory, M. Sexual functioning and practices in a multi-ethnic study of midlife women: baseline results from SWAN. *Journal of Sex Research*, v. 40, n. 3, p. 266–76, 2003. Avis, N. E.; Zhao, X.; Johannes, C. B.; Ory, M.; Brockwell, S.; Greendale, G. A. Correlates of sexual function among multi-ethnic middle-aged women: results from the Study of Women's Health Across the Nation (SWAN). *Menopause*, 12, p. 385–98, 2005.

29. Chivers, M. L.; Brotto, L. A. Controversies of women's sexual arousal and desire. *European Psychologist*, v. 22, n. 1, p. 5–26, 2017.

3. Lacunas em nossas bases

1. Palmer, M. J.; Clarke, L.; Ploubidis, G. B.; Mercer, C. H.; Gibson, L. J.; Johnson, A. M.; Copas, A. J.; Wellings, K. Is "Sexual Competence" at first heterosexual intercourse associated with subsequent sexual health status? *Journal of Sex Research*, v. 54, n. 1, p. 91–104, 2017.

2. Wellings, K.; Nanchahal, K.; Macdowall, W.; McManus, S.; Erens, B.; Mercer, C. H.; Field, J. Sexual behavior in britain:

early heterosexual experience. *The Lancet*, v.358, n. 9296, p. 1843–50, 2001.

3. Blechner, M. J. The clitoris: anatomical and psychological issues, studies in gender and sexuality, v. 18, n. 3, p. 190–200, 2017.

4. O'Connell, H.; Sanjeevan, K.; Hutson, J. Anatomy of the clitoris. *Journal of Urology*, 174, p. 1189–95, 2005.

5. Carvalheira, A.; Leal, I. Masturbation among women: associated factors and sexual response in a portuguese community sample. *Journal of Sex & Marital Therapy*, v. 39, n. 4, p. 347–67, 2013.

6. Brewer, G.; Hendrie, C. A. Evidence to suggest that copulatory vocalizations in women are not a reflexive consequence of orgasm. *Archives of Sexual Behavior*, v. 40, n. 3, p. 559–64, 2011. Hite, S. *The hite report:* a nationwide study of female sexuality. Dell Publishing Co., 1976. Kinsey, A. C.; Pomeroy, W. B.; Martin, C. E.; Gebhard, P. H. Sexual behavior in the human female. Saunders, 1953.

7. Frederick, D. A.; St John, H. K.; Garcia, J. R.; Lloyd, E. A. Differences in orgasm frequency among gay, lesbian, bisexual, and heterosexual men and women in a US national sample. *Archives Sexual Behaviour*, 47, p. 273–88, 2018.

8. Armstrong, E. A.; England, P.; Fogarty, A. C. K. Accounting for women's orgasm and sexual enjoyment in college hookups and relationships. *American Sociological Review*, v. 77, n. 3, p. 435–62, 2012.

9. Blair, K. L.; Cappell J.; Pukall C. F. Not All Orgasms Were Created Equal: Differences in Frequency and Satisfaction of Orgasm Experiences by Sexual Activity in Same-Sex Versus Mixed-Sex Relationships. *The Journal of Sex Research*, v. 55, n. 6, p. 719–33,

2018. Disponível em: http://www.tandfonline.com/doi/abs/10.1080/00224499.2017.1303437?journalCode=hjsr20.

10. Fugl-Meyer, K. S.; Oberg, K.; Lundberg, P. O.; Lewin, B.; Fugl--Meyer, A. On orgasm, sexual techniques, and erotic perceptions in 18- to 74-year-old swedish women. *Journal of Sexual Medicine*, 3, 56, 2006.

11. Purnine, D. M.; Carey, M. P.; Jorgensen, R. S. Gender differences regarding preferences for specific heterosexual practices. *Journal of Sex & Marital Therapy*, v. 20, n. 4, p. 271–87, 1994.

12. Blair, K. L.; Cappell, J.; Pukall, C. F. Not all orgasms were created equal: differences in frequency and satisfaction of orgasm experiences by sexual activity in same-sex versus mixed-sex relationships. *Journal of Sex Research*, v. 55, n. 6, p. 719–33, 2018.

13. Frederick, D.A.; St John, H. K.; Garcia, J. R.; Lloyd, E. A. Differences in orgasm frequency among gay, lesbian, bisexual, and heterosexual men and women in a US national sample. *Archives Sexual Behaviour*, 47, p. 273–88, 2018.

14. Bell, S. N.; McClelland, S. I. When, if, and how: young women contend with orgasmic absence. *Journal of Sex Research*, v. 55, n. 6, p. 679–91, 2018.

15. Wade, L. D.; Kremer, E. C.; Brown, J. The incidental orgasm: the presence of clitoral knowledge and the absence of orgasm for women. *Women and Health*, 42, p. 117–38.

16. Summarized in Frederick, D. A.; St John, H. K.; Garcia, J. R.; Lloyd, E. A. Differences in orgasm frequency among gay, lesbian, bisexual, and heterosexual men and women in a US national sample. *Archives Sexual Behaviour*, 47, p. 273–88, 2018.

17. Lloyd, E. *The case for female orgasm:* bias in the science of evolution. Cambridge: Harvard University Press, 2005.

18. Kleinplatz, P. J.; Menard, A. D. Building blocks towards optimal sexuality: constructing a conceptual model. *Family Journal: Counselling and Therapy for Couples and Families*, v. 15, n. 1, p. 72–8, 2007.

4. Sexo em nossa sociedade

1. Ex.: Consulte https://www.telegraph.co.uk/women/life/happenedprimary-school-went-gender-neutral/.

2. Gagnon, J.; Simon, W. Sexual conduct: the social origins of human sexuality. Aldine, 1973.

3. Alarie, M. Sleeping with younger men: women's accounts of sexual interplay in age-hypogamous intimate relationships. *Journal of Sex Research*, 2019. Blair, K. L.; Cappell, J.; Pukall, C. F. Not all orgasms were created equal: differences in frequency and satisfaction of orgasm experiences by sexual activity in same-sex versus mixed-sex relationships. *Journal of Sex Research*, v. 55, n. 6, p. 719–73, 2018. Seguin, L. J.; Milhausen, R. R. Not all fakes are created equal: examining the relationships between men's motives for pretending orgasm and levels of sexual desire, and relationship and sexual satisfaction. *Sexual and Relationship Therapy*, v. 31, n. 2, p. 159–75, 2016. Gewirtz-Meydan, A.; Ayalon, L. Why do older adults have sex? Approach and avoidance sexual motives among older women and men. *Journal of Sex Research*, 2018. Klein, V.; Imhoff, R.; Reininger, K. M.; Briken, P. Perceptions of sexual script deviation in women and men. *Archives of Sexual Behavior*, 48, p. 631–44, 2019. Chadwick, S. B.; van Anders, S. M. Do Women's orgasms function as a masculinity achievement for men?, *Journal of Sex Research*, 54, p. 1141–1152, 2017.

4. Blair, K. L.; Cappell, J.; Pukall, C. F. Not all orgasms were created equal: differences in frequency and satisfaction of orgasm experiences by sexual activity in same-sex versus mixed-sex relationships. *Journal of Sex Research*, v. 55, n. 6, p. 719–73, 2018. Holmberg, D.; Blair, K. L. Sexual desire, communication, satisfaction, and preferences of men and women in same-sex versus mixed-sex relationships. *Journal of Sex Research*, v. 46, n. 1, p. 57–66, 2009.

5. Rosenkrantz, D. E.; Mark, K. P. The sociocultural context of sexually diverse women's sexual desire. *Sexuality and Culture*, 22, 220, 2018.

6. Disponível em: https://www.ofcom.org.uk/__data/assets/pdf_file/0021/149124/adults-media-use-and-attitudes-report.pdf.

7. O website sem fins lucrativos de Erika Lust[*], www.thepornconversation.org, relata que um terço do tráfego na internet é de pornografia.

8. Mercer, C. H.; Tanton, C.; Prah, P. *et al*. Changes in sexual attitudes and lifestyles in britain through the life course and over time: findings from the National Surveys of Sexual Attitudes and Lifestyles (Natsal). *The Lancet*, v. 382, n. 9907, p. 1781–94,2013.

9. Seguin, L. J.; Rodrigue, C.; Lavigne, J. Consuming ecstasy: representations of male and female orgasm in mainstream pornography. *Journal of Sex Research*, v. 55, n. 3, p. 348–56, 2018.

10. Hurlbert, D. F. The role of assertiveness in female sexuality: a comparative study between sexually assertive and sexually

---

[*] Erika Lust é diretora de cinema adulto independente, roteirista e produtora, além de escritora e pioneira da pornografia feminista.

non-assertive women. *Journal of Sex & Marital Therapy*, 17, p. 183–90, 1991.

11. Muehlenhard, C. L.; Shippee, S. K. Men's and women's reports of pretending orgasm. *Journal of Sex Research*, v. 47, n. 6, p. 55–567, 2010.

12. Shirazi, T.; Renfro, K. J.; Lloyd, E.; Wallen, K. Women's experience of orgasm during intercourse: question semantics affect women's reports and men's estimates of orgasm occurrence. *Archives Sexual Behaviour*, 47, p. 605–13, 2018.

13. Lewis, R.; Marston, C. Oral sex, young people, and gendered narratives of reciprocity. *Journal of Sex Research*, v. 53, n. 7, p. 776–787, 2016.

14. Graham, C. A.; Sanders, S. A.; Milhausen, R. R.; McBride, K. R. Turning on and turning off: a focus group study of the factors that affect women's sexual arousal. *Archives of Sexual Behavior*, 33, p. 527–38, 2004.

15. Davison, T. E.; McCabe, M. P. Relationships between men's and women's body image and their psychological, social, and sexual functioning. *Sex Roles*, 52, p. 463–75, 2005.

16. Fredrickson, B. L.; Roberts, T. A. Objectification theory. *Psychology of Women Quarterly*, 21, p. 173–206, 1997.

17. Resumido em Dosch, A.; Ghisletta, P.; Van der Linden, M. Body image in dyadic and solitary sexual desire: the role of encoding style and distracting thoughts. *Journal of Sex Research*, v. 53, n. 9, p. 1193–206, 2016.

18. Claudat, K.; Warren, C. S. Self-objectification, body self- consciousness during sexual activities, and sexual satisfaction in college women. *Body Image*, 11, 509, 2014.

19. Robbins, A. R.; Reissing, E. D. Out of "Objectification Limelight"? The contribution of body appreciation to sexual adjustment in midlife women. *Journal of Sex Research*, 2017.

20. Frederick, D. A.; Lever, J.; Gillespie, B. J.; Garcia, J. R. What keeps passion alive? Sexual satisfaction is associated with sexual communication, mood setting, sexual variety, oral sex, orgasm, and sex frequency in a national US study. *Journal of Sex Research*, v. 54, n. 2, p. 186–20, 2017.

21. Ward, L. M.; Jerald, M.; Avery, L.; Cole, E. R. Following their lead? Connecting mainstream media use to black women's gender beliefs and sexual agency. *Journal of Sex Research*, 2019.

22. Disponível em: https://www.theguardian.com/commentisfree/2015/mar/25/women-of-color-police-sexual-assault-racist-criminal-justice.

5. Sexo em nossos relacionamentos

1. Martin, Wednesday. Untrue: why nearly everything we believe about women and lust and infidelity is untrue. London: *Scribe Publications*, 2018.

2. Lehmiller, J. Tell me what you want: the science of sexual desire and how it can help you improve your sex life. London: *Robinson*, 2018.

3. Mallory, A. B.; Stanton, A. M.; Handy, A. B. 'Couples' sexual communication and dimensions of sexual function: a meta-analysis. *Journal of Sex Research*, 2019.

4. Murray, S. H.; Milhausen, R. R.; Sutherland, O. A qualitative comparison of young women's maintained versus decreased

sexual desire in longer-term relationships. *Women and Therapy*, 37, p. 319–41, 2014.

5. Bateson, G. Steps to an ecology of mind. *Chandler Publications for Health Sciences,* 1972.

6. Gonzalez-Rivas, S. K.; Peterson, Z. D. Women's sexual initiation in same- and mixed-sex relationships: how often and how? *Journal of Sex Research*, 2018.

7. Kim, J. J.; Muise, A.; Impett, E. A. Not in the mood? How do people reject their partner for sex and how does it matter? Paper presented at the Canadian Sex Research Forum, Kelowna, Canada 1 September 2015. In: Muise, A.; Maxwell, J. A.; Impett, E. A. What theories and methods from relationship research can contribute to sex research. *Journal of Sex Research*, v. 55, n. 4–5, p. 540–62, 2018.

8. Meston, C. M.; Buss, D. M. Why Humans have sex. *Archives of Sexual Behavior*, 36, p. 477–507, 2007.

9. Impett, E. A.; Peplau, L.A. Sexual Compliance: gender, motivational, and relationship perspectives. *Journal of Sex Research*, v. 40, n. 1, p. 87–100, 2003.

10. Muise, A.; Impett, E. A.; Desmarais, S. Getting it on versus getting it over with: sexual motivation, desire, and satisfaction in intimate bonds. *Personality and Social Psychology Bulletin*, 39, p. 1320–32, 2013.

11. Muise, A.; Impett, E. A.; Kogan, A.; Desmarais, S. Keeping the spark alive: being motivated to meet a partner's sexual needs sustains sexual desire in long-term romantic relationships. *Social Psychological and Personality Science*, v. 4, n. 267, 2013.

12. Dewitte, M. Different Perspectives on the Sex-Attachment Link: Towards an Emotion-Motivational Account, *Journal of Sex Research*, 49:2–3, 105–12, 2012.

13. Sims, K. E.; Meana, M. Why did passion wane? A qualitative study of married women's attributions for declines in sexual desire. *Journal of Sex & Marital Therapy*, v. 36, n. 4, p. 360–80, 2010.

14. Ferreira, L. C.; Fraenkel, P.; Narciso, I.; Novo, R. Is Committed desire intentional? A qualitative exploration of sexual desire and differentiation of self in couples. *Family Process*, 54, p. 308–26, 2015. Ferreira, L. C.; Narciso, I.; Novo, R. F.; Pereira, C. R. Predicting couple satisfaction: the role of differentiation of self, sexual desire, and intimacy in heterosexual individuals. *Sexual and Relationship Therapy*, v. 29, n. 390, 2014.

15. Rubin, H.; Campbell, L. Day-to-day changes in intimacy predict heightened relationship passion, sexual occurrence, and sexual satisfaction: a dyadic diary analysis. *Social Psychological and Personality Science*, 3, p. 224–31, 2012.

16. Perel, E. *Mating in captivity:* reconciling the erotic and the domestic. New York: Harper Collins, 2006.

17. Muise, A.; Harasymchuk, C.; Day, L. C.; Bacev-Giles, C.; Gere, J.; Impett, E. A. Broadening your horizons: self-expanding activities promote desire and satisfaction in established romantic relationships. *Journal of Personality and Social Psychology*, advance online publication, 2018.

18. Disponível em: https://www.telegraph.co.uk/news/2018/08/01/decade-smartphones-now-spend-entire-day-every-week-online/.

19. Kalmbach, D. A.; Arnedt, J. T.; Pillai, V.; Ciesla, J. A. The impact of sleep on female sexual response and behavior: a pilot study. *Journal of Sexual Medicine*, 12, p. 1221–32, 2015.

20. Ahlborg, T.; Rudeblad, K.; Linner, S.; Linton, S. Sensual and sexual marital contentment in parents of small children – a follow-up study when the first child is four years old. *Journal of Sex Research*, v. 45, n. 3, p. 295–304, 2008.

21. Maas, M. K.; McDaniel, B. T.; Feinberg, M. E.; Jones D. E. Division of labor and multiple domains of sexual satisfaction among first-time parents. *Journal of Family Issues*, v. 39, n. 1, p. 104–27, 2015.

6. Sexo em nossos cérebros

1. Both, S.; Everaerd, W.; Laan, E.; Janssen, E. Desire emerges from excitement: a psychophysiological perspective on sexual motivation. in Janssen, E. (ed.) *The psychophysiology of sex*. Bloomington: Indiana University Press, 2007. pp. 327–39.

2. Toates, F. M. An integrative theoretical framework for understanding sexual motivation, arousal, and behavior. *Journal of Sex Research*, v. 46, n. 2–3, p. 168–93, 2009. Singer, B.; Toates, F. M. Sexual motivation. *Journal of Sex Research*, v. 23, n. 4, p. 481–501, 1987.

3. Chivers, M. L.; Seto, M. C.; Lalumiere, M. L.; Laan, E.; Grimbos, T. Agreement of self-reported and genital measures of sexual arousal in men and women: a meta-analysis. *Archives of Sexual Behavior*, v. 39, n. 5, 2010.

4. Chivers, M. L. The specificity of women's sexual response and its relationship with sexual orientations: a review and ten hypotheses. *Archives of Sexual Behavior*, v. 46, p. 1161–79, 2017.

5. Chivers, M. L.; Brotto, L. A. Controversies of women's sexual arousal and desire. *European Psychologist*, v. 22, n. 1, p. 5–26, 2017.

6. Anderson, A. B.; Hamilton, L. D. Assessment of distraction from erotic stimuli by nonerotic interference. *Journal of Sex Research*, v. 52, n. 3, p. 317–26, 2015.

7. Beck, J. G.; Baldwin, L. E. Instructional control of female sexual responding. *Archives of Sexual Behavior*, v. 23, n. 6, p. 665–84, 1994.

8. Silva, E.; Pascoal, P. M.; Nobre, P. Beliefs about appearance, cognitive distraction and sexual functioning in men and women: a mediation model based on cognitive theory. *Journal of Sexual Medicine*, v. 13, n. 9, p. 1387–94, 2016.

9. Janssen, E.; Everaerd, W.; Spiering, M.; Janssen, J. Automatic processes and the appraisal of sexual stimuli: toward an information processing model of sexual arousal. *Journal of Sex Research*, v. 37, n. 1, p. 8–23, 2000.

10. Purdon, C.; Holdaway, L. Non-erotic thoughts: content and relation to sexual functioning and sexual satisfaction. *Journal of Sex Research*, v. 43, n. 2, p. 154–62, 2006.

11. Laan, E.; Both, S. What makes women experience desire? *Feminism and Psychology*, 18, p. 505–14, 2008. Toates, F. M. An integrative theoretical framework for understanding sexual motivation, arousal, and behavior. *Journal of Sex Research*, v. 46, n. 2–3, p. 168–93, 2009.

12. Solomon, R. L. The opponent process theory of motivation. *American Psychologist*, 35, p 691–73, 1980.

13. Frederick, D. A.; Lever, J.; Gillespie, B. J.; Garcia, J. R. What keeps passion alive? sexual satisfaction is associated with sexual communication, mood setting, sexual variety, oral sex, orgasm, and sex frequency in a national US Study. *Journal of Sex Research*, v. 54, n. 2, p. 186–201, 2017.

14. Dewsbury, D. A. Effects of novelty on copulatory behavior: the coolidge effect and related phenomena. *Psychological Bulletin*, 89, p. 464–82, 1981.

15. Sims, K. E.; Meana, M. Why did passion wane? A qualitative study of married women's attributions for declines in sexual desire. *Journal of Sex & Marital Therapy*, v. 36, n. 4, p. 360–80, 2010. Ferreira, L.C.; Fraenkel, P.; Narciso, I.; Novo, R. Is Committed desire intentional? A qualitative exploration of sexual desire and differentiation of self in couples. *Family Process*, 54, p. 308–26, 2015.

16. Kabat-Zinn, J. *Full catastrophe living:* how to cope with stress, pain and illness using mindfulness meditation. London: Piatkus, 1990.

17. Brotto, L. A.; Seal, B. N.; Rellini, A. pilot study of a brief cognitive behavioral versus mindfulness-based intervention for women with sexual distress and a history of childhood sexual abuse. *Journal of Sex & Marital Therapy*, v. 38, p. 1–27, 2012. Velten, J.; Margraf, J.; Chivers, M. L.; Brotto, L. A. Effects of a mindfulness task on women's sexual response. *Journal of Sex Research*, v. 55, n. 6, p. 747–57, 2018. Gunst, A.; Ventus, D.; Arver, S.; Dhejne, C.; Gorts-Oberg, K.; Zamore-Soderstrom, E.; Jern, P. A randomized, waiting-list controlled study shows that brief, mindfulness-based psychological interventions are

effective for treatment of women's low sexual desire. *Journal of Sex Research*, 2018.

18. Adam, F.; Geonet, M.; Day, J.; de Sutter, P. Mindfulness skills are associated with female orgasm? *Sexual and Relationship Therapy*, v. 30, n. 2, p. 256–67, 2015.

19. Wolkin, J. R. Cultivating multiple aspects of attention through mindfulness meditation accounts for psychological well-being through decreased rumination. *Psychology Research and Behavior Management*, 8, p. 171–80, 2015.

20. Brotto, L. A., Basson, R.; Smith, K. B.; Driscoll, M.; Sadownik, L. Mindfulness-based group therapy for women with provoked vestibulodynia. *Mindfulness*, 6, p. 417–32, 2015.

21. Kabat-Zinn, J.; Lipworth, L.; Burney, R. The clinical use of mindfulness meditation for the self-regulation of chronic pain. *Journal of Behavioural Medicine*, 8, p. 163–90, 1985.

22. Brotto, L.A. *Better sex through mindfulness:* how women can cultivate desire. Vancouver: Greystone Books, 2018.

7. Lacunas em nossa compreensão do desejo

1. Laan, E.; Both, S. What makes women experience desire? *Feminism and Psychology*, 18, p. 505–14, 2008. Basson, R. The female sexual response: a different model. *Journal of Sex & Marital Therapy*, 26, p. 51–65, 2000.

2. Masters, W. H.; Johnson, V. E. *Human sexual response*. Boston: Little Brown, 1966.

3. Kaplan, H. S. Hypoactive sexual desire. *Journal of Sex & Marital Therapy*, 3, p. 3–9, 1977.

4. Nowosielski, K.; Wrobel, B.; Kowalczyk, R. Women's endorsement of models of sexual response: correlates and predictors. *Archives of Sexual Behavior*, 45, p. 291–302, 2016.

5. Bancroft, J.; Janssen, E. The dual control model of male sexual response: a theoretical approach to centrally mediated erectile dysfunction. *Neuroscience and Biobehavioral Reviews*, 24, p. 571–79, 2000.

6. Nagoski, E. *Come as you are:* the surprising new science that will transform your sex life. London: Scribe Publications, 2015.

7. Sanders, S. A.; Graham C. A.; Milhausen, R. R. Predicting sexual problems in women: the relevance of sexual excitation and sexual inhibition. *Archives of Sexual Behavior*, 37, p. 241–51, 2008.

8. Basson, R. The female sexual response: a different model. *Journal of Sex & Marital Therapy*, v. 26, p. 51–65, 2000. Basson, R. Using a different model for female sexual response to address women's problematic low sexual desire. *Journal of Sex & Marital Therapy*, 27, p. 395–403, 2001.

9. Elaut, E.; Buysse, A.; De Sutter, P.; Gerris, J.; De Cuypere, G.; T'Sjoen, G. Cycle-related changes in mood, sexual desire, and sexual activity in oral-contraception-using and nonhormonal--contraception-using couples. *Journal of Sex Research*, v. 53, n. 1, p. 125–36, 2016.

10. Mitchell, K. R.; Geary, R.; Graham, C. A.; Datta, J.; Wellings, K.; Sonnenberg, P.; Field, N.; Nunns, D.; Bancroft, J.; Jones, K. G.; Johnson, A. M.; Mercer, C. H. Painful Sex (Dyspareunia) In Women: Prevalence And Associated Factors In A British Population Probability Survey. *British Journal Obstetrics and Gynaecology*, 124, p. 1689–97, 2017.

8. E qual o próximo passo?

1. Carvalheira, A. A.; Leal, I. P. Masturbation among women: associated factors and sexual response in a portuguese community sample. *Journal of Sex & Marital Therapy*, 39, p. 347–67, 2012.

2. Laan, E.; Everaerd, W.; van Aanhold, M.; Rebel, M. Performance demand and sexual arousal in women. *Behaviour Research and Therapy*, 31, p. 25–35, 1993.

3. McCarthy, B.; Wald, L. M. Strategies and techniques to directly address sexual desire problems. *Journal of Family Psychotherapy*, 26, p. 286–98, 2015.

4. De Shazer, S. *Keys to solution in brief therapy*. New York: Norton, 1985.

9. Como blindar sua vida sexual para o futuro, pela vida toda

1. Clark, M. S.; Mills, J. R. A theory of communal (and exchange) relationships' in Van Lange, P. A. M.; Kruglanski, A. W.; Higgins, E. T. (eds.). *Handbook of theories of social psychology*. Thousand Oaks: Sage, 2012. vol. 2, pp. 232–50.

2. Mills, J. R.; Clark, M. S.; Ford, T. E.; Johnson, M. Measurement of communal strength. *Personal Relationships*, 11, p. 213–30, 2004.

3. Muise, A., Impett, E. A., Desmarais, S. and Kogan, A., 'Keeping the Spark Alive: Being Motivated to Meet a Partner's Sexual Needs Sustains Sexual Desire in Long-Term Romantic Relationships', *Social Psychological and Personality Sciences*, 4, p. 267–73, 2013.

4. Muise, A.; Impett, E. A. Good, giving, and game: the relationship benefits of communal sexual motivation. *Social Psychological and Personality Sciences*, v. 6, n. 2, p. 164–72, 2015. Muise, A.; Impett, E. A.; Desmarais, S. Getting it on versus giving it up: sexual motivation, desire, and satisfaction in intimate bonds. *Personality and Social Psychology Bulletin*, v. 39, p. 1320–32, 2013. Muise, A.; Impett, E. A.; Desmarais, S. Getting it on versus giving it up: sexual motivation, desire, and satisfaction in intimate bonds. *Personality and Social Psychology Bulletin*, v. 39, p. 1320, 2013.

5. McNulty, J. K.; Widman, L. The implications of sexual narcissism for sexual and marital satisfaction. *Archives of Sexual Behavior*, v. 42, n. 6, p. 1021–32, 2013.

6. Velten, J.; Brailovskaia, J.; Margraf, J. Exploring the impact of personal and partner traits on sexuality: sexual excitation, sexual inhibition, and big five predict sexual function in couples. *Journal of Sex Research*, 2018.

7. Aron, A.; Aron, E. N. *Love and the expansion of self:* understanding attraction and satisfaction. New York: Hemisphere, 1986.

8. Muise, A.; Harasymchuk, C.; Day, L. C.; Bacev-Giles, C.; Gere, J.; Impett, E. A. Broadening your horizons: self-expanding activities promote desire and satisfaction in established romantic relationships. *Journal of Personality and Social Psychology*, 2018.

9. Ferreira, L. C.; Narciso, I.; Novo, R. F.; Pereira, C. R. Predicting couple satisfaction: the role of differentiation of self, sexual desire, and intimacy in heterosexual individuals. *Sexual and Relationship Therapy*, 29, p. 390, 2014. Murray, S. H.; Sutherland, O.; Milhausen, R. R. Young women's descriptions

of sexual desire in long-term relationships. *Sexual and Relationship Therapy*, v. 27, n. 3, 2012.

10. Lagaert, L.; Weyers, S.; Van Kerrebroeck, H.; Elaut, E. Postpartum dyspareunia and sexual functioning: a prospective cohort Study. *European journal of contraception and reproductive health care*, v. 22, p. 200–206, 2017. Wallwiener, S.; Muller, M.; Doster, A.; Kuon, R. J.; Plewniok, K.; Feller, S.; Wallwiener, M.; Reck, C.; Matthies, L. M.; Wallwiener, C. Sexual activity and sexual dysfunction of women in the perinatal period: a longitudinal study. *Archives of Gynecology and Obstetrics*, v. 295, p. 873–83, 2017.

11. Dosch, A.; Ghisletta, P.; Van der Linden, M. Body image in dyadic and solitary sexual desire: the role of encoding style and distracting thoughts, *Journal of Sex Research*, v. 53, n. 9, p. 1193–206, 2016.

12. Forbes, M. K.; Eaton, N. R.; Krueger, R. F. Sexual quality of life and aging: a prospective study of a nationally representative sample. *Journal of Sex Research*, v. 54, n. 2, p. 137–48, 2017. Hinchliff, S.; Gott, M. Challenging social myths and stereotypes of women and ageing – heterosexual women talk about sex. *Journal of Women and Aging*, v. 20, n. 1/2, p. 65–81, 2008.

Mais indicações de leitura

Andrejek, N.; Fetner, T. The gender gap in orgasms: survey data from a mid-sized canadian city. *International Journal of Sexual Health*, 2019.

Brotto, L. A.; Chivers, M. L.; Millman, R. D.; Albert, A. Mindfulness-based sex therapy improves genital-subjective arousal concordance in women with sexual desire/Arousal Difficulties. *Archives of Sexual Behavior*, v. 45, p. 1907–21, 2016.

Frost, R.; Donovan, C. A qualitative exploration of the distress experienced by long-term heterosexual couples when women have low sexual desire. *Sexual and Relationship Therapy,* 2019.

Herbenick, D.; Fu, T. C.; Arter, J.; Sanders, S. A. Women's experiences with genital touching, sexual pleasure, and orgasm: results from a us probability sample of women aged 18 to 94, *Journal of Sex & Marital Therapy*, p. 1–12, 2017.

Hendrickx, L.; Gijs, L.; Enzlin, P. Who's distressed by sexual difficulties? Exploring associations between personal, perceived partner, and relational distress and sexual difficulties in heterosexual men and women, *Journal of Sex Research*, 2018.

Impett, E. A.; Muise, A.; Rosen, N. O. Is it good to be giving in the bedroom? A prosocial perspective on sexual health and wellbeing in romantic relationships. *Current Sexual Health Reports*, v. 7, p. 180–90, 2015.

Meana, M. Elucidating women's (hetero)sexual desire: definitional challenges and content expansion, *Journal of Sex Research*, v. 47, n. 2–3, p. 104–22, 2010.

Murray, S. H.; Milhausen, R. R.; Graham, C. A.; Kuczynski, L. A Qualitative exploration of factors that affect sexual desire among men aged 30 to 65 in long-term relationships. *Journal of Sex Research*, v. 54, n. 3, p. 319–30, 2017.

Salisbury, C. M. A.; Fisher, W. A. "Did You Come?": A qualitative exploration of gender differences in beliefs, experiences and concerns regarding female orgasm occurrence during heterosexual sexual interactions. *Journal of Sex Research*, v. 51, n. 6, p. 616–31, 2014.

Suschinsky, K. D.; Huberman, J. S.; Maunder, L.; Brotto, L. A.; Hollenstein, T.; Chivers, M. L. The Relationship between Sexual Functioning and Sexual Concordance in Women. *Journal of Sex and Marital Therapy*, 2019.

Velten, J.; Scholten, S.; Graham, C. A.; Adolph, D.; Margraf, J. *Archives of Sexual Behavior*, 45, p. 1957–71, 2016.